肩关节功能解剖图谱

Atlas of Functional Shoulder Anatomy

原　著　Giovanni Di Giacomo · Nicole Pouliart
　　　　Alberto Costantini · Andrea De Vita

主　译　柴益民　顾文奇

译　者　（按姓名汉语拼音排序）

　　　　柴益民　陈　华　陈云丰　代杰志
　　　　顾文奇　韩　培　何耀华　刘闻欣
　　　　陆晟迪　陆　叶　吕一鸣　盛加根
　　　　宋文奇　孙鲁源　汪春阳　文　根
　　　　张　伟

北京大学医学出版社

JIANGUANJIE GONGNENG JIEPOU TUPU

图书在版编目（CIP）数据

肩关节功能解剖图谱 /（意）贾科莫（Giacomo, G.D.）等著；柴益民，
顾文奇译. —北京：北京大学医学出版社，2016.1
　　书名原文：Atlas of Functional Shoulder Anatomy
　　ISBN 978-7-5659-1035-7

　　Ⅰ.①肩… Ⅱ.①贾… ②柴… ③顾… Ⅲ.①肩关节—人体解剖学—图谱
Ⅳ.①R322.7-64

　　中国版本图书馆CIP数据核字(2015)第022057号

北京市版权局著作权合同登记号：图字：01-2014-3447

Translation from the English language edition：
Atlas of Functional Shoulder Anatomy
By Giovanni Di Giacomo, Nicole Pouliart, Alberto Costantini, Andrea De Vita
Copyright © Springer-Verlag Italia 2008
Springer is a part of Springer Science + Business Media.
All rights reserved.

This translation is published by arrangement with Springer-Verlag GmbH.
This book may not be sold outside the People's Republic of China.
Simplified Chinese translation Copyright ©2015 by Peking University Medical Press.
All rights reserved.

肩关节功能解剖图谱

主　　译：柴益民　顾文奇
出版发行：北京大学医学出版社
地　　址：（100191）北京市海淀区学院路38号　北京大学医学部院内
电　　话：发行部 010-82802230；图书邮购 010-82802495
网　　址：http://www.pumpress.com.cn
E-mail：booksale@bjmu.edu.cn
印　　刷：北京圣彩虹制版印刷技术有限公司
经　　销：新华书店
责任编辑：冯智勇　　责任校对：王怀玲　　责任印制：李　啸
开　　本：889mm×1194mm　1/16　印张：15　字数：459千字
版　　次：2016年1月第1版　2016年1月第1次印刷
书　　号：ISBN 978-7-5659-1035-7
定　　价：168.00元

原著者名单

Klaus L. Baumann
Institute of Experimental Morphology, University of Hamburg, Hamburg, Germany

Alberto Costantini, MD
Arthroscopic Surgery Department, Concordia Hospital for Special Surgery, Rome, Italy

Andrea De Vita, MD
Assistant
Arthroscopic Surgery Department, Concordia Hospital for Special Surgery, Rome, Italy

Giovanni Di Giacomo, MD
Director
Arthroscopic Surgery Department, Concordia Hospital for Special Surgery, Rome, Italy

Todd S. Ellenbecker, DPT, MS, SCS, OCS, CSCS
Clinic Director
Physiotherapy Associates Scottsdale Sports Clinic, Scottdale, Arizona USA
National Director of Clinical Research, Physiotherapy Associates, Philadelphia, PA, USA

Zdenek Halata
Institute of Experimental Morphology, University of Hamburg, Hamburg, Germany
Department of Anatomy, First Faculty of Medicine, Charles University Prague, Prague, Czech Republic

W. Ben Kibler, MD FACSM
Medical Director
Lexington Clinic Sports Medicine Center, Lexington, KY, USA

Scott M. Lephart, PhD
Director
Neuromuscular Research Laboratory, Department of Sports Medicine and Nutrition,
School of Health and Rehabilitation Sciences, University of Pittsburgh, PA, USA

Hiroshi Minagawa, MD
Department of Orthopedic Surgery, Akita University School of Medicine, Akita, Japan

Nicole Pouliart, MD, PhD
Department of Human Anatomy,Vrije Universiteit Brussel
Department of Orthopaedics and Traumatology, Universitair Ziekenhuis Brussel, Brussel, Belgium

Aaron Sciascia, MS, ATC, NS
Program Coordinator
Lexington Clinic Sports Medicine Center, KY, USA

To my father Dr. Sergio Di Giacomo, and in memory
of my friends Dr. Richard B. Caspari, and Dr. Douglas T. Harryman, II
Giovanni Di Giacomo

To teachers and mentors who have inspired me
to keep delving deeper for knowledge
Nicole Pouliart

To my family, to my love Andrea and Stefano
Alberto Costantini

To my family and to my teachers Giovanni and Alberto
Andrea De Vita

We wish to express our grateful thanks to Mauro Fermariello for providing the scientific images,
and to Valeria Di Spirito, Barbara Pucci and Sonia Errera for their editorial assistance.
Credit must be given to Prof. Dr. F. Anderhuber of the Anatomical Institute of Karl-Franzens-University, Graz,
and Prof. Dr.W. Firbas of the Institute of Anatomy of the University of Vienna (Austria) for their support
to the realization of the book images.

译者前言

　　《肩关节功能解剖图谱》是一本关于肩关节屈指可数的解剖图谱，Giacomo博士和他的团队为此作出的努力与付出令人钦佩。作为一本将肩关节静态解剖和动态解剖功能相结合的肩关节解剖书籍，其中细致的解剖、明晰的照片对于同道而言都是一笔不可多得的财富。此外作者对肩关节独特的剖析，详尽的生物力学阐述，始终与肩关节功能和临床应用的紧密联系，无不体现着作者丰富的经验与前沿的视角，同时也彰显着本书与众不同的价值。

　　Giacomo博士和他的团队公诸同好的精神让人感动，本书的每一处文字及图片无不在传递着作者的智慧与经验。它不仅提供了基础功能解剖知识，展现了理解肩关节功能解剖的重要性，同时还分享了他们对肩关节研究的认识与收获，让临床医生能习以致用，以指导临床实践。

　　很高兴能为各位同道带来这本Giacomo博士与他的团队所编著的《肩关节功能解剖图谱》，它的出版填补了我国相关方面的空白，为大家提供了一个新的视角，正如作者所述："这些清晰的解剖和摄影给解剖学带来了新生"。相信它会成为各位同道之人的案头书，在肩关节的研究道路上与你并肩前行。

柴益民　顾文奇

原著序言

　　本书为骨科医生提供了一个全新的肩部解剖的视界和感受。书中每一处文字及图片都将 Giacomo博士和他团队的无限热情和好奇心体现得淋漓尽致。他细致的解剖和明晰的照片让读者可以清晰地洞察肩内组织结构的功能解剖关系。他给我们展示了稳定和活动的肩关节周围肌肉组织如何提供力量和进行活动，以及信号传至大脑后韧带是如何变化的，如何调控我们一生中所享受的自由活动而不带来疼痛和困扰。这些清晰的解剖和摄影给解剖学带来了新生。

　　我有幸看到了所有这些出色的照片，并且聆听了作者在过去几年对肱二头肌滑车和肩关节本体感受研究的描述。让我感到高兴的是他们提出分享肩关节研究的专业经验与热情。对于所有对肩关节感兴趣的学者而言，这无疑是令人振奋的重要书籍。

James C. Esch, MD

President, San Diego Shoulder Institute

Assistant Clinical Professor, Department of Orthopaedics

University of California

San Diego, School of Medicine

Tri-City Orthopaedics

Oceanside, CA, USA

原著前言

　　Giacomo博士和他的团队开展了一项非常重要的工作——编写一本将肩关节静态解剖和动态功能结合的肩关节解剖书籍。本书用一系列精美的图片展示了肩关节周围每一处的独特解剖结构，并将解剖学知识与作为一个整体进行动态活动的肩关节的功能进行联系。另外，本书强调把肩关节解剖和功能与支持、引导和为肩关节活动提供力量的动力学链联系起来。

　　写作本书有两个目的。它是肩关节解剖学相关书籍的最新补充，提供了有关肩关节功能解剖的基础知识，展现了深入理解肩关节功能解剖的重要性。掌握这些知识后，临床医生可更好地理解解剖结构缺陷造成的功能障碍，以指导治疗。此外，这些功能解剖知识为恢复正常的解剖学结构提供了治疗刚要。

　　我很高兴见到Giacomo博士和他的团队编写了本书，它将成为肩部损伤治疗的标准参考书。本书将会给医生们更多重要的信息，以提供更好的治疗建议。

W. Ben Kibler, MD FACSM

Medical Director

Lexington Clinic Sports Medicine Center

Lexington, KY, USA

目录

第5部分　肩关节的神经肌肉控制和本体感觉

第1部分　肩胸关节

Andrea De Vita, W. Ben Kibler, Nicole Pouliart, Aaron Sciascia

1.1 肩胸关节的肌肉控制：肩胛骨的作用

肩胛骨在解剖学和生物力学上与肩关节功能和上肢运动紧密相关[1]。在肩部和上肢运动时肩胛骨参与改变盂肱关节位置，同时满足运动和日常活动需要，两者是联系起来的（图1.1）。

肩胛骨上旋，后倾，并外旋，从而获得正确的肩带和上臂的三平面活动[2,3]，锁骨抬高并收缩[3,4]，从而使肱骨抬高并旋外[5]。

肩胛骨、肩关节和上肢通过稳定或移动于某个位置来产生、吸收和传递力量而完成工作或运动。休息时或运动中肩胛骨位置的变化通常与肩关节损伤相关，并导致一系列临床功能障碍。这些变化，可能是受伤所致的结果，或者加剧已存在的损伤，统称为肩胛骨运动障碍[6]，是在临床检查中用来描述肩胛骨运动和位置控制丧失的常用术语。

在肩关节复合体中，肩胛骨有四个作用。第一是参与形成盂肱关节的重要组成部分，影像学上表现为球-窝结构。为了维持这一结构，肩胛骨的活动必须与肱骨的活动协调一致，以将旋转中心限制在肩关节的生理活动范围内[7,8]。

肩胛骨的第二个作用是沿胸壁提供动力。肩胛骨的收缩提供了稳定的基础，外展或上抬上肢可完成诸如伸、推或拉等一系列动作。

肩胛骨的第三个生理作用是抬高肩峰，该活动发生于上肢掷物或抬起时的启动和加速阶段，从而在运动中使之与肩袖分离并减少碰撞和喙肩弓的压缩[9,10]。

肩胛骨最后一个作用是连接躯体近、远端，将来自下肢、背部和躯干的力高能量传递至特定部位，如前臂和手[11,12]。

为了最好地行使这些生理功能，肩胛骨拥有完善的肌动系统是绝对必要的。

这一系列肌肉活动模式稳定了肩胛骨并在上肢运动时增加了其对运动的控制[1]。

图1.1　右肩关节前视图。图片显示肩胛带的3块骨：肩胛骨、肱骨和锁骨。肩胛骨连接胸廓和上肢（*肩胛下角，#肩胛骨内侧缘）

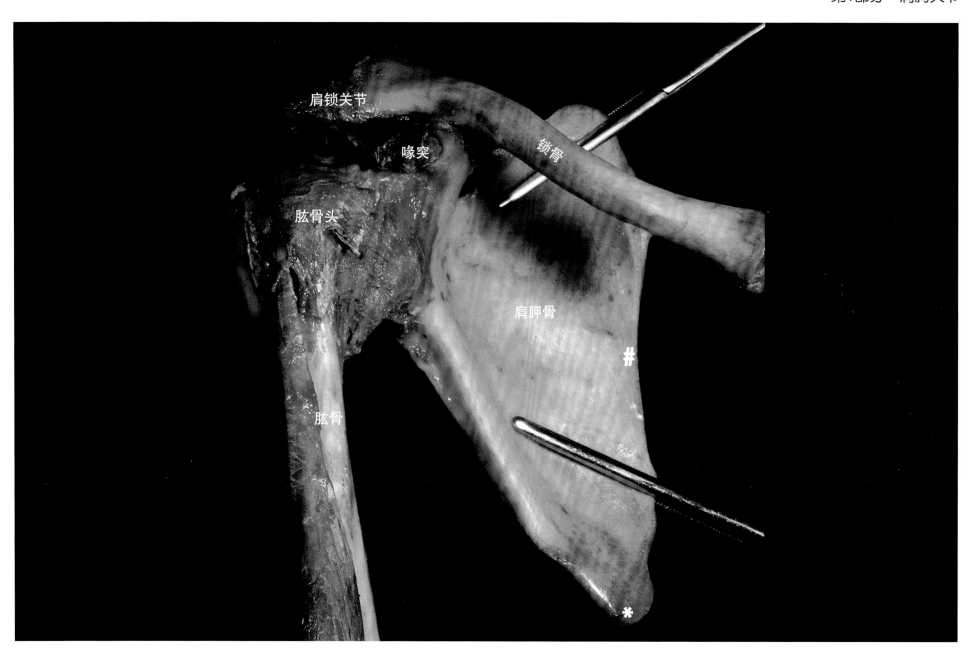

1.1.1 前锯肌

前锯肌面积很大，覆盖了胸廓的外侧大部（图1.2）。在两足动物中，前锯肌复合体与斜方肌一起提供了非常强力的动态支持基础，从而优化关节盂位置，使上肢发挥最大程度的生理作用[17]。它的肌纤维起自上9肋的外表面。此肌主要有三个功能部分。

前锯肌被胸大肌覆盖于腋窝下的上方圆柱形的部分占了全肌净重的40%～50%。这块强大有力的肌肉附着于肩胛骨内侧缘上部的主要旋转轴线上，是旋转上肢以高举过头的必要肌肉附着。这部分的前锯肌始于第1、2肋和部分第3肋以及插入的筋膜。它沿外侧走行，止于肩胛骨内侧角上缘，形成了旋转轴的腹侧部。该肩胛轴终止于位于背部的斜方肌，并附着于肩峰嵴的基底部。前锯肌的第二部分是一条长、薄而宽的肌肉带，起于第3～5肋，止于肩胛冈。这部分肌纤维的主要作用是前拉肩胛骨。前锯肌的第三个功能部分由下方5条肌束构成。它们起源于第6～10肋，沿胸壁走行，最后会聚于肩胛下角。这些低位的肌纤维位于皮下，肌肉发达者清晰可见。它们由胸长神经（C5，C6，C7）支配[18]。前锯肌的血供主要来自胸外侧动脉。亦有很大部分血供来自胸背动脉，特别是当胸外侧动脉狭小或缺如时[19]。

图1.2 胸廓侧视图（右侧）。图片显示前锯肌起于肋骨，止于肩胛骨内侧缘。肩胛下角（*）是不同肩胛胸和盂肱肌肉的常见止点

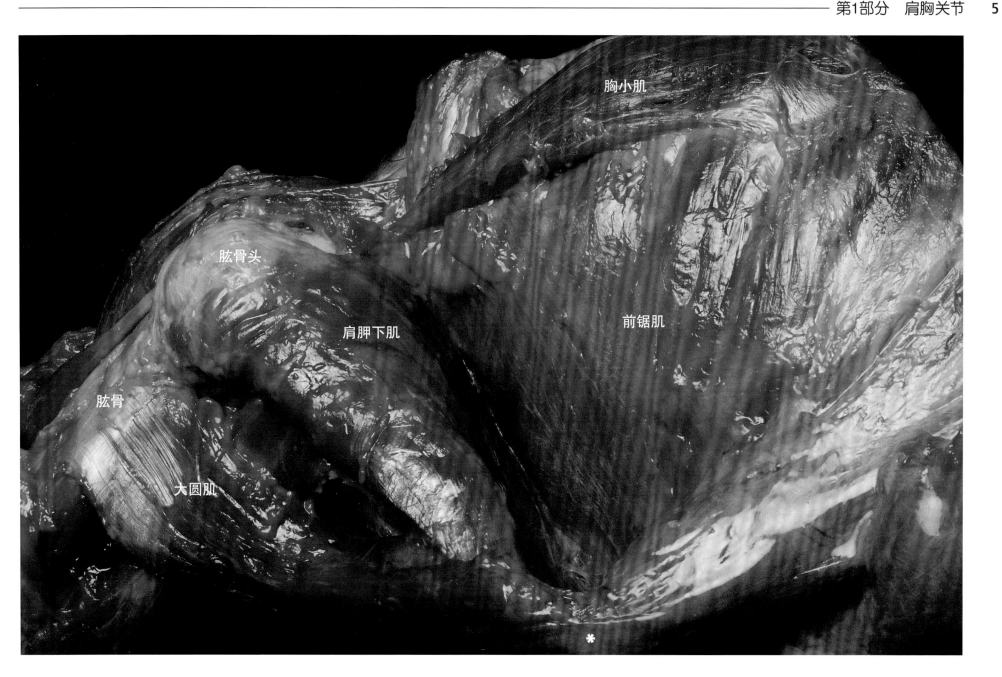

1.1.2 斜方肌

斜方肌是胸背部最大、最浅表的肩胸肌（图1.3）。很多学者混淆了斜方肌的解剖描述和功能。很少有人从斜方肌的形态学和生物力学角度去关注它。斜方肌起于通过T12的项韧带，可分为上、中、下三部分。上部起于枕骨、项韧带和C6。高于C7水平的所有肌束都附着于锁骨上。正如从上项线所看到的，这些肌束沿锁骨远端三分之一的后缘附着，沿上半项韧带到下半项韧带顺序排列，最终附着于最前端。从C6棘突发出的肌束止于锁骨远端约肩锁关节处。斜方肌的中、下部分起自C7～T12。下位颈束和上位胸束止于肩峰内缘（C7～T1）和肩胛冈（T1），下部止于肩胛冈的基底。T2～T5的肌束交汇于总腱膜，并附着于肩胛骨的三角形粗隆。T6～T12的肌束止于三角形粗隆的内缘。斜方肌深面与菱形肌及其他肌群毗邻；背侧覆盖皮肤及脂肪组织[20]。斜方肌血供通常来自颈横动脉或者肩胛背动脉。斜方肌运动受副神经（CN XI）支配，感觉受C2、C3、C4的感觉支支配[19]。

图1.3 胸廓后视图。图片显示起于通过T12项韧带的斜方肌。这块胸背部最大肌肉起点和其他胸背部肌肉密切相关

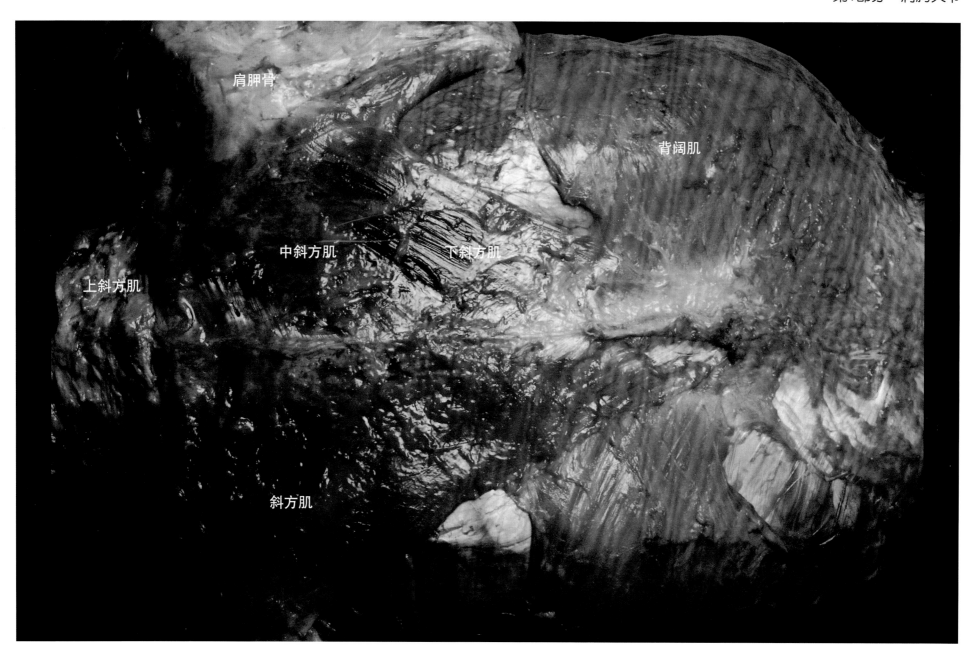

肩胛骨

背阔肌

中斜方肌 下斜方肌

上斜方肌

斜方肌

1.1.3　胸小肌

胸小肌呈三角形，位于胸壁两侧的胸大肌下方（图1.4）。胸小肌起于第3、4、5肋骨的外侧面，偶有起于第2肋或第6肋。该肌向外上方走行，肌腱止于肩胛骨喙突的内上方表面。肌腱纤维似乎深入至喙盂和（或）盂肱韧带（见第4部分，4.2.3）。部分学者报道约有15%肌腱腱束解剖变异，止于肱骨、关节盂、锁骨或肩胛骨。胸小肌受穿过此肌的胸内侧神经支配，并受胸外侧神经运动支的支配。胸小肌血供来自于肩胸动脉的胸支[19]。

1.1.4　生物力学和功能解剖

肩胛骨通过联合斜方肌上、下肌纤维与前锯肌和胸小肌从而将肩胛骨稳定于胸廓[15]，而通过激动前锯肌、下斜方肌

联合上斜方肌和胸小肌来完成上肢上举及其伴随的肩胛骨上举[15,16]。前锯肌中部和下部间的分隔对于能否正常运动及控制肩胛骨影响最大[17,21]。附着于肩胛骨的脊柱缘和下角的前锯肌形成了使肩胛骨上旋和后倾的力臂，而这一力臂比其他任何连于肩胛骨和胸廓的肌肉产生的力臂都要大[21]。所以，前锯肌为肩胛骨的原动力。由于在各种推举活动中引发高肌电活动，因此，在组织学意义上，前锯肌为肩胛骨的延展肌[23,24]。前锯肌实际上有多个面，在上肢抬举过程中，参与了肩胛骨全范围的三维活动[2,25]。具体来说，当前锯肌将肩胛骨内缘和肩胛骨下角稳定于胸壁而避免肩胛骨"摆动"时[22]，除了可使肩胛骨上旋、后倾和外旋外，还有稳定肩胛骨的作用。前锯肌最高激动状态出现在掷物活动的待发阶段[25,26]和上肢抬起的最早期[27]。在这些动作中，前锯肌的主要作用是在上肢活动中外旋、稳定肩胛骨。

图1.4　胸廓侧视图（右侧）。胸大肌切除后显示胸小肌。胸小肌是在胸大肌深面的一块三角形肌肉，止于喙突。图片还显示其他一些肌腱、韧带

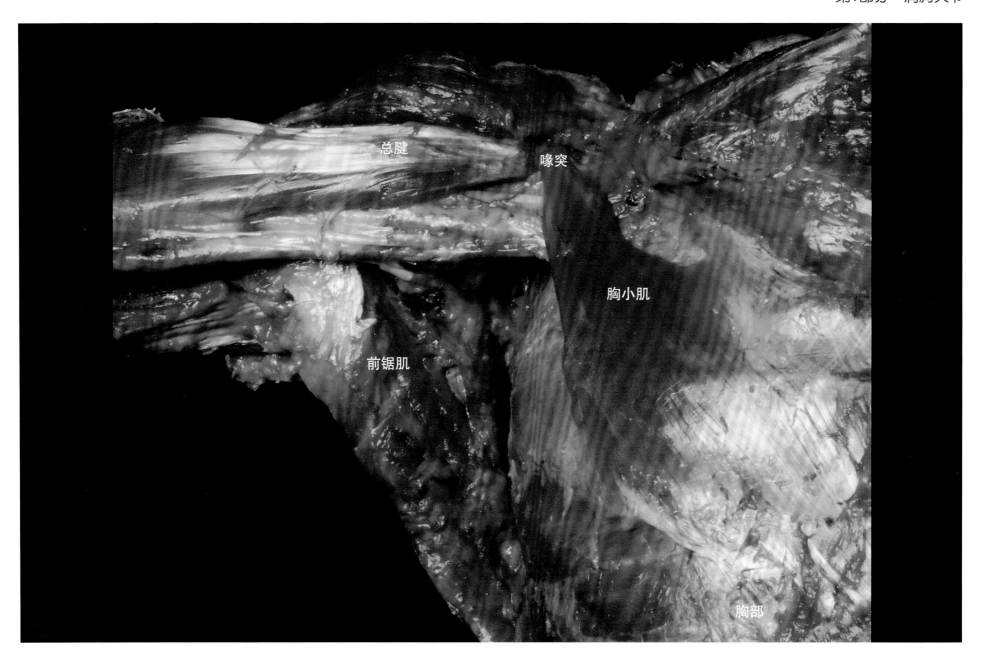

目前普遍认为，斜方肌三部分连同前锯肌作为力偶，为肩胛骨提供动力和动态稳定，这一点尤为重要[16,17,28,29]。但是，在此力偶中，斜方肌的上、中、下三部分是通过三种不同的方式相联系的[20]。

当前锯肌收缩时，其力量沿胸壁把肩胛骨牵向外侧，而斜方肌的下部分纤维等长收缩以稳定旋转轴线，拮抗其移位作用。上斜方肌的作用尚不明确。从中我们可以发现，由于斜方肌项部肌纤维作用于锁骨而非肩胛骨，因此，其无上提

肩胛骨的作用。即使如此，其横行肌束可将锁骨向后或内侧牵拉而非向上。在Johnson 等解剖学研究认为[20]，斜方肌的横向纤维能在旋转轴线上对锁骨形成内侧方向上的力矩，从而向内上方牵拉锁骨的外侧远端，其结果是胸锁关节必须承受潜在的压力负荷，以允许肩胛骨上旋（与杠杆原理相同）（图1.5），从而加强前锯肌的力量。斜方肌中部纤维尽管很强健，却非常接近肩胛骨的旋转轴线。

图1.5　肩关节复合体的俯视图（右侧）。图片显示上斜方肌在锁骨的外侧三分之一的止点。虚线显示锁骨和肩峰的骨性轮廓。斜方肌下部纤维功能为上肢上举时帮助外旋肩胛骨

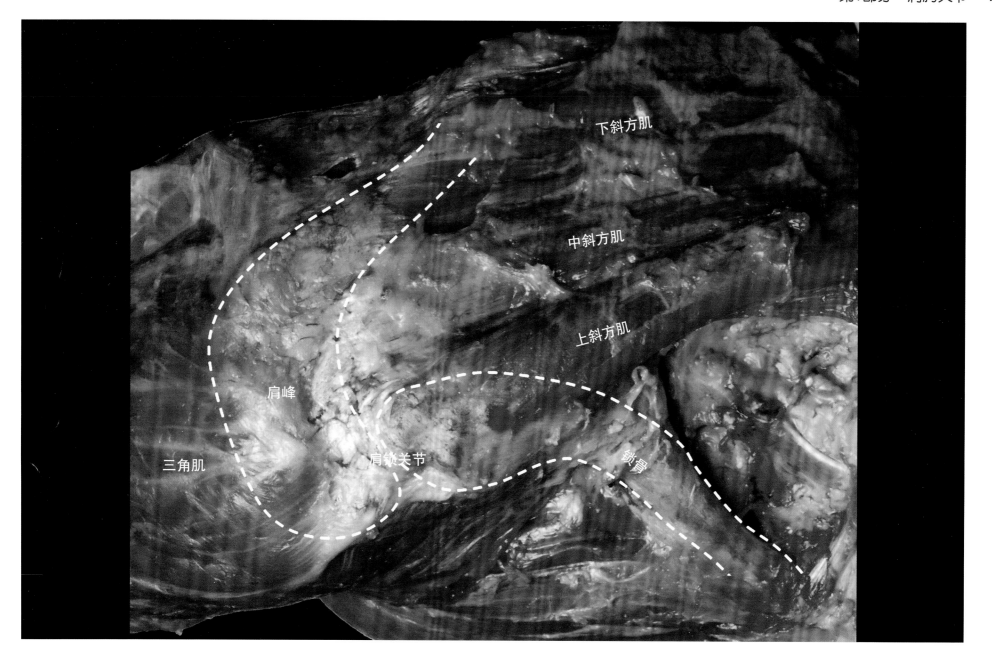

所以，它们产生向上旋转力矩的能力因力臂相对较短而受影响。在Johnson等的研究数据基础上，一些学者认为：斜方肌的中、下部肌纤维的作用是维持肩胛骨水平和垂直的平衡，而非产生净扭矩。而该稳定作用之前已被其他一些学者提出过[29,30-32]。

胸小肌联合前锯肌和斜方肌，对于维持肩胛骨的稳定和运动起到了至关重要的作用。由这三块肌肉产生的力偶对于肩胛骨在胸壁上正常位置的维持尤为重要。

胸小肌主要的活动是围绕胸壁前拉肩胛骨。当前锯肌将肩胛骨前拉，胸小肌连同前锯肌维持肩胛骨紧贴胸壁。一般情况下，上肢上举时胸小肌会拉长，可使肩胛骨上旋、外旋和后倾[33,34]（图1.6）。要使稳定肌群发挥最佳功能，不仅靠这些肌肉与协同肌、拮抗肌和关节活动原动力产生的合力，

也与肌肉活动的正确时机有关[32]。能使肌群发挥最佳功能的肩胛骨位置为内收位和外旋位。肩胛骨内收是正常肩肱节律及肩关节活动和功能中一个重要组成部分[14,34,35]。其由协同肌的活动产生，从髋和躯干通过肩胛骨到上肢，以利于附着于肩胛骨上的肌群产生最大的肌肉活动[11,36]。内收的肩胛骨可以为所有肩袖肌群的起点提供稳定的附着点。

肌肉的延展可限制肌力和肌肉活动[38,39]。Kebaetse等[38]已经证实，在肩胛骨运动障碍的受伤患者中常见的肩胛骨过度伸展，最大可能减少23%的肩袖作用。Smith等[40]报道肩胛骨内收和伸展中立位上可获得肩袖的最大强度的肌力，过分拉伸或内收时，肩袖外展力量会减小。Kibler等[37]发现，在一些肩痛的患者中，内收的肩胛骨可使冈上肌的肌力增加24%。

图1.6　左肩的前外侧视图。图片显示胸小肌在喙突上的止点。胸小肌在前方牵拉肩胛骨。上肢上举过程中该肌放松，稳定肩胛骨，使其在正确位置上围绕胸壁活动

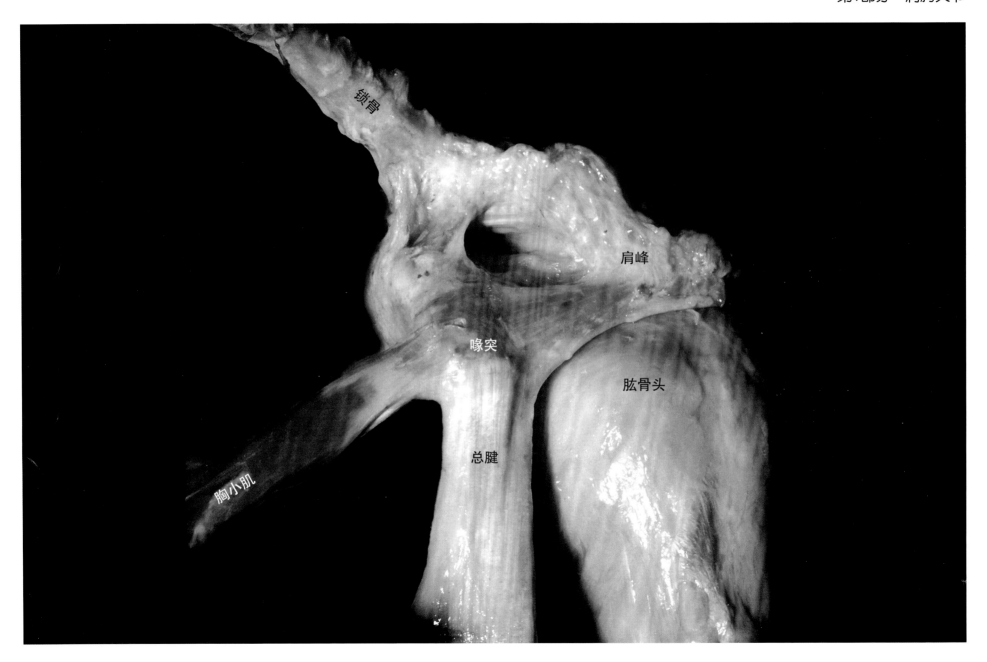

锁骨

肩峰

喙突

肱骨头

总腱

胸小肌

1.1.5 临床意义

肌肉活动的变化即可能导致"肩胛骨运动障碍"。肩胛骨运动障碍定义为肩胛骨静态位置异常或动态活动异常（第二届肩胛骨峰会，Lexington，KY 2006），主要特征为：

　　a）内侧缘突起或下角突起，和（或）

　　b）早期肩胛骨抬起或耸肩，和（或）

　　c）下降过程中快速下旋（图1.7）

很多因素都可能导致这些变化，而这些因素大致可分为近端因素（至肩关节）和远端因素两类[41]。大多数近端病因是由于神经或肌肉损伤引起的，而大多数远端病因是由盂肱关节损伤导致的。

附着于肩胛骨上的每块肌肉对肩胛骨的功能都有特别的作用，斜方肌和前锯肌在上肢运动时对肩胛骨的稳定至关重要[9,15]。这两块肌肉中任一块出现无力、疲劳或损伤都可能引起动态稳定性的破坏，从而导致运动异常[9,25,29,32,40]。副神经的损伤可影响斜方肌功能，而胸长神经损伤则可影响前锯肌的功能，从而引起稳定和控制异常。肌肉抑制或无力多见于盂肱关节不稳定、上盂唇病变[42]、肩袖撕裂和各种关节病患者[25,43]。下斜方肌和前锯肌是最易受抑制和疲劳影响的两块肌肉[5,9,43]。抑制常见于肌肉施加扭矩和稳定肩胛骨能力减弱，并伴随正常肌肉激发模式不协调[25,43]。肌抑制的确切特性尚不明确。非特异性的反应和变异的神经运动形式提示可能是以本体感受为基础的机制[44,45]。

肩胛骨运动障碍是肌肉活动形式变化的结果。文献报道，伴有撞击症状的患者中，斜方肌活动增加而前锯肌活动减少[9]。适应这样的变化的结果是，相对短小的胸小肌的伸缩距离较相对较长的肌肉更短[34,36]，从而限制了肩胛骨的全范围活动[33]。类似的研究包括，检查肩痛患者可发现前锯肌活动减少，并提示前锯肌功能失调是引起肩关节运动障碍的一大因素[25,47]。其他报道前锯肌活动的学者也报道了上斜方肌的过度活动[9,10]。上斜方肌和前锯肌之间的不平衡可导致肌肉活动的变化，从而，在上肢抬起时使肩胛骨过度上移或出现耸肩[48]。耸肩为撞击的产生提供了条件，成为肩痛的原因。

图1.7　胸廓后视图（右侧）。显示上肢外展时的肩胛骨。前锯肌将肩胛骨固定在胸壁，斜方肌下部纤维保持肩胛骨上旋时的稳定（*肩胛下角，#肩胛冈）

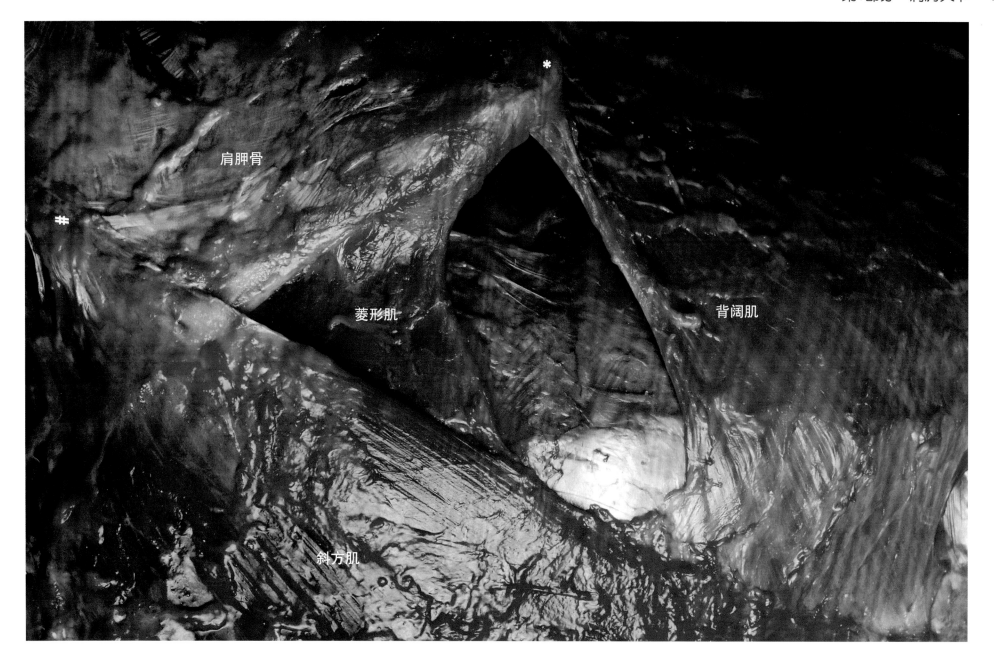

1.2 背阔肌

背阔肌是后胸壁上一块很长的肌肉，对维持肩部稳定有很重要的作用（图1.8a）。该肌起点在7～12胸椎的棘突、胸腰筋膜、髂嵴和低位的肋骨[49]。

背阔肌主要的血供来自胸背动脉，该动脉长度在6～9cm之间。背阔肌受胸背神经支配（C6和C7）[19]。

最有意思的是，背阔肌附着于肱骨的前部。肌腱附着于肱骨前面小结节嵴的外侧缘。肌腱呈翼状或四边形。肌腱远端宽41.4～62.8mm，上缘长50.4～98.4mm（图1.8b）。由于生物力学原因，了解背阔肌肌腱近缘与肱骨头软骨边缘之间的距离非常重要。

肌腱上缘至此软骨之间的距离为12.6～31.6mm（平均21.1±5.11mm）。

大多数背阔肌肌腱的深面与其下方的大圆肌肌腱被滑囊分开。大圆肌肌腱止于小结节嵴更内侧。大圆肌起自肩胛骨背面的下外侧部分。与背阔肌一样，大圆肌起于背部而止于肱骨。背阔肌肌腱自行缠绕，并环绕在大圆肌上[49-56]。

Pouliart和Gagey[57]在《临床解剖》上发表的一篇解剖学研究中描述了100例标本中背阔肌与肩胛骨的相对位置关系。

背阔肌跨过肩胛骨下角。有学者发现背阔肌和肩胛骨下角的相对位置存在三种解剖学变异，并分为1型、2a型和2b型肩胛骨连接[57]。

在其中的43例标本（共100例）中发现，大部分的背阔肌纤维起自肩胛骨下角（1型），而在另外57例中，几乎未发现从肩胛骨发出的背阔肌纤维。在这些标本中，背阔肌主体和肩胛骨下角之间或有纤维连接（36例；2a型），或有滑囊而无组织连接（21例；2b型）[19,49,50,51,55,56,58,59]。

不幸的是，背阔肌的解剖学研究似乎仅限于它肌腹的形态和神经血管供应[49]，这也是该肌肉常在整形手术中作为游离组织瓣修复严重软组织缺损的原因。

图1.8　a～b.　a.胸廓的前外侧视图（右侧）。图片显示背阔肌，这块大肌肉起自背部，止于肱骨结节间沟内侧缘。它和肩胛下肌的关系非常有趣，在一些病例中，两者在肱骨头下方一起形成一个功能性的吊床样结构。**b.**背阔肌和大圆肌止点的放大图（右侧）。图片显示背阔肌和大圆肌均止于肱骨结节间沟内侧缘。背阔肌肌腱是四边形，遮盖了部分大圆肌（*背阔肌止点，#大圆肌止点）

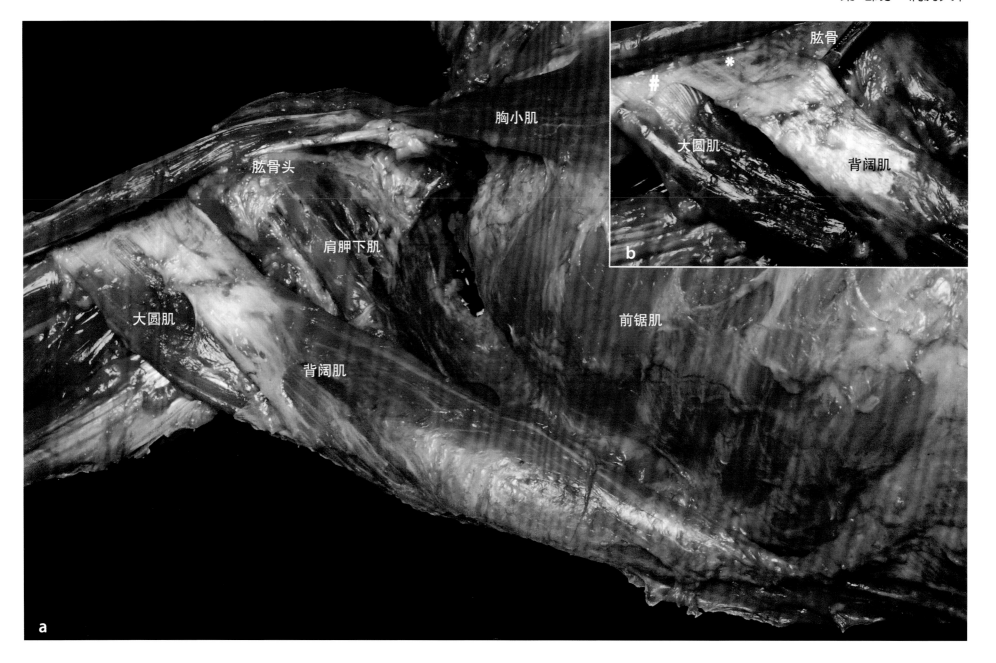

胸小肌

肱骨头

肩胛下肌

大圆肌

背阔肌

前锯肌

肱骨

大圆肌

背阔肌

a

b

1.3 胸大肌

胸大肌位于前胸壁，面积较大，由三部分组成（图1.9a）。

上部起自锁骨内侧二分之一或三分之二，沿肱二头肌腱沟外侧缘附着。中部起自胸骨柄和胸骨体的上三分之二以及第2、3、4肋，止于锁骨部（上部）的正后方，肌纤维呈平行排列。

胸大肌下部起自胸骨体的远端，第5、6肋和外斜筋膜。它与其他两部分止点相同，但肌纤维旋转180°以使下部纤维可附着于肱骨的更高点。

胸大肌由胸外侧神经（C5～C7）支配锁骨部，而胸内侧神经（C8～T1）支配胸大肌的其他部分。

胸大肌的主要血供为：肩胸峰动脉的三角肌支供应锁骨部分，胸动脉供应胸肋部分。

该肌的上外侧界是胸三角间隙，下界为腋襞缘。牢记胸大肌止点与肱二头肌长头腱之间的毗邻关系非常重要，因为这两块肌肉对于维持盂肱关节稳定扮演了重要角色[19]。

1.3.1 生物力学和功能解剖

背阔肌使肱骨内旋和内收。它通过对肱骨的牵拉作用伸展肩部并间接使肩胛骨旋向下方[19]。

背阔肌在肱骨上不同的附着点及其与肩胛骨不同连接之间的关系，对于维持盂肱关节的稳定性尤为重要。

上肢外展、外旋位时，当背阔肌远端止点与软骨间距很小，且为1型肩胛连接时，肌肉处于紧张状态，远端的肌腱走行更为垂直，肩胛下肌腱的外侧缘亦被背阔肌覆盖。这种情况下背阔肌为肱骨头形成前下方向的"吊床"结构。

维持上肢于相同位置，如果背阔肌远端止点和软骨之间的距离很大，且为2（a和b）型肩胛连接，背阔肌不覆盖肩胛下肌，且该二肌的肌腱即使在外展位也处于分离状态，之间留有间隙，因而无吊床效应[49,60]。

胸大肌的活动依赖于它的启动位置。看到其外侧附着的结构，我们会觉得很有趣。实际上，当胸大肌腱纤维止于肱二头肌腱沟外侧面时，纤维相对于该肌的三部分的起点为倒置，从而形成"扭转肌腱"（图1.9b）。

内旋时，胸大肌呈激活状态并可抗阻力。屈曲位时，胸大肌的锁骨部与三角肌的前部存在一定程度的协同，而下部肌纤维则呈拮抗。胸大肌是盂肱关节有力的内收肌，并间接压缩肩胛骨外侧角[19]。

胸大肌和背阔肌一同为盂肱关节提供稳定，并为良好的上肢运动发挥作用。

图1.9　a～b.　a.胸廓前视图（右侧）。图片显示胸大肌，该肌肉起于锁骨、胸骨和肋骨，形成腋窝前壁一部分。胸大肌的主要作用是使肩关节内旋。b.胸大肌止点的放大图（右侧），显示胸大肌止点细节。肌肉（纤维）分上、中、下三部分，正好与起点（肌肉纤维）相反的顺序止在止点，形成一个"扭转肌腱"。这种形态意味着在上肢运动过程中三部分肌肉有不同的动作

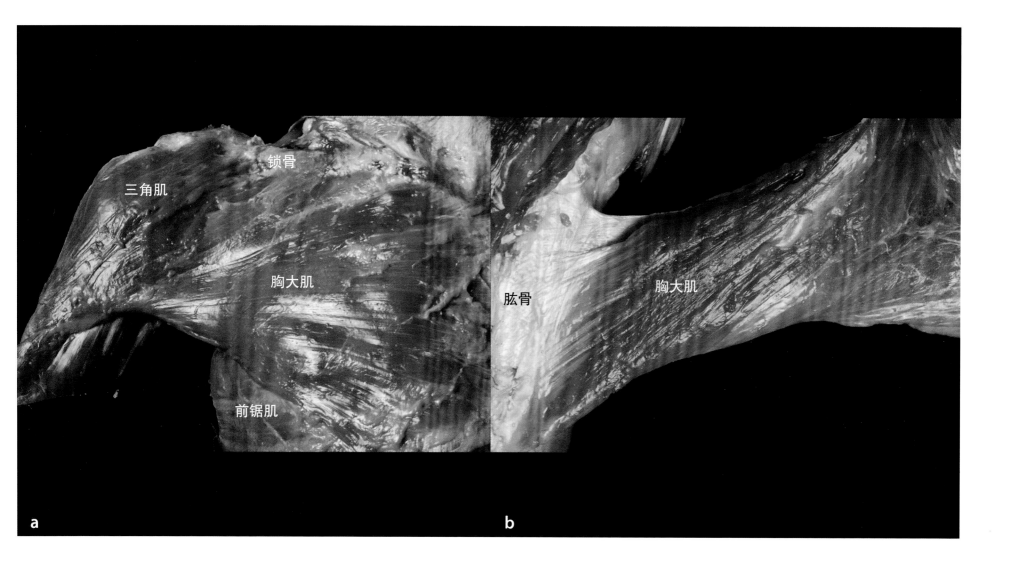

三角肌

锁骨

胸大肌

前锯肌

肱骨

胸大肌

a

b

1.3.2 临床意义

肩部的肌肉力量通常是肩关节有力、稳定的保证。但肌肉力量也可导致不稳定。某些肌肉在关节活动最大范围时可能会降低盂肱关节的稳定。我们认为，胸大肌主动或被动的力都可能导致这样的情况。充分认识这种“水能载舟，亦能覆舟”的道理，有助于改善康复计划，并可证明肌肉力量在全身关节不稳定治疗中的有效性[61]。

增加肩关节活动也可降低盂肱关节稳定性。

肩部肌肉活动通过把肱骨头压在凹陷的关节盂来稳定肩关节，使肱骨头在盂内做同心旋转[8,62-64]。通过这个机制，即凹面压缩，肩部肌肉可能是肩关节中度范围运动、肩关节囊及韧带松弛状态时的主要稳定肌群[65]。凹面压缩机制在最大关节活动范围时也很重要，此时，作用于肩关节的肌力有所增加[66-69]。在最大关节活动范围时，肩部肌肉通过限制关节活动范围[63,70]和减轻关节囊、韧带结构间的张力而保护关节囊及韧带结构[70,71]。肩部肌力通过其大小和方向（活动路线）来界定。肩部肌力由三部分决定：压缩力、上下向作用力和前后向力。压缩力稳定盂肱关节；前后向和上下向的作用力为位移力，使关节不稳定。盂肱关节的稳定性可以由任何方向的位移力和压缩力的比率来定量[65,72,73]。当位移力和压缩力的比值减小时，盂肱关节的稳定性增加；反之亦然。

Labriola等[74]研究了肩部每块肌肉对盂肱关节稳定的作用。他们发现了在合力作用线上增加每单块肌肉力量所产生的效应。当胸大肌活动增加时，压缩力增加12%，而前向力增加1180%。但是他们得出结论，若肌肉活动路线更向前，增加胸大肌的力量时，反而会减小盂肱关节的稳定。改变大圆肌和肩胛下肌的大小对合力的活动路线无影响。在一项由Pouliart主导的研究中，盂肱关节脱位后关节囊、韧带损伤的标本根据背阔肌止点和肱骨头软骨之间距离大小的不同，以及背阔肌与肩胛骨之间不同连接，最终的研究结果也不同。

她观察到，通过负荷和位移试验，在肌腱-软骨间距小和1型肩胛连接（图1.10）的标本中，盂肱脱位呈非锁定；在肌

图1.10 胸廓侧视图（俯卧位，右侧）。图片显示背阔肌。从生物力学角度来说这块肌肉与肩胛骨的关系对保持关节稳定性很重要。此标本（1型）中一些肌纤维直接起自肩胛骨下角（＊）

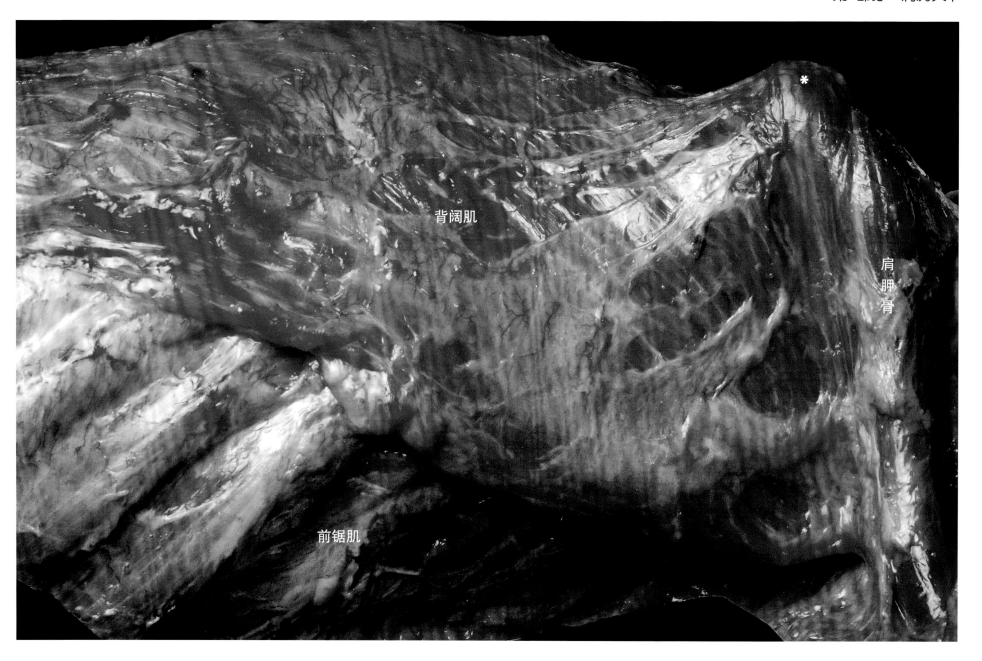

背阔肌

前锯肌

肩
胛
骨

*

腱-软骨间距大和2型肩胛连接（图1.11）的标本中，盂肱脱位是锁定的。

她得出结论：肩胛下肌和背阔肌的间隙（下方间隙）对关节前下方向的稳定有重要意义，正如肩袖中肩胛下肌和冈上肌之间间隙的作用[61]。

总之，对于关节囊、韧带撕裂后肩关节不稳定的患者，背阔肌影响盂肱关节的脱位并限制肱骨头的运动。

背阔肌的活动协助肩关节周围其他肌肉及肌腱结构维持关节稳定[49]。

图1.11　胸廓侧视图（俯卧位，右侧）。图片显示背阔肌。它又长又宽，起自胸背部（T7～T12棘突、胸腰筋膜、髂嵴和下位肋骨），止于肱骨。此标本（2型）中肌肉与肩胛下角（＊）没有任何关系

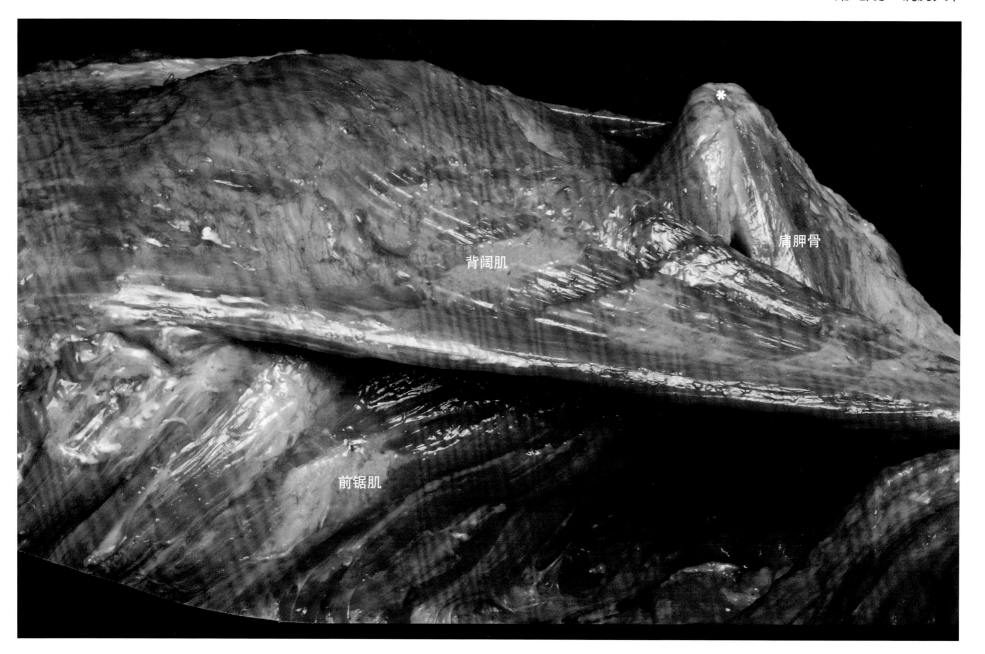

肩胛骨

背阔肌

前锯肌

参考文献

1. Kibler WB, McMullen J (2003) Scapular dyskinesis and its relation to shoulder pain. J Am Acad Orthop Surg 11:142-151

2. Ludewig PM, Cook TM, Nawoczenski DA (1996) Three-dimensional scapular orientation and muscle activity at selected positions if humeral elevation. J Orthop Sports Phys Ther 24:57-65

3. McClure P, Michener LA, Sennett B et al (2001) Direct 3-dimensional measurement of sacpular kinematics during dynamic movements in vivo. J Shoulder Elbow Surg 10:269-277

4. Ludewig PM, Behrens SA,Meyer SM (2004) Three-dimensional clavicular motion during arm elevation: reliability and descriptive data. J Orthop Sports Phys Ther 34:140-149

5. Ebaugh DD,McClure PW, Kardura AR (2006) Effect of shoulder muscle fatigue caused by repetitive overhead activities on scapulothoracic and glenohumeral kinematics. J Elect Kinemat 16:224-235

6. Warner JJ, Micheli LJ, Arslanian LE et al (1992) Scapulothoracic motion in normal shoulders and shoulders with glenohumeral instability and impingement syndrome: a study using moire topographic analysis. Clin Orthop 285:191-199

7. Doukas WC, Speer KP (2000) Anatomy, pathophysiology, and biomechanics of shoulder instability. Oper Tech Sports Med 8:179-187

8. Poppen NK, Walker PS (1976) Normal and abnormal motion of the shoulder. J Bone Joint Surg Am 58:195-201

9. Ludewig PM, Cook TM (2000) Alteration in shoulder kinematics and associated muscle activity in people with symptoms of shoulder impingement. Phys Ther 80: 276-291

10. Lukasiewicz AC, McClure P, Michener L et al (1999) Comparison of 3-dimensional scapular position and orientation between subjects with and without shoulder impingement. J Orthop Sports Phys Ther 29: 574-586

11. Kibler WB (1995) Biomechanical analysis of the shoulder during tennis activities. Clin Sports Med 14:79-85

12. Kennedy K (1993) Rehabilitation of the unstable shoulder. Oper Tech Sports Med 1:311-324

13. Nieminen H, Niemi J, Takala EP et al (1995) Load-sharing patterns in the shoulder during isometric flexion tasks. J Biomech 28:555-566

14. Happee R, Van der Helm FC (1995) The control of shoulder muscles during goal directed movements: an inverse dynamic analysis. J Biomech 28:1179-1191

15. Speer KP,Garrett WE, Jr (1993) Muscular control of motion and stability about the pectoral girdle. In: Matsen FA III, Fu FH, Hawkins RJ (eds) The shoulder: a balance of mobility and stability. American Academy of Orthopedic Surgery, Rosemont, Ill, pp 159-172

16. Bagg SD, Forrest WJ (1986) Electromyographic study of the scapular rotators during arm abduction in the scapular plane. Am J Phys Med 65:111-124

17. Inman VT, Saunders JB, Abbott LC (1944) Observations on the function of the shoulder joint. J Bone Joint Surg 26:1-30

18. Greg MD, Labosky D et al (1979) Serratus anterior paralysis in the young athlete. J Bone Joint Surg Am; 61(6A):825-32

19. Jobe CM (1998) Gross anatomy of the shoulder. In: Rockwood CA Jr, Matsen FA III (eds) The shoulder. WB Saunders, Philadelphia, pp 34-97

20. Johnson G, Bogduk N, Nowitzke A (1994) Anatomy and actions of the trapezius muscle. Clin Biomech 9:44-50

21. Dvir Z, Berme N (1978) The shoulder complex in elevation of the arm: a mechanism approach. J Biomech 11:219-225

22. Ludewig PM,Molly S (2004) Relative balance of serratus anterior and upper trapezius muscle activity during push-up exercises. Am J Sports Med 32:484-493

23. Moseley JB, Jobe FW, Pink M et al (1992) EMG analysis of the scapular muscles during a shoulder rehabilitation program. Am J Sports Med 20:128-134

24. Decker MJ, Hintermeister RA, Faber KJ et al (1999) Serratus anterior muscle activity during selected rehabilitation exercises. Am J Sports Med 27:784-791

25. Glousman R, Jobe FW, Tibone J et al (1988) Dynamic electromyographic analysis of the throwing shoulder with glenohumeral instability. J Bone Joint Surg Am 70:220-226

26. DiGiovine NM, Jobe FW, Pink M et al (1992) An electromyographic analysis of the upper extremity in pitching. J Shoulder Elbow Surg 1:15-25

27. Kibler WB, Chandler TJ, Shapiro R et al (2007) Muscle activation in coupled scapulohumeral motion in the high performance tennis serve. Br J Sports Med 41:745-749

28. Kamkar A, Irrgang JJ,Whitney SL (1993) Nonoperative management of secondary shoulder impingement syndrome. J Orthop Sports Phys Med 17:212-224

29. Kibler WB (1998) The role of the scapula in athletic shoulder function. Am J Sports Med 26:325-337

30. Mottram SL (1997) Dynamic stability of the scapula. Man Ther 2:123-131

31. Wadsworth DJ, Bullock-Saxton JE (1997) Recruitment patterns of the scapular rotator muscles in freestyle swimmers with subacromial impingement. Int J Sports Med 18:618-624

32. Cools A,Witvrouw E, DeClercq G et al (2003) Scapular muscle recruitment pattern: trapezius muscle latency in overhead athletes with and without impingement symptoms.Am J Sports Med 31:542-549

33. Borstad JD, Ludewig PM (2006) Comparison of three stretches for pectoralis minor muscle. J Sports Elbow Surg 15 (3): 324-30

34. Williams PE, Goldspink G (1973) The effect of immobilization on the longitudinal growth of striated muscle fibres. J Anat 116:45-55

35. Bagg SD, Forrest WJ (1988) A biomechanical analysis of scapular rotation during arm abduction in the scapular plane. Am J Phys Med 67:238-245

36. Prilutsky B, Zatsiorsky VM (2002) Optimization based models of muscle coordination. Exerc Sports Sci Rev 30:32-38

37. Kibler WB, Sciascia AD, Dome DC (2006) Evaluation of apparent and absolute supraspinatus strength in patients with shoulder injury using the scapular retraction test. Am J Sports Med 34:1643-1647

38. Kebaetse M, McClure PW, Pratt NA (1999) Thoracic position effect on shoulder range of motion, strength, and three-dimensional scapular kinematics. Arch Phys Med Rehabil 80:945-950

39. Smith J, Dietrich CT, Kotajarvi BR et al (2006) The effect of scapular protraction on isometric shoulder rotation strength in normal subjects. J Shoulder Elbow Surg 15:339-343

40. Smith J, Kotajarvi BR, Padgett DJ (2002) Effect of scapular protraction and retraction on isometric shoulder elevation strength. Arch Phys Med Rehabil 83:367-370

41. Rubin B,Kibler WB (2002) Fundamental principles of shoulder rehabilitation: conservative to postoperative management. Arthroscopy 18 [Suppl]:29-39

42. Burkhart SB, Craig DM, Kibler WB (1998) The disabled throwing shoulder: spectrum of pathology. III. THE SICK scapula, scapular dyskinesis, the kinetic chain and rehabilitation. Arthroscopy 14:553-565

43. McQuade KJ, Dawson J, Smidt GL (1998) Scapulothoracic muscle fatigue associated with alterations in scapulohumeral rhythm kinematics during maximum resistive shoulder elevation. J Orthop Sports Phys Ther 28:74-80

44. Tripp B, Boswell L, Gansneder BM (2004) Functional fatigue decreases 3-dimensional multijoint position reproduction acuity in the overhead-throwing athlete. J Athletic Training 39:316-320

45. Tripp B, Uhl TL,Mattacola CG et al (2006) Functional multijoint position reproduction acuity in overhead athletes. J Athletic Training 41:146-153

46. Williams PE,Goldspink G (1978) Changes in sarcomere length and physiological properties in immobilized muscle. J Anat 3:459-468

47. Scovazzo ML, Browne A, Pink M et al (1991) The painful shoulder during freestyle swimming.Am J Sports Med 19:577-582

48. Ludewig PM,Hoff MS, Osowski EE et al (2004) Relative balance of serratus anterior and upper trapezius muscle activity during push-up exercises. Am J Sports Med 32:484-493

49. Pouliart N (2005) Shoulder instability: experimental model and related anatomy. Doctoral thesis, Free University of Brussels, Faculty of Medicine and Pharmacy

50. Beaunis H, Bouchard A (1868) Nouveaux elements d'anatomie descriptives et d'embryologie. Baillière, Paris, pp 161-164; 220-222

51. Debierre C (1890) Traité élémentaire d'anatomie de l'homme, vol 1: Manuel de l'amphithéatre. Ancienne librairie Germer Baillière, Paris, pp 222-229; 330-334

52. Hartman R (1881) Handbuch der Anatomie des Menschen. Schultz, Strasbourg, pp 142-144; 210-229

53. Hyrtl J (1871) Handbuch der topographischen Anatomie und ihrer medicinisch-chirurgischen Anwendungen, vol 2.Wilhelm Braumuller, Vienna, pp 260-262; 350-368

54. Krause CFT (1879) Handbuch der menschlichen Anatomie, vol 2: Specielle und macroscopische Anatomie. Hahn'sche Buchhandlung, Hanover, pp 92-98; 193-221

55. Testut L (1884) Les anomalies musculaires chez l'homme. Masson, Paris, pp 110-125

56. Testut L, Latarjet A et al (1948) Traité d'anatomie humaine, vol 1: Ostéologie-Arthropologie-Myologie.Dion, Paris, pp 564-581; 868-871; 1022-1027

57. Pouliart N, Gagey O (2005) Significance of the latissimus dorsi for shoulder instability. I. Variations in its anatomy around the humerus and scapula. Clin Anat 18:493-499

58. Bergman RA, Thompson SA,Afifi AK, Saadeh FA (1988) Compendium of human anatomic variation 7-10.Urban & Schwarzenberg, Baltimore

59. Williams P, Warwick R (1980) Gray's anatomy. Churchill Livingstone, Edinburgh 60. Williams GR Jr, Shakil M, KlimKiewicz J et al (1999) Anatomy of the scapulothoracic articulation. Clin Orthop 359:237-246

61. Soslowsky LJ,Malicky DM, Blasier RB (1997) Active and passive factors in inferior glenohumeral stabilization: a biomechanical model. J Shoulder Elbow Surg 6:371-379

62. Howell SM, Galinat BJ, Renzi AJ et al (1988) Normal and abnormal mechanics of the glenohumeral joint in the horizontal plane. J Bone Joint Surg Am 70:227-232

63. Karduna AR,Williams GR,Williams JL et al (1991) Kinematics of the glenohumeral joint: influences of muscle forces, ligamentous constraints, and articular geometry. J Orthop Res 14:986-993

64. Kelkar R,Wang VM, Flatow EL et al (2001) Glenohumeral mechanics:a study of articular geometry, contact, and kinematics. J Shoulder Elbow Surg 10:73-84

65. Lippett S, Vanderhoof J, Harris SL et al (1993) Glenohumeral stability from

concavity-compression: a quantitative analysis. J Shoulder Elbow Surg 2:27-34

66. Apreleva M, Parsons IM, Pfaeffle J et al (1998) 3-D joint reaction forces at the glenohumeral joint during active motion.Adv Bioeng 39:33-34

67. Parsons IM, Apreleva M, Fu FH et al (2002) The effect of rotator cuff tears on reaction forces at the glenohumeral joint. J Orthop Res 20:439-446

68. Poppen NK, Walker PS (1978) Forces at the glenohumeral joint in abduction. Clin Orthop 135:165-170

69. Wuelker N,Korell M, Thren K (1998) Dynamic glenohumeral joint stability. J Shoulder Elbow Surg 7:43-52

70. Cain PR, Mutschler TA, Fu FH et al (1987) Anterior stability of the glenohumeral joint. A dynamic model. Am J Sports Med 15:144-148

71. Rodosky MW, Harner CD, Fu FH (1994) The role of the long head of the biceps muscle and superior glenoid labrum in anterior stability of the shoulder.Am J Sports Med 22:121-30

72. Lazarus MD, Sidles JA, Harryman DT et al (1996) Effect of a chondrallabral defect on glenoid concavity and glenohumeral stability. A cadaveric model. J Bone Joint Surg Am 78:94-102

73. Matsen FA (ed) (1994) Practical evaluation and management of the shoulder. Saunders, Philadelphia, p 242

74. Labriola JE, Lee TQ, Debski RE et al (2005) Stability and instability of the glenohumeral joint: the role of shoulder muscles. J Shoulder Elbow Surg 14:32S-38S

第2部分 肩锁关节和肩胛韧带

Alberto Costantini

2.1 引言

　　肩锁关节（acromioclavicular，AC）名义上是连接肩峰和锁骨远端的平面微动关节，但实际上，肩锁关节通过锁骨和胸锁关节轴向骨结构悬起整个上肢。以肩锁关节为支点，肩胛骨（肩峰）可以伸缩。肩锁关节由锁骨远端和肩胛骨的肩峰部组成，大小约9mm×19mm（图2.1）。肩峰的关节面相对于肩峰下结构呈凹面，其前内侧面向凸面的锁骨远端。此关节可以滑移、承受剪力和旋转运动。锁骨的肩峰端关节面在17岁之前为透明软骨，之后发育为纤维软骨结构。同样，肩峰的锁骨端关节面约在23岁发育为纤维软骨[1]。从前后位看，肩锁关节成角多变。Urist发现49%自外上向内下倾斜，27%呈垂直，21%对合不良，另外3%外移[2]。从腋位上看，肩锁关节自前外向后内有一定角度的倾斜。从前方看，肩锁关节内侧的倾斜几乎呈垂直或向下，锁骨重叠于肩峰上所成角可达50°。

　　由于肩锁关节面积小，以及通过肌肉如胸大肌从肱骨传至胸壁高负荷的压应力，肩锁关节承受的应力可能会很高。结果导致锁骨远端的关节面易于受压损坏，如举重运动员常见的锁骨远端骨质溶解。关节面良好而关节盘病变可表明肩锁关节早期退变的发生率高[3]。关节盘（半月板）大小和形状各异。DePalma[4]、Petersson[5]和Salter[6]等都已证实了随着年龄增长，这种与半月板同源细胞的组织退变迅速，40岁后不再有任何功能[7]。很少有人了解肩锁关节的半月板，它的生物力学作用也几乎不为人知。肩锁关节通过静态和动态结构维持稳定。静态稳定结构包括肩锁韧带（上、下、前、后四部分）、喙锁韧带（锥状韧带和斜方韧带）和喙肩韧带。

图2.1　左肩：肩锁关节的前视图

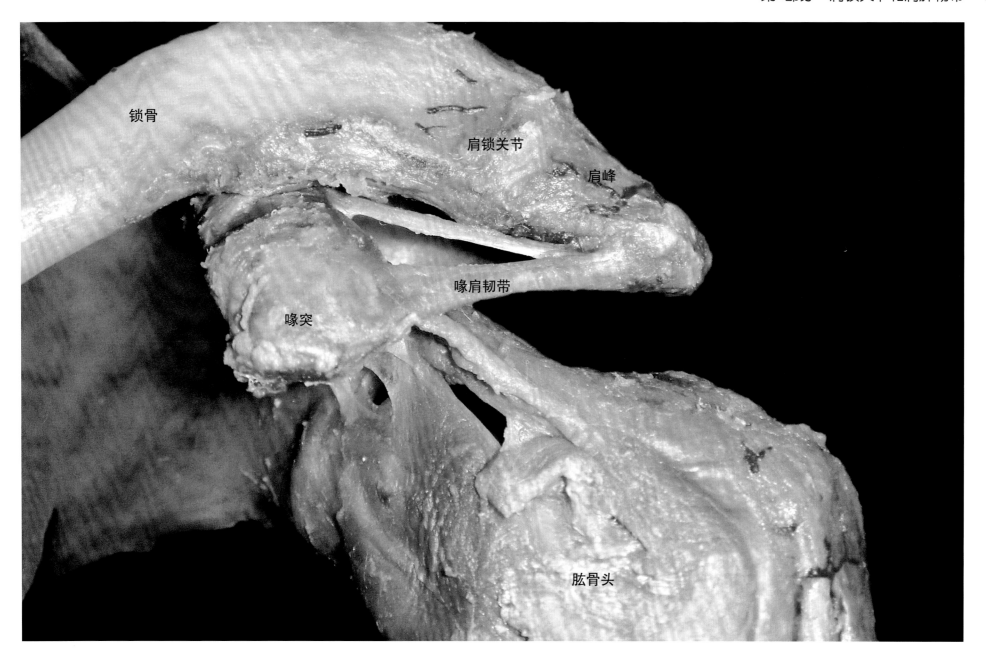

锁骨

肩锁关节

肩峰

喙肩韧带

喙突

肱骨头

肩锁关节的动态稳定结构包括三角肌和斜方肌。斜方肌和前锯肌形成了动态稳定关节的力偶。肩锁韧带上部纤维连同三角肌和斜方肌筋膜组成的混合纤维结构于肩关节屈伸时增加关节稳定性。

环绕关节的肩锁韧带被分为上、下、前、后四部（韧带上部厚而强，而下部关节囊增厚部分稍弱[8]）。关节囊的后部与上部对限制锁骨远端的前后移动最为重要[9]。肩锁韧带的上部分和关节囊与三角肌和斜方肌的腱膜延续，且较肩锁韧带下部分要厚[10]（图2.2）。这些肌肉的附着对于加强肩锁韧带和增加肩锁关节的稳定起重要作用[11]。喙锁韧带（锥状韧带和斜方韧带）起于喙突并止于锁骨末端，平均长度1.3cm[12]。自锁骨外侧缘至喙突斜方结节中心和椎状结节中心的距离分别为25.9 ± 3.9mm和35 ± 5.9mm[13]。最近有关锥状韧带和斜方韧带生物学机制的尸体研究表明[14-16]，喙锁韧带的功能是将锁骨稳定在肩胛骨上；锥状韧带的主要功能是防止锁骨向前及向上脱位；斜方韧带的主要功能是牵拉锁骨防止其远端压向肩峰。

图2.2 右肩：前视图。关节囊前侧已打开，可见肩锁关节半月板

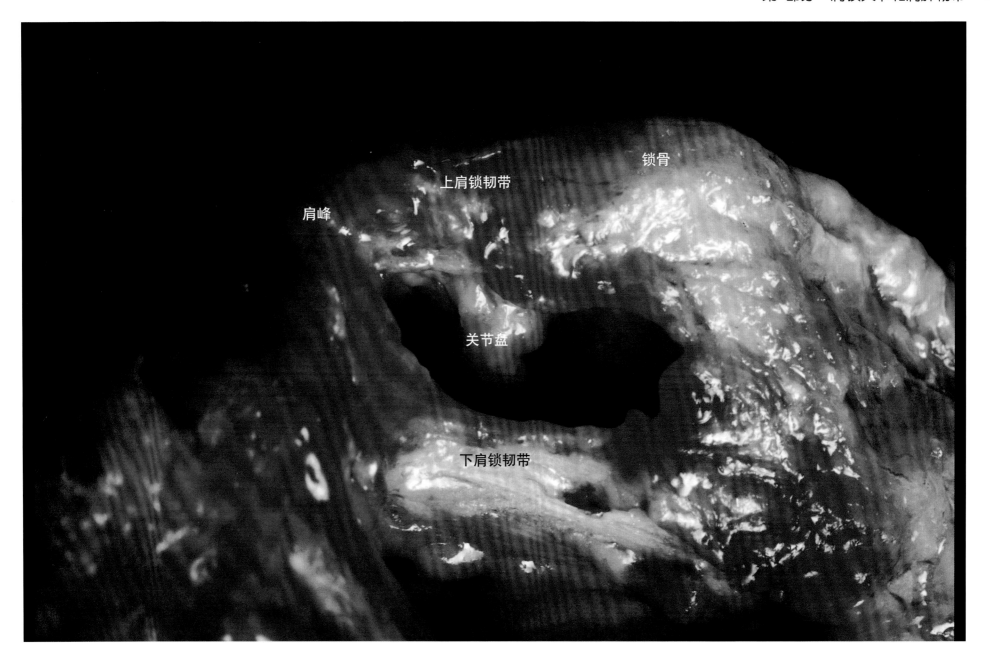

2.1.1 肩锁韧带和喙锁韧带

2.1.1.1 上肩锁韧带

上肩锁韧带呈四边形结构带状覆盖肩锁关节上部，延伸至锁骨的肩峰末端上部和肩峰上表面的毗邻部分之间。它由相互平行的纤维构成，纤维结构与斜方肌和三角肌腱膜交织；在上肩锁韧带的下方，当关节盘存在时，其与之相连。

2.1.1.2 下肩锁韧带

下肩锁韧带较上肩锁韧带略薄，其覆盖肩锁关节下部，并附着于肩胛骨及锁骨相连部分的表面。其上部很少与肩锁关节的关节盘相连，而其下部则与冈上肌肌腱相连。

当锁骨胸骨端沿肩锁关节的纵轴线向前旋转时，肩锁韧带的后部分长度增加。当锁骨沿额状面轴线向后旋转时，肩锁韧带的后部分松弛，而前部分紧张。

肩锁韧带主要功能是防止锁骨向后脱位并限制其过度旋后（图2.3）。

2.1.1.3 斜方韧带

斜方韧带的前外侧纤维宽而薄，呈四边形，斜形分布于喙突与锁骨之间。斜方韧带附着于喙突上表面的下方及锁骨下表面斜嵴的上方。斜方韧带前缘游离，后缘与锥状韧带相连，斜方韧带的前后缘在其连接处形成角状结构突向后方。斜方韧带的锁骨附着端宽约11.8±1.0mm。

图2.3 左肩：肩锁关节的肩峰侧。整个关节囊从锁骨端分离后仍附着在肩峰端，使肩锁韧带清晰可见

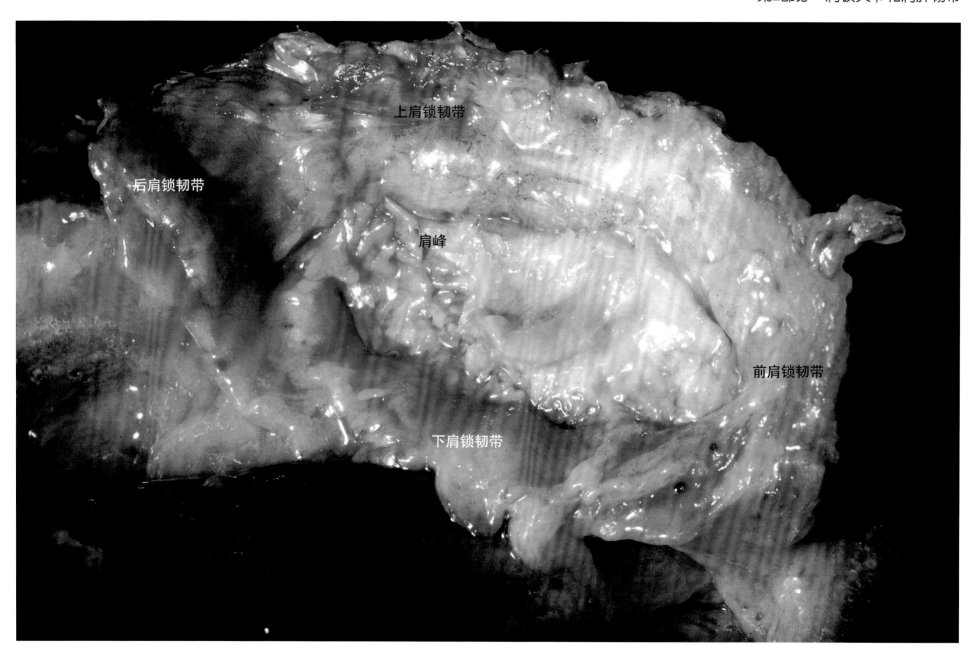

上肩锁韧带

后肩锁韧带

肩峰

前肩锁韧带

下肩锁韧带

2.1.1.4 锥状韧带

锥状韧带的后侧及内侧纤维束结构致密，呈圆锥形，基底朝上。其尖端附着于喙突基底的粗隆上，内侧附着于斜方韧带；其上方通过扩张的基底部，附着于锁骨下表面的喙突结节，并继续向内侧行经约1.25cm。锥状韧带于锁骨起点处宽25.3±4.9mm。锥状韧带并不一定以喙突结节最突出的面为其中心。

锥状韧带的纤维束于前方与锁骨下肌和三角肌相连；后方与斜方肌相连。喙锁韧带有两大主要功能：第一，通过连接锁骨及肩胛骨，引导肩胛骨与肱骨协同运动；第二，加强肩锁关节的稳定性。

Harris等[17]通过对尸体的解剖学研究发现：根据下方附着位置的不同，锥状韧带有三大解剖变异类型（图2.4a～d）。

1型是最常见的类型，锥状韧带起自围绕喙突背面后侧区域及越过喙突后壁的区域。

2型的锥状韧带与肩胛横韧带共同形成一自肩胛骨内侧切迹经喙突至锁骨的连续结构。此型韧带复合体的下方附着区域包括喙突背部、喙突后壁以及肩胛骨的上缘。

3型的锥状韧带是在2型的基础上有额外附属的纤维束，不同的是，其额外的外侧锥状纤维束，从肩钾切迹外侧缘发出向内上方走行，其起点为锥状韧带和肩胛上横韧带的交汇点。尽管Testut的经典教解剖学教科书[18]中已描述该变异，但目前仍不清楚该特殊结构是否会被认为是异常结构。

这些解剖结构变异的临床意义尚不明确。其中一种可能性是，喙锁韧带的强度和负载分配能力，以及肩锁关节的稳定性都可能会受韧带附着的不同位置和形态的影响。另一种可能性是，尽管解剖变异并不一定导致肩胛上切迹狭窄，但结构变异可能使患者易发生肩胛上神经卡压[19]（图2.4b～d）。

2.1.2 生物力学和功能解剖

Worcester和Green[20]描述了三种肩锁关节活动方式：肩胛骨相对于锁骨的前后滑动，肩胛骨相对于锁骨外展和内收，以及肩胛骨围绕锁骨长轴的旋转活动（垂直于人体长轴）。所有这些活动范围于每个方向上均限制在5°～8°以内。肩锁关节的旋转活动由于合并三角肌的剪力和压力的

图2.4 a～d. a.左肩：喙锁韧带前视图。**b～d.**由Sonnabend[17]提出的喙锁韧带在肩胛骨上不同的附着类型（Ⅰ～Ⅲ型）

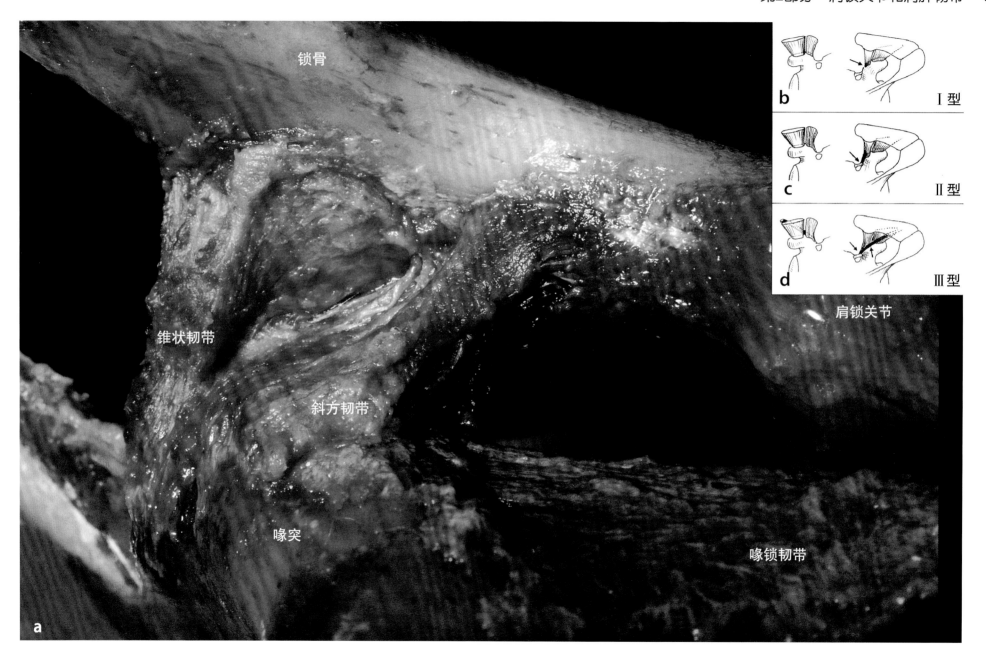

锁骨

锥状韧带

斜方韧带

喙突

肩锁关节

喙锁韧带

b Ⅰ型

c Ⅱ型

d Ⅲ型

a

作用，可能加速肩锁关节的退变。另外一个要考虑的重要因素是肩峰和锁骨两者关节面间的距离。Zanca[21]首先报道了两者间距的测量结果。他从1000例正常的肩关节正位X线片中发现该间距宽度为1～3mm，且均未见关节退变征象。Petersson和Redlund Jonell[22]研究了151例无肩关节病变患者，得到了相似的结果，并发现随年龄的增长，关节间隙随之减小：超过60岁的患者的肩锁关节间隙宽度小于5mm，且男性患者关节间隙较女性为宽。另一方面，如果关节间隙增宽则可以考虑远端锁骨溶骨或关节的炎性改变。因此，如果男性患者关节间隙大于7mm，女性患者关节间隙大于6mm，均被认为是病理性改变。

　　锥状韧带和斜方韧带的长度随肩锁关节旋前程度的增加而适当增加。当锁骨沿肩锁关节的前后轴上旋时，锥状韧带

的长度，特别是内侧部，呈显著增加。随着锁骨沿前后轴下旋，锥状韧带和斜方韧带的长度减少，而肩锁韧带的长度稍有增加。当锁骨旋前时，锥状韧带可起到支点的作用，而斜方韧带的前外侧部松弛。锁骨旋后时，可使锥形韧带的内侧部和斜方韧带前外侧部的长度有所增加。旋后时，肩锁韧带的前部长度增加，旋前时，肩锁韧带的后部紧张（图2.5a、b）。在日常生活中，肩锁关节的运动会对周围韧带产生负荷，而肩锁韧带约提供抵抗向前脱位力量的50%。向前移位增加，锥状韧带的抵抗力量也随之增加，并可达总力量的70%。而在向后方移位时，肩锁韧带的主要作用在于提供防止锁骨末端向后方半脱位的抵抗力。旋前时，锥状韧带的主要作用是在关节向各个方向活动时抵抗过度前旋。

图2.5　a～b.　左肩：肩锁关节的俯视图，锁骨旋转后肩锁韧带的张力放大图

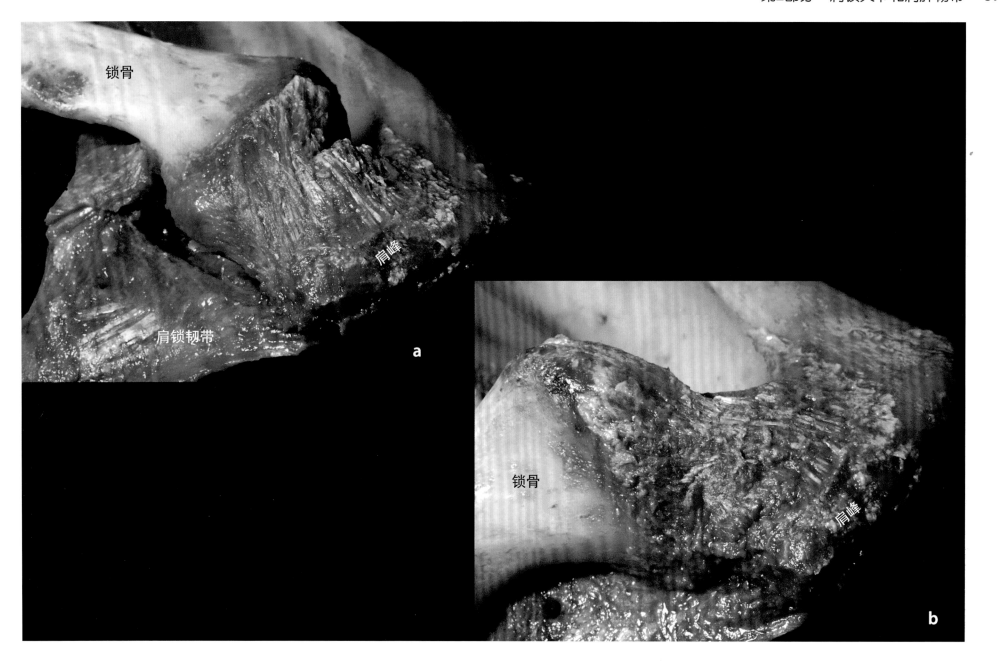

　　肩锁关节旋后时，锥状韧带在移位初始阶段提供了主要限制作用，而在肩锁关节轻微上旋时，肩锁韧带和锥状韧带一起提供了相等大小的抗旋转扭力。旋转范围增加时，锥状韧带超过肩锁韧带，成为抗扭转力的主要提供者，平均约占总值的82%。肩锁关节轻微上移时，肩锁韧带提供主要的抵抗力（65%）。随着移位程度的增加，锥形韧带所产生的抵抗力显著增加，可达总值的60%。斜方韧带对向上移位提供的抵抗力最小。微小移位产生轴向分离时，锥状韧带提供约35%的牵引力；随着分离的增加，该力量逐渐减少。肩锁韧带主要限制锁骨向后移位和后旋，而锥状韧带则主要限制锁骨的向前、向上旋转和前、后向移位。除了当锁骨沿其轴线，向肩峰突压缩时，斜方韧带在水平和垂直面对锁骨移位的限制作用均较小。不同韧带对关节移位的限制不仅与关节活动的方向有关，也跟关节受到的负荷与移位程度有关。在肩锁关节活动的多个方面中，肩锁韧带在较小程度移位时对关节的限制作用较明显。而在较大程度的移位时，喙锁韧带，主要是锥状韧带，起到主要的限制作用（图2.6）。Rockwood等[23]报道了在肩关节前举并外展至180°时肩锁关节有5°～8°的旋转（与肩胛骨夹角）。Ludewig等[24]则报道了在上肢上举过程中，锁骨较胸壁抬升11°～15°，内收15°～29°。Codman[25]报道了盂肱关节完整时，肩胛骨活动（3个平面、2个方向位移）通过锁骨与上肢同步，该活动由喙锁韧带引导。由于锁骨旋转与肩胛骨活动和上肢抬起强制性联动，所以无论使用保留关节的内固定材料（螺钉、钢板、钢针）还是喙锁关节螺钉，肩锁关节都不应被固定，否则会导致活动范围的丢失，影响肩关节功能，或导致内固定失效。正常的肩胛骨运动包括绕三条轴线的全范围旋转而非简单上旋[26]。肩胛骨的活动（伸缩）在肩锁关节活动中起主要的作用。

图2.6 左肩，锥状韧带的后视图

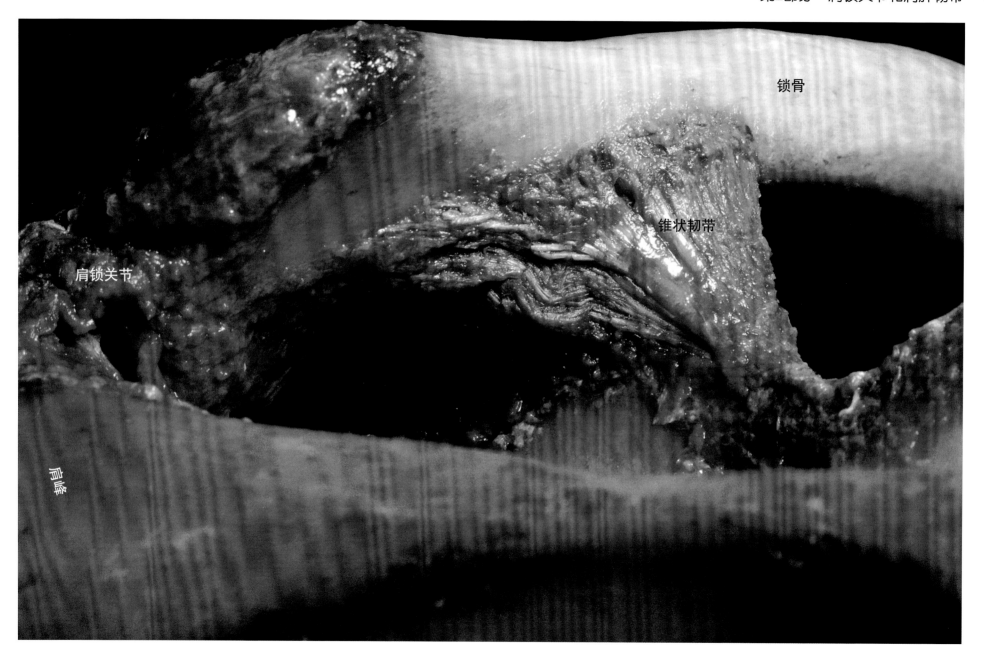

锁骨

锥状韧带

肩锁关节

肩峰

2.1.3 临床意义（肩锁关节分离）

肩锁关节损伤通常由上肢内收时摔倒肩部着地或撞击硬物的直接暴力引起。这类损伤多见于运动员，尤其是有身体接触的运动项目；这类损伤不仅会造成锁骨外观畸形，还可引起疼痛、易疲劳和肌力下降。作用于肩部的直接暴力使肩峰下移。Bearn[27]报道了肩锁关节损伤后，限制锁骨下移的主要限制力来自于胸锁韧带的交锁作用。此时，锁骨维持于正常的解剖位置，肩胛骨和肩带拉向下方。向下方的暴力作用于肩峰上部就可导致是肩锁关节损伤、喙锁韧带损伤或锁骨骨折。除此向下方的暴力以外，还可能同时合并前后方向的暴力。肩锁关节损伤表现为连续性韧带损伤，由肩锁韧带轻度损伤，随着喙锁韧带的应力逐渐增加，进而发展为肩锁韧带撕裂；如果向下的暴力继续增加，最终将导致三角肌和斜方肌自锁骨附着处撕裂，喙锁韧带也断裂（图2.7a、b）。这些韧带结构的撕裂、损伤使上肢失去了锁骨末端的

韧带支持而下移。临床上最常用的肩锁关节损伤分型系统由Rockwood和Young[23]提出并且目前在临床上广泛应用。损伤根据锁骨远端移位程度、肩锁韧带和喙锁韧带的受累程度及覆盖于三角肌和斜方肌群上的筋膜完整程度，共分为六型：

- Ⅰ型：肩部直接暴力造成的肩锁韧带纤维轻微损伤。喙锁韧带和肩锁韧带均完整，肩锁关节仍然稳定。
- Ⅱ型：作用于肩部更大的暴力强度足以造成肩锁韧带断裂，但仍不足以损伤或影响喙锁韧带。这种情况下锁骨末端不稳定，可能略微高于肩峰。肩胛骨可发生内旋，导致肩锁关节增宽。
- Ⅲ型：这类损伤包括肩锁韧带和喙锁韧带完全断裂而三角肌和斜方肌筋膜没有明显受累。上肢通常因肩峰下降呈内收位，而锁骨明显抬高。锁骨在水平面和垂直面上均不稳定。应力位摄片可见明显异常。通常在受伤的1～3周内，活动后疼痛明显。

图2.7 a～b. a.前视图。**b.**喙锁韧带和提供肩锁关节稳定性的肩锁韧带的细节图（俯视图）

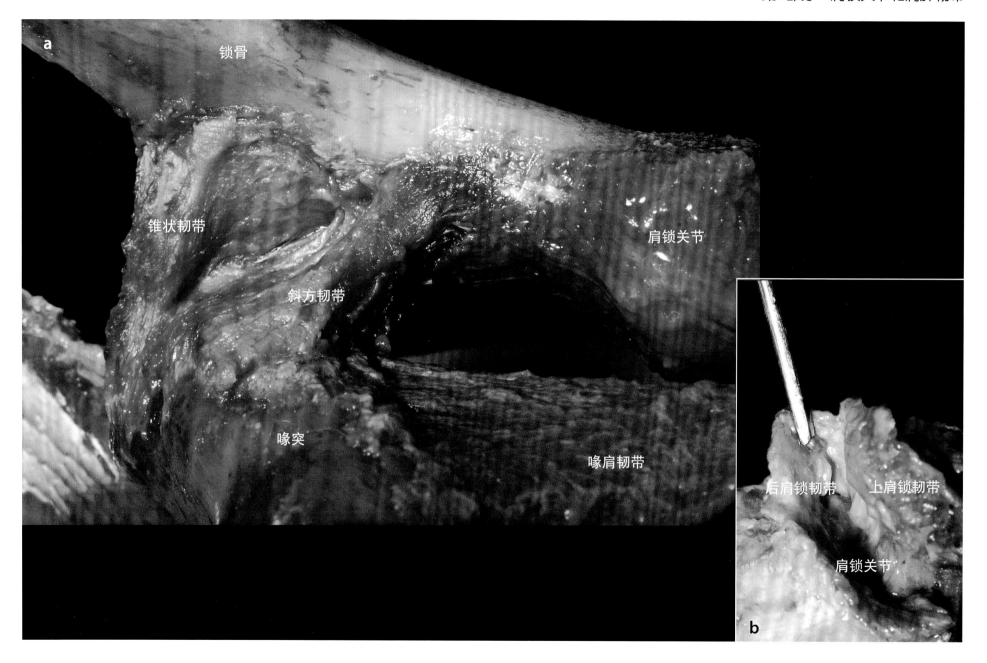

- Ⅳ型：此型损伤与Ⅲ型肩锁关节分离相似，此外，还表现为远端锁骨向后移位，甚至可能与斜方肌纤维交锁。在这类损伤中对胸锁关节的评估很重要，因为此型损伤可能合并胸锁关节前脱位和肩锁关节后脱位。手法复位不适用于此类型的损伤，这点有助于鉴别Ⅲ型和Ⅳ型损伤（图2.8a、b）。

- Ⅴ型：该类型损伤是较Ⅲ型损伤严重的另一种形式，斜方肌和三角肌筋膜分别从肩峰和锁骨上剥离。影像学表现为喙锁间距增加2～3倍，或平片上锁骨至肩峰的距离增加100%～300%。由于失去锁骨的支撑，肩胛骨和肱骨向下移位，肩关节受其影响呈严重下移。上肢的重量和胸壁的几何学特性导致肩胛骨绕胸部向前、下方移位，这类移位被称为肩胛骨的第三方向移位。

- Ⅵ型：此型很少见，包括远端锁骨向下脱位。Gerber和Rockwood报道过3例此型损伤。这类损伤常合并严重外伤和其他多发伤（由于多种明显外伤才可能导致Ⅵ型损伤，因此需特别注意有无合并锁骨和上位肋骨骨折及臂丛损伤）。此型损伤的机制可能为外力导致上肢过度外展、外旋，同时合并肩胛骨内收。远端锁骨通常向两个方向脱位，即肩峰下或喙突下。喙突下脱位时，锁骨卡压于完整的联合腱后方，而仍附着于肩峰的后上肩锁韧带向肩锁关节间隙内移位，造成复位困难。这些组织需行手术清理，复位后再固定。大部分Ⅵ型损伤的患者都存在感觉异常，可在锁骨复位后恢复。

图2.8　a～b.　右肩前视图。标本模拟肩锁韧带、喙锁韧带损伤（肩锁关节脱位）

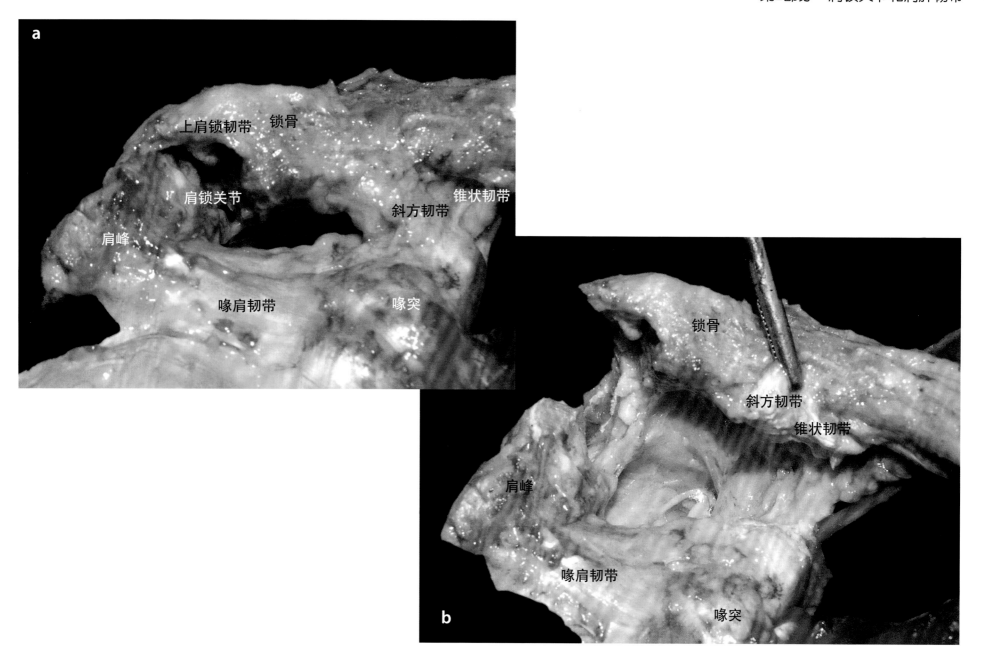

　　治疗有症状的肩锁关节炎最常用的手术方法是Mumford关节镜手术（图2.9a、b）。手术包括切除极小一部分锁骨远端（约10mm）[28]，即可去除关节炎累及的锁骨与肩峰的关节面。由于肩锁关节周围软组织重要的稳定效应，因此，该方法的治疗目标是保留肩锁关节上方及后方的韧带完整以防止出现关节不稳定。另一项与Mumford关节镜手术联合应用的常用技术是肩峰下减压术，术中切除肩峰下滑囊及肩峰前外侧骨赘[29,30]。这些技术可显著改善肩锁关节生物力学特征。而仅仅切除锁骨远端部分骨质是无法达到这一目的的。Klimkiewicz等[31]认为上韧带功能的缺失会造成锁骨后移位56%，而后韧带的缺失会造成25%的后移位。这也与Branch等[32]的描述相同：由于Mumford手术后肩锁上韧带横向分离，关节的旋转不稳定性增加。切除远端锁骨的长度也很重要，应最少程度地切除。Renfree和Wright[10]对新鲜冷冻尸体的肩锁关节不同剖面进行了研究。在确保切除肩锁上韧带在锁骨远端附着部的前提下尽可能切除少的锁骨远端，在男性标本中，锁骨远端切除大约2.6cm，女性标本约2.3cm。Branch等记录了同时切除上韧带和（或）下韧带及5mm的锁骨后，远端锁骨活动范围明显增加。该研究不仅证实了前后和上下移位的增加，同时，旋转不稳定也显著增加。旋转不稳定，合并肱骨内旋肌群（如胸大肌、肩胛下肌、胸小肌）的牵拉力，使肩胛骨相对于锁骨向前内侧半脱位。这种半脱位可能是肩锁关节后方张力增大的一大原因，同样也是持续性疼痛的一个原因。Corteen和Teitge[28]报道了切除部分锁骨后，残留的关节囊（残留的上方及后方韧带）尚不足以稳定锁骨。他们证实了肩锁关节囊切除后锁骨向后方移位增加32%。Renfree和Wright报道了98%的人群中，若远端锁骨切除少于11mm，不会对斜方韧带造成任何损伤，切除少于24mm也不会对锥状韧带造成任何破坏，这意味着在该范围内切除部分锁骨不必担心对韧带造成损伤。

图2.9　a～b.　右肩。**a.**关节镜下图。刨刀从前上方插入，正在切除肩锁韧带的下部分。**b.**显露肩锁关节

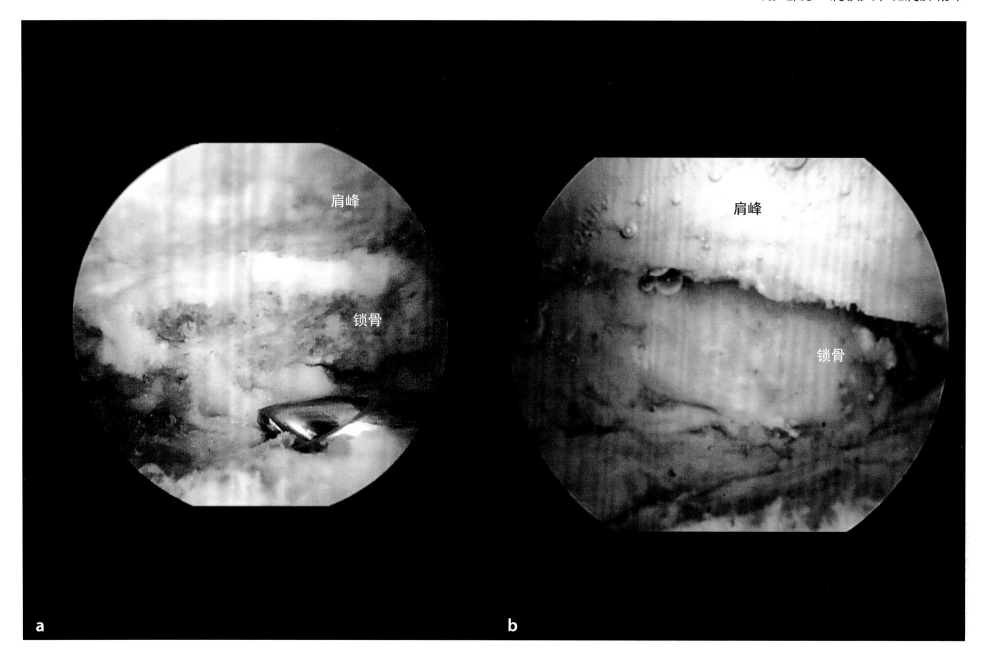

理论上，在关节镜下切除比传统方法切除更具优势。关节镜下切除时，通常可保留上肩锁韧带（也有例外）。但任何切除方法，无论关节镜或传统方法，女性切除的长度超过5.2mm、男性切除的长度超过7.6mm，都可能破坏该结构。Corteen和Teitge建议，为了避免斜方韧带和锥形韧带的损伤，可同时切除部分锁骨及肩峰。该方法尽管未得到广泛证实，但还是被认为有一定临床应用的优点。另外一种常见的肩锁关节周围手术技术是肩峰下减压术（图2.10a、b）。虽然该技术可成功减轻或消除上举肢体时所引起的疼痛，但有报道[33]指出经该技术治疗的患者拍摄X线片后可见肩锁关节不稳定程度增加，且伴有压痛。这也被认为是该术式最大的缺点。Dishmukh等[34]发现肩峰下减压术后肩锁关节前后顺应性增加了13%，上顺应性增加了32%。实际上，即使肩峰成形术未对肩锁关节造成任何损伤，但是，无论是关节镜下还是传统手术的肩胛下减压术都不可避免地损伤肩锁关节。锁骨远端切除术（Mumford手术）和肩峰下减压术广泛应用于40岁以上的患者。但一般不会同时行肩锁关节切除和肩峰下减压术。总之，这些手术的预后令人满意，尽管有报道患者可能存在残留痛。虽无研究证实，但一般认为，术后不稳定可能是残留痛的原因。为了更好地了解肩锁关节的病理改变，对于关节正常生物力学的研究尤为重要，尤其是在肩关节的研究中，关节功能中的任一要素都将会影响到全关节的功能。

图2.10　**a～b.　a.**右肩：关节镜下图。加强型刨削刀头从外侧插入正在进行肩峰成形术。**b.**最常见的陷阱之一是肩峰成形术从内侧开始，而遗漏外侧骨赘

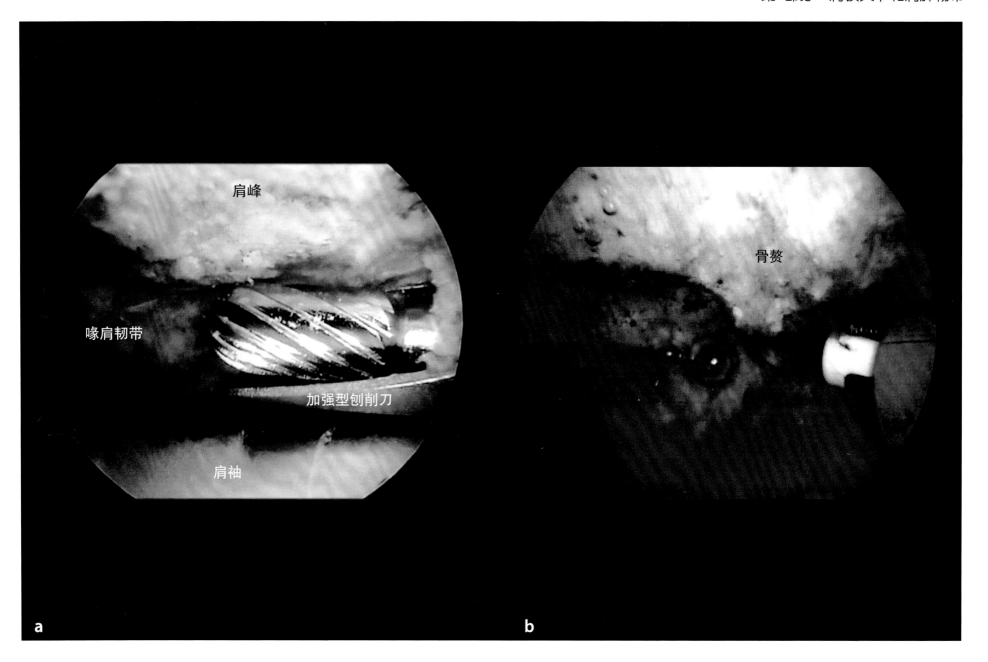

2.2 肩胛韧带

2.2.1 喙肩韧带

喙肩韧带(coracoarcomial ligament)呈强有力的三角形带状延伸于喙突与肩峰之间，其顶点附着于锁骨关节面正前方的肩峰顶端，并通过宽阔的基底部附着于整个喙突的外侧缘（图2.11）。喙肩韧带通过向下螺旋形扭转，向外至喙突隆起的附着点来限制活动。特别的是，该韧带肩峰下部分的厚度因人而异，从2mm到5.6mm不等（平均3.9mm）。有一条肩胛上动脉的分支起自喙突上方并环绕向上走行，并恒定地出现于韧带后方表面。喙肩韧带上方与锁骨和三角肌的下表面相连；下方间接与冈上肌肌腱相连，其间有滑囊相连。外侧缘与位于冈上肌肌腱和冈下肌肌腱上穿过三角肌下方的致密纤维层相延续。Holt等[35]采用测量及组织学分析法对50例尸体标本的喙肩韧带进行了研究。

在Holt等[35]的研究中发现，50岁以上的标本中，喙肩韧带没有固定的形态。同时，他们将喙肩韧带分为三种主要类型：四边形韧带、Y形韧带（包括两条边缘带和较窄的插入

图2.11 a~b. 左肩。**a.**喙肩韧带的喙突止点。**b.**喙肩韧带的三角形结构

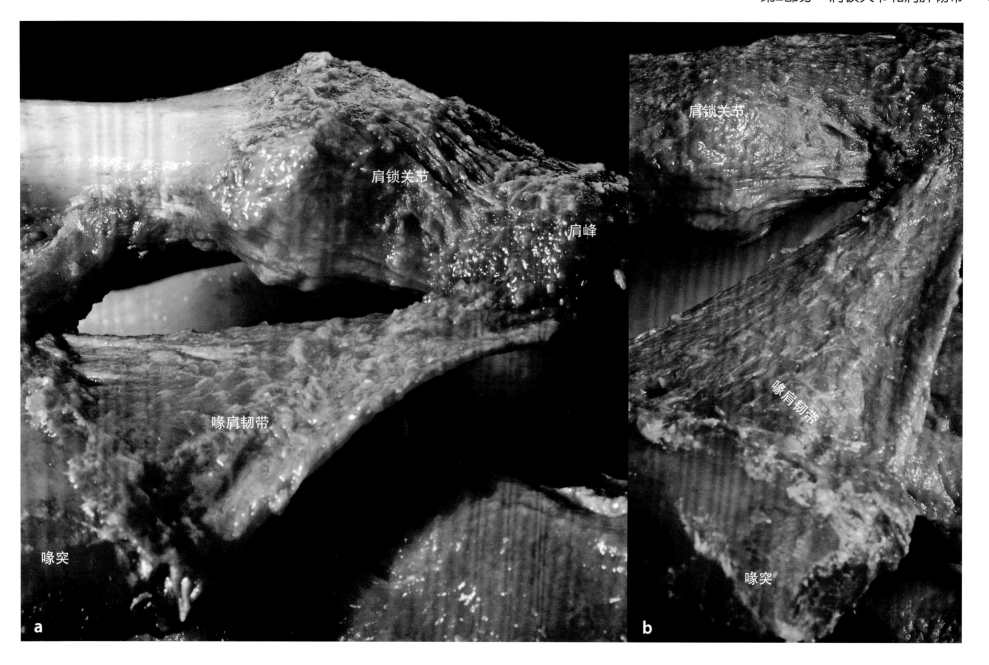

部分，两部分各自附着于喙突的顶点和基底，并在肩峰处交汇）（图2.12）和阔形韧带。还有一类尚未报道的类型，即多条带型韧带，与喙突附着的面积最大。此型韧带与Y形韧带相似，但另有一韧带束向下内侧喙突基底的方向延伸。组织学分析提示多条带型韧带实际上可能比研究报道的更多。偶尔，当胸小肌附着于肩关节囊内而非喙突时，其穿过韧带两束之间，此时，韧带的插入部分将会缺如。这条韧带，连同喙突和肩峰一起形成一拱形结构，保护肱骨头。由于有报道一些先前做过喙肩韧带切除术而无法修复肩袖的患者，常在行半肩关节置换术后出现肩关节上脱位，因此喙肩韧带被认为具有稳定关节的作用[36]。同样的，在对肩关节撞击综合征的研究中，喙肩韧带也被认为是一大诱因[37]。目前已有两项研究明确了喙肩韧带在正常肩关节活动中的作用[38,39]。这两项尸体解剖研究中，对肩袖缺损的肩关节在喙肩韧带切除前后的上移位进行了测量，均发现在外力作用下，喙肩

韧带切除后肱骨头上移位明显增加。该研究结果与既往报道相同，即喙肩韧带起前后方向的限制作用[40]。基于肩关节撞击综合征的病因学研究，有些学者对喙肩韧带的生物力学作用可能存在不同的见解。根据Tillmann的生物力学研究[42]，肩峰和喙突可能处于附着于其上的肌肉产生的反向作用力之下。喙肩韧带在肱骨窝内起到张力带作用，这减少了喙突和肩峰的弯曲活动，并对抗胸小肌、喙肱肌和肱二头肌短头的活动。就这点而言，喙肩韧带似乎有将力量从胸小肌传导至肩峰的作用，其伸展程度与肌肉紧张程度一致。当与上臂外旋肌相关的胸小肌紧张度增加时，会使肩胛骨呈前位并内旋（前伸）[43]，韧带紧张度也会随之增加。另外一种可能性是韧带厚度的增加使摩擦力增大。从肩峰边缘的喙肩韧带内产生的骨赘就是通过其张力传导的结果，这可能展示了从关节功能失调综合征发展至器质性狭窄的病理过程[44]。

图2.12 左肩：侧视图。喙肩韧带在肩峰止点的细节图

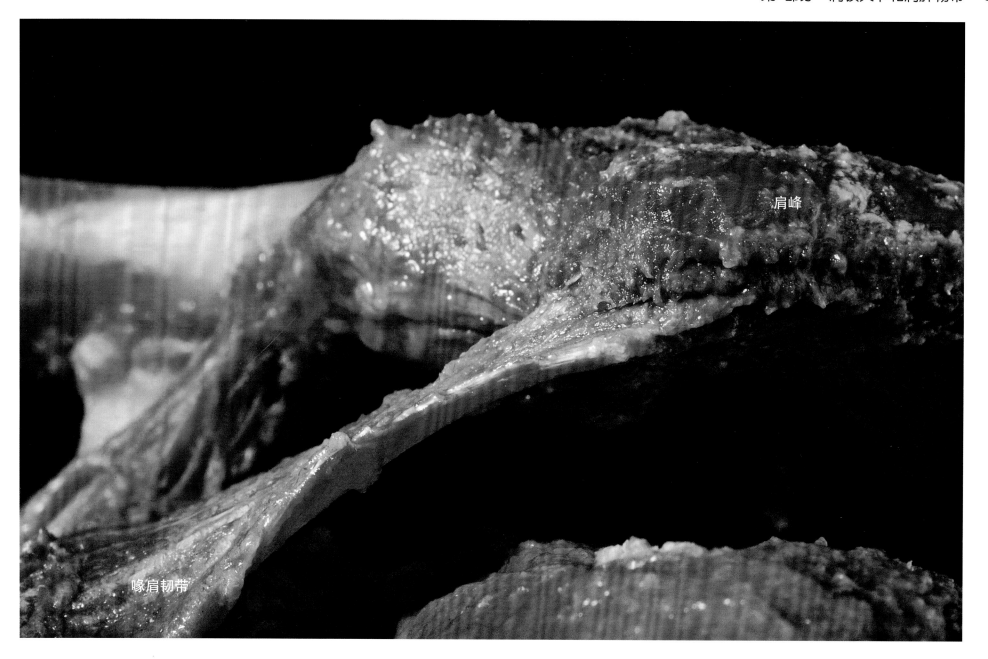

肩峰

喙肩韧带

2.2.2 上横韧带

肩胛上韧带把肩胛上切迹转变为分隔同名血管神经的孔状结构（图2.13 a、b）。肩胛上韧带为一条薄而扁平的纤维束，中间比两端窄，一端附着于喙突的基底，另一端附于肩胛切迹末端内侧，并有肩胛上神经穿过该孔；肩胛血管横跨过韧带。但是，韧带厚度、长度及骨化倾向的不同提示了韧带对机械负荷变化的反应。肌腱端的纤维软骨特征提示了韧带附着处受压力和张力负荷影响，且为应力集中区。这很可能反映了肩胛骨的复杂形态及韧带附近存在明显压迹（肩胛上切迹）的原因。负荷形式可能反映了肌肉附着和（或）从邻近的喙锁韧带传导至肩胛上韧带的力量[45]。肩胛上神经卡压很少见，在所有肩痛病例中占1%～2%，临床上容易漏诊[46]。肩胛神经自臂丛上干

Erb点发出，斜行穿过颈后三角，最终与肩胛上动脉和静脉一起行至肩胛上切迹。肩胛上神经在肩胛上横韧带下方进入肩胛上窝，而肩胛上动静脉于韧带上方走行于神经外侧。

肩胛上神经自臂丛起始处，作为运动和感觉周围混合神经向肩胛上切迹走行，于肩胛上横韧带下方通过。在此处，肩胛上神经发出运动支，通常其中两支支配冈上肌。然后肩胛上神经绕行于肩胛脊椎基底的外侧缘，经过冈盂切迹后进入冈下窝。在冈盂切迹处，该神经可能被冈盂韧带，即肩胛下横韧带覆盖，然后分成 2、3或4支运动支[47]支配冈下肌。所有支配冈下肌的运动支长度和直径均相同。支配冈下肌的运动支较冈上支明显更长，直径也略粗些。所以，冈上神经卡压必须分为两类：肩胛上切迹处的近端损伤和冈盂切迹处的远端损伤[48,49]。

图2.13　a～b. 左肩。**a.**前下观。肩胛上横韧带封闭肩胛切迹。注意锥状韧带和肩胛上横韧带纤维之间有延续。**b.**肩胛上切迹的放大图

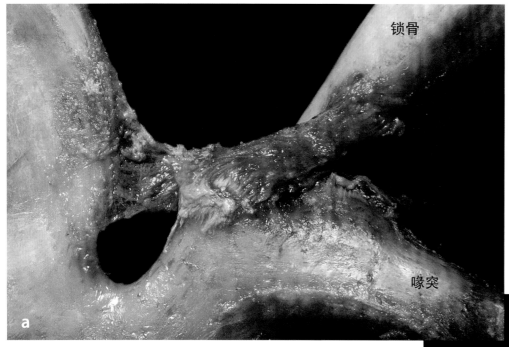

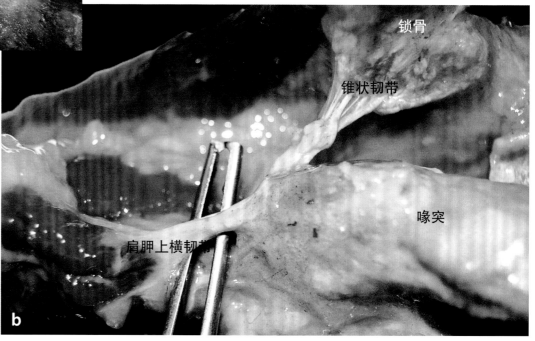

但是，肩胛上切迹处的近端神经卡压损伤一般会导致冈上肌和冈下肌失神经支配。冈盂切迹处的肩胛上神经受压较常见，但只累及冈下肌。肩胛上神经的卡压或损伤可能由骨折/过劳、解剖变异、肩胛骨过度活动或冈盂部大囊肿等因素所致[50]。有时伴有肩胛韧带骨化[51,52]。

与开放性手术相比，关节镜下松解上横韧带技术要求更高，但却是减压肩胛上切迹处肩胛上神经的有效方法[53-55]。

目前已明确肩胛上切迹周围存在形态学变异。Rengachary等[56]根据肩胛上切迹结构和外形的不同将其分为6种类型。最常见的是U形切迹，尸体标本中占48%，而小V形切迹只占3%[57]。关于肩胛上韧带形态学变异也已有相关文献报道。在肩胛上切迹及冈上窝内，由于神经血管蒂固定于骨膜上，因此肩胛上神经可能无明显活动，这可能使肩胛上神经运动支更容易损伤[58]。Rengachary等的研究评估了上肢和肩关节活动时，肩胛上神经相对于肩胛上切迹的活动，发现神经经常于上横韧带尖锐的下缘处活动，他们称这种损伤机制为"悬带效应"[56,59]。

肩胛上血管通过肩胛上切迹处的解剖学变异已有描述。变异的肩胛上动脉（2.5%）或它突出的分支（32%）随神经并行穿过肩胛上韧带下方[57,60]，该血管走行于神经外侧，因此离盂唇较近[47]（图2.14 a、b）。

图2.14　a ~ b. 右肩。**a.**肩胛上切迹的后视图。**b.**肩胛上切迹的放大图

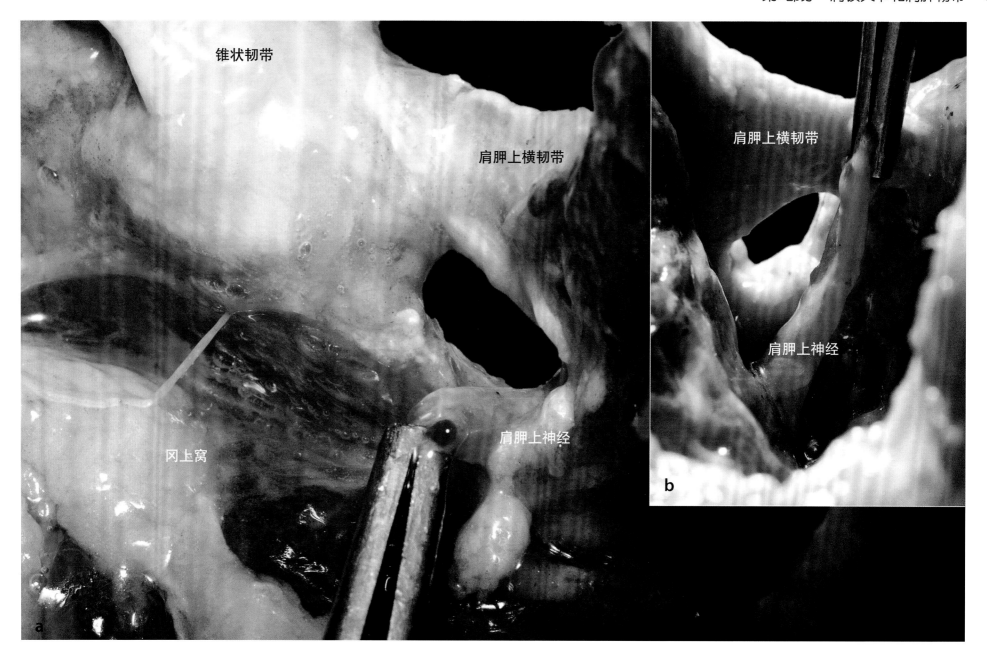

2.2.3 下横韧带

下横韧带为一薄弱的膜状带，位于肩胛颈后方，自脊柱外侧缘伸展至肩关节盂腔边缘。下横韧带在肩胛横血管及肩胛上神经进入冈下窝处形成一弓形结构（图2.15 a、b）。冈盂韧带，即肩胛下横韧带，肩胛上神经在该处卡压可能导致单纯性冈下肌无力[61]。若肩胛上神经和冈盂韧带同时存在，将冈下肌从下方掀起，并自内而外掀出冈下窝后即可暴露。Cummins等[62]把肩胛下横韧带分类为缺失或非实质型，亦即薄纤维带型（1型），或明显型（2型）。1型和2型只存在厚度上的不同。文献报道肩胛下横韧带的存在率差异很大。Mestdagh等[63]在20例尸体标本中，发现10例存在冈盂韧带，并将其描述为分隔冈上肌和冈下肌的"腱膜带"。

在Kaspi等[64]的研究中，5例女性标本（共10例）和13例男性标本（共15例），共18例标本（共25例）中存在冈盂韧带（72%）。Demaio等[65]报道75例肩关节标本中只有2例存在肩胛下横韧带，而在另外10例标本中发现一类描述为"与周围组织明显不同的筋膜聚合体"的腱膜，该组织并未延伸至肩胛盂颈部。冈盂韧带的存在有两方面潜在的临床意义：一，该韧带可能在肩袖重度撕裂修补术中限制冈下肌肌腱功能的提升，并有对肩胛上神经的远端造成损伤的危险；二，冈盂韧带是造成肩胛上神经卡压的潜在部位，尤其是在上肢上举过头的活动中产生额外的牵拉力量时。如果排除了其他可能引起冈下肌无力的因素，且保守治疗无效，就有手术探查和切断冈盂韧带的指征[62]。

图2.15 a ~ b. 右肩后视图。**a.**冈下肌提起后在脊柱侧近肩胛冈关节盂切迹处显露肩胛下横韧带。**b.**肩胛上切迹的放大图

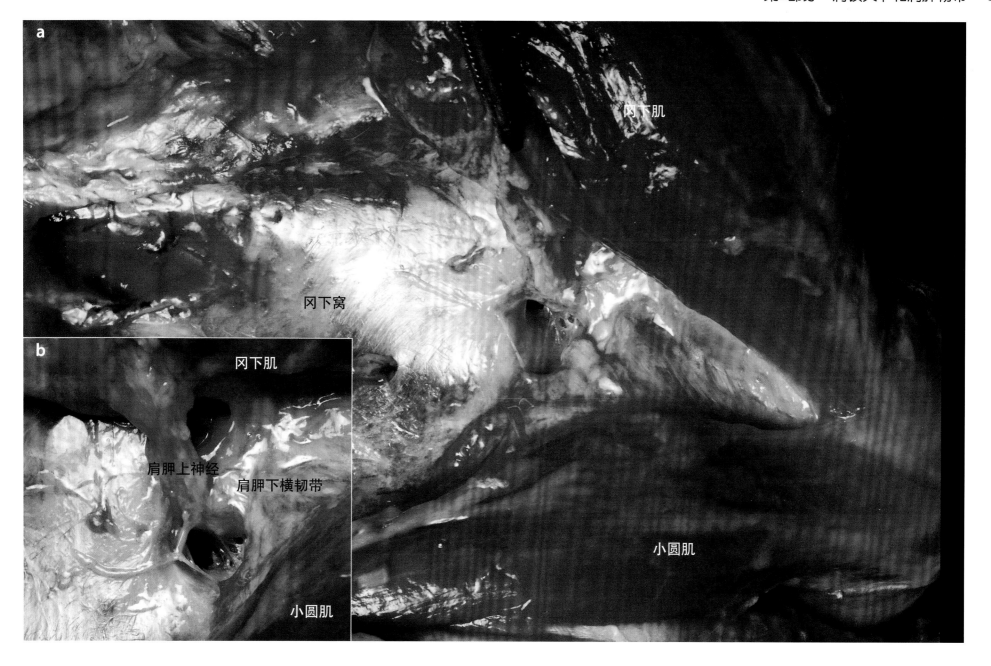

参考文献

1. Tyurina TV (1985) Age related characteristic of the human acromioclavicular joint. Arkh Anat Gistol Embriol 89:75-81

2. Urist MR (1946) Complete dislocation of the acromioclavicular joint. J Bone Joint Surg 28:813-837

3. Ernberg LA, Potter HG (2003) Radiographic evaluation of the acromioclavicular and sternoclavicular joints. Clin Sports Med 22:255-275

4. DePalma A, Callery G, Bennett G (1949) Variational anatomy and degenerative lesions of the shoulder joint. Instr Course Lect 6:255-281

5. Petersson C. (1983) Degeneration of the acromioclavicular joint: a morphological study.Acta Orthop Scand 54:434-438

6. Salter EJ,Nasca R, Shelley B (1987) Anatomical observations on the acromioclavicular joint and supporting ligaments. Am J Sports Med 15:199-206

7. Richards RR (1993) Acromioclavicular joint injuries. Instr Course Lect 42:259-269

8. Buttaci CJ, Stitik TP,Yonclas PP et al (2004) Osteoarthritis of the acromioclavicular joint: a review of anatomy, biomechanics, diagnosis, and treatment. Am J Phys Med Rehabil 83:791-797

9. Klimkiewicz J,Sher J et al (1997) Biomechanical function of acromioclavicular ligaments in limiting anterior posterior translation of the acromioclavicular joint. Paper presented at the open meeting of the American Shoulder and Elbow Surgeons, San Francisco, Calif

10. Renfree KJ,Wright TW (2003) Anatomy and biomechanics of the acromioclavicular and sternoclavicular joints. Clin Sports Med 22:219-238

11. Rockwood CA Jr, Young DC (1990) Disorders of the acromioclavicular joint. In: Rockwood CA Jr, Matsen FA III (eds) The shoulder. Saunders, Philadelphia, Penn, pp 413-476

12. Renfree KJ, Riley MK,Wheeler D et al (2003) Ligamentous anatomy of the distal clavicle. J Shoulder Elbow Surg 12:355-359

13. Rios CG, Arciero RA, Mazzocca AD (2007) Anatomy of the clavicle and coracoid process for reconstruction of the coracoclavicular ligaments.Am J Sports Med 35:811-817

14. Fukuda K, Craig EV, An KN et al (1986) Biomechanical study of the ligamentous system of the acromioclavicular joint. J Bone Joint Surg Am 68:434-440

15. Harris RI,Wallace AL,Harper GD et al (2000) Structural properties of the intact and reconstructed coracoclavicular ligament complex. Am J Sports Med 28:103-108

16. Motamedi AR,Blevins FT,Willis MC et al (2000) Biomechanics of the coracoclavicular ligament complex and augmentations used in its repair and reconstruction. Am J Sports Med 28:380-384

17. Harris RI, Vu DH, Sonnabend DH et al (2001) Anatomic variance of the coracoclavicular joints. J Shoulder Elbow Surg 10:585-588

18. Testut L (1909)Traité d'anatomie humaine, vol 1. Octave Doin, Paris, pp 475-480

19. Rengachary SS, Burr D, Lucas S et al (1979) Suprascapular entrapment neuropathy: a clinical, anatomical, and comparative study. 2. Anatomical study. Neurosurgery 5:447-451

20. Worcester JN Jr, Green DP (1968) Osteoarthritis of the acromioclavicular joint. Clin Orthop Relat Res 58:69-73

21. Zanca P (1971) Shoulder pain: involvement of the acromioclavicular joint. Am J Roentgenol Radium Ther Nucl Med 112:493-506

22. Petersson CJ,Redlund-Jonnell I (1983) Radiographic joint space in normal acromioclavicular joints.Acta Orthop Scand 54:431-433

23. Rockwood CJ,Williams G,Young D (1998) Disorders of the acromioclavicular joint. In: Rockwood CJ, Matsen FA III (eds) The shoulder, 2nd edn. Saunders, Philadelphia

24. Ludewig PM, Behrens SA,Meyer SM et al (2004) Three-dimensional clavicular motion during arm elevation: reliability and descriptive data. J Orthop Sports Phys Ther 34:140-149

25. Codman EA (1934) The shoulder. Robert E. Krieger,Malabar, Fla

26. McClure PW, Michener LA, Sennett BJ et al (2001) Direct 3-dimensional measurement of scapular kinematics during dynamic movements in vivo. J Shoulder Elbow Surg 10:269-277

27. Bearn JG (1967) Direct observations on the function of the capsule of the sternoclavicular joint in clavicle support. J Anat 101:159-170

28. Corteen DP, Teitge RA (2005) Stabilization of the clavicle after distal resection. A biomechanical study. Am J Sports Med 33:61-67

29. Neer CS (1972) Anterior acromioplasty for the chronic impingement syndrome in the shoulder.A preliminary report. J Bone Joint Surg Am 54:41-50

30. Sachs RA, Stone ML, Devine S (1994) Open vs. arthroscopic acromioplasty:a prospective, randomized study. Arthroscopy 10:248-254

31. Klimkiewicz JJ,Karduna A, Sher JS et al (1999) The acromioclavicular capsule as a restraint to posterior translation of the clavicle: a biomechanical analysis. J Shoulder Elbow Surg 8:119-124

32. Branch TP, Burdette HL, Shahriari AS et al (1996) The role of the acromioclavicular ligaments and the effect of distal clavicle resection. Am J Sports Med 24:293-297

33. Kuster MS,Hales PF,Davis SJ (1998) The effects of arthroscopic acromioplasty on the acromioclavicular joint. J Shoulder Elbow Surg 7:140-143

34. Deshmukh AV, Perlmutter GS, Zilberfarb JL et al (2004) Effect of subacromial decompression on laxity of the acromioclavicular joint: biomechanical

testing in a cadaveric model. J Shoulder Elbow Surg 13:338-343

35. Holt EM, Allibone RO (1995) Anatomic variants of the coracoacromial ligament. J Shoulder Elbow Surg 4:370-375

36. Soslowsky LJ, An CH, Johnston SP et al (1994) Geometric and mechanical properties of the coracoacromial ligament and their relationship to rotator cuff disease. Clin Orthop 304:10-17

37. Soslowsky LJ,An CH, DeBano CM et al (1996) Coracoacromial ligament: in situ load and viscoelastic properties in rotator cuff disease. Clin Orthop 330:40-44

38. Moorman CT III, Deng XH,Warren RF et al (1995) Role of the coracoacromial ligament in normal shoulder function. Presented at the American Academy of Orthopedic Surgeons, 62nd Annual Meeting, 16-21 February 1995, Orlando, Fla

39. Lazarus MD, Ynug SW, Sidles JA et al (1995) Anterosuperior humeral displacement: limitation by the coracoacromial arch. Presented at the American Academy of Orthopedic Surgeons, 62nd Annual Meeting, 16-21 February 1995, Orlando, Fla

40. Hockman DE, Lucas GL, Roth CA (2004) Role of the coracoacromial ligament as restraint after shoulder hemiarthroplasty. Clin Orthop Relat Res 419:80-82

41. Gallino M, Battiston B,Annaratone G et al (1995) Coracoacromial ligament: a comparative arthroscopic and anatomic study. Arthroscopy 11:564-567

42. Tilmann B (1990) Functional anatomy of the shoulder. Communication at the Fourth Congress of the European Society of Knee Surgery and Arthroscopy, 25-30 June 1990, Stockholm

43. Pujadas GM (1970) Coracoacromial ligament syndrome. J Bone Joint Surg Am 52:126

44. Ogata S, Unthoff HK (1990) Acromial enthesopathy and rotator cuff tear: A radiologic and histologic post-mortem investigation of the coracoacromial arch. Clin Orthop 254:39-48

45. Moriggl B, Jax P, Milz S et al (2001) Fibrocartilage at the entheses of the suprascapular (superior transverse scapular) ligament of man—a ligament spanning two regions of a single bone. J Anat 199:539-545

46. Zehetgruber H, Noske H, Lang T et al (2002) Suprascapular nerve entrapment (a meta-analysis). Int Orthop 26:339-343

47. Warner JP, Krushell RJ, Masquelet A et al (1992) Anatomy and relationships of the suprascapular nerve: anatomical constraints to mobilization of the supraspinatus and infraspinatus muscles in the management of massive rotator-cuff tears. J Bone Joint Surg Am 74:36-45

48. Vastamaki M, Goransson H (1993) Suprascapular nerve entrapment. Clin Orthop Relat Res 297:135-143

49. Fabre T, Piton C, Leclouerec G et al (1999) Entrapment of the suprascapular nerve. J Bone Joint Surg Br 81:414-419

50. Chen AL, Ong BC, Rose DJ (2003) Arthroscopic management of spinoglenoid cysts associated with SLAP lesions and suprascapular neuropathy. Arthroscopy 19:E15-E21

51. Osuagwu FC, Imosemi IO, Shokunbi MT (2005) Complete ossification of the superior transverse scapular ligament in a Nigerian male adult. Int J Morphol 23:121-122

52. Cohen SB, Dines DM, Moorman CT (1997) Familial calcification of the superior transverse scapular ligament causing neuropathy. Clin Orthop Relat Res 334:131-135

53. Barwood SA, Burkhart SS, Lo IKY (2007) Arthroscopic suprascapular nerve release at the suprascapular notch in a cadaveric model: an anatomic approach. Arthroscopy23: 221-225

54. Mok WY (2003) Case report of spontaneous dissolution of ganglion cyst following arthroscopic stabilisation of a type 2 SLAP lesion. Literature review of the treatment of ganglion cyst causing suprascapular nerve entrapment. Abstract presented at the Biennial Congress,Auckland,N Z, p 5, no 160

55. Post M, Mayer J (1987) Suprascapular nerve entrapment. Diagnosis and treatment. Clin Orthop Relat Res 126-136

56. Rengachary SS, Neff JP, Singer PA et al (1979) Suprascapular entrapment neuropathy: a clinical, anatomical and comparative study. 1. Clinical study. Neurosurgery 5:441-446

57. Safran MR (2004) Nerve injury about the shoulder in athletes. 1. Suprascapular nerve and axillary nerve. Am J Sports Med 32:803-819

58. Greiner A, Golser K,Wambacher M et al (2003) The course of the suprascapular nerve in the supraspinatus fossa and its vulnerability in muscle advancement. J Shoulder Elbow Surg 12:256-259

59. Cummins CA, Messer TM, Number GW (2000) Suprascapular nerve entrapment. J Bone Joint Surg Am 82:415-24

60. Tubbs RS, Smyth MD, Salter G et al (2003) Anomalous traversement of the suprascapular artery through the suprascapular notch: a possible mechanism for undiagnosed shoulder pain? Med Sci Monit 9:BR116-119

61. Aiello I, Serra G, Traina GC et al (1982) Entrapment of the suprascapular nerve at the spinoglenoid notch. Ann Neurol 12:314-316

62. Cummins CA,Anderson K,Bowen M (1998) Anatomy and histological characteristics of the spinoglenoid ligament. J Bone Joint Surg 80:1622-1625

63. Mestdagh H, Drizenko A, Ghestem P (1981) Anatomical bases of suprascapular nerve syndrome. Anat Clin 3:67-71

64. Kaspi A,Yanai J, Pick CG et al (1988) Entrapment of the distal suprascapular nerve. An anatomical study. Int Orthop 12:273-275

65. Demaio M, Drez D Jr, Mullins RC (1991) The inferior transverse scapular ligament as a possible cause of entrapment neuropathy of the nerve to the infraspinatus. A brief note. J Bone Joint Surg Am 73:1061-1063

第3部分　盂肱关节
（肌肉-肌腱）

3.1　三角肌

Andrea De Vita

　　三角肌是肩关节带中最大、可能也是最重要的肌肉（图3.1a）。它主要由三部分组成：前束起自锁骨外三分之一前上面和肩峰前部；中束起自肩峰外侧缘；而后束几乎从整个肩胛冈发出。三角肌覆盖了肱骨的近端部分，并在肱骨干外侧缘汇聚为厚的腱性止点[1,2]。三角肌最重要的功能是在肩胛骨平面前举上肢。但通过肌电图分析发现三角肌三部分不同运动与上肢位置相关[3]。三角肌的功能高度分化，不仅限于外展上肢。虽然三角肌的完整性对肩关节功能至关重要，但其对于肩关节的稳定功能尚未广泛研究[4]。腋神经和旋肱后动脉分别是支配三角肌的唯一神经和主要血供[2]（图3.1b）。

图3.1　a～b. 上臂上部侧视图（右侧）：三角肌侧视图。它是一块有力的肌肉，在上臂外展时起重要作用。它和其他肌肉在肩胛带上有共同的止点，其止点（＊）在肱骨外侧缘。**b.**右肩俯视图：三角肌起点俯视图。虚线描绘出锁骨和肩峰的骨性轮廓。三角肌前束起于锁骨，中束起于肩峰，后束起于肩胛冈

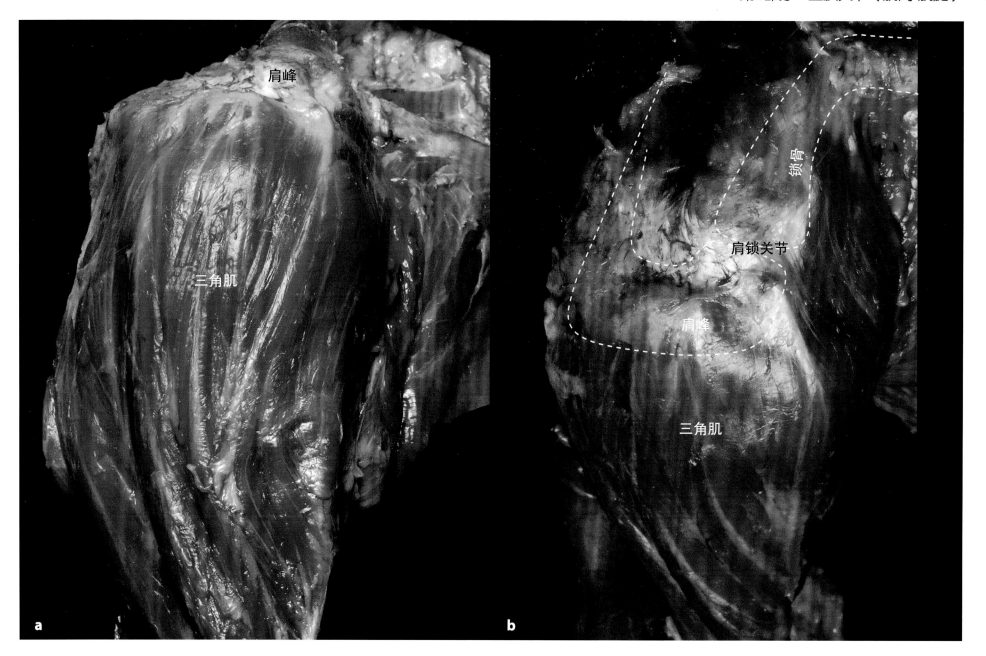

3.1.1 生物力学和功能解剖

由于在上肢抬起[5]时三角肌是肩部所有肌群中产生力矩最大、且横截面积最大的肌肉[6]，因此，其被认为是肩部主要的上提肌。三角肌的三部分在内部结构和功能上各不相同。前、后三角肌均有平行纤维，且较中三角肌更长；中三角肌为羽状肌，短（1cm）而强壮。三角肌的中三分之一参与肱骨所有的上提运动[7]。由于三角肌中部有丰富的胶原，因此，该处是此肌最常发生挛缩的部分。沿肩胛骨平面的上肢抬起由三角肌的前、中三分之二部分产生；其他一些动作，特别是超过90°的活动由三角肌后三分之一产生[4]。此生物力学原则可从EMG数据反映出来，前、中三角肌在关节活动中呈持续性高肌电活动幅度，而后三角肌则极度低幅度直至运动末期，但在该期幅度也只是少许增加[8]（图3.2）。

上肢冠状面外展时，前三角肌作用减少而后三角肌作用增加。上肢屈曲由前、中三角肌，胸大肌的锁骨部以及部分肱二头肌参与[2]。

尽管对三角肌活动功能的研究已较透彻，但人们很少注意三角肌的肩关节稳定功能。数项研究发现，跨关节的肌肉收缩可增加关节的稳定性[7,9-13]。尽管动态稳定机制可能在全范围关节活动（ROM）中起到潜在的作用，但其重要性因盂肱关节的位置而异。Motzkin等[14]通过模拟临床检查中凹陷试验和肩关节外展下方稳定性试验，研究了尸体标本中非主动肌肉组织和三角肌对肱骨下方移位的静态相对稳定效应。他们认为，静态的三角肌并未对肩关节提供明显的下方稳定作用。Markhede等[15]报道了5例因软组织肿瘤而切除三角肌的患者，结果虽未特别提及有无肩关节不稳，但结果显示无明显的功能损伤。Kido等[16]的研究清楚地证实了三角肌各部分的前方稳定功能，认为其在上肢外展和外旋时起到稳定肩关节前方的作用。在恒定的应力负荷下，三角肌各部分对肩关节前方的稳定作用相同。据我们所知，这是第一个报道三角肌为肩关节前方稳定肌的研究。肌肉可产生四种动态稳定机制：（1）肌肉本身体积效应的被动紧张；（2）收缩引起关节面相应压缩；（3）关节活动继发紧缩被动韧带；（4）肌肉收缩的屏障效应[17]。

图3.2 右肩后视图：图片显示的是在肩关节后方的三角肌肌纤维。在上臂外展过程中，三角肌后束是最不活跃的。为获得盂肱关节的稳定性，三角肌三束肌肉以一个整体方式工作。（*三角肌在肱骨上的止点）

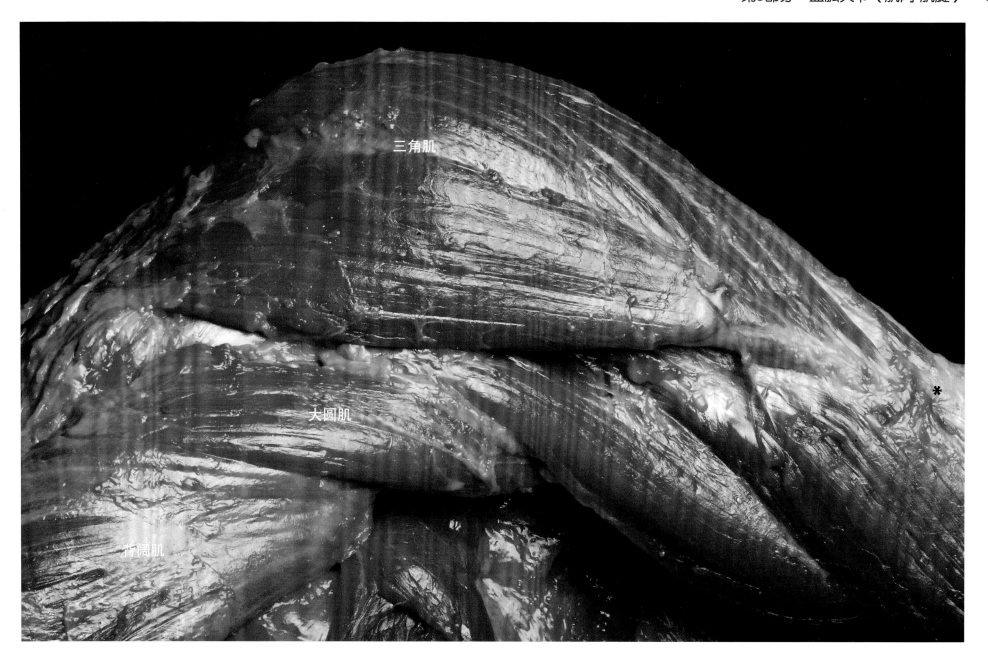

当上肢抬起时，三角肌收缩产生的作用于盂肱关节上的压力较肢体位于躯体两侧时更大（机制2）[17]。另外，当上肢外旋时，三角肌的附着点比上肢旋转中立位时更靠后。因此，位于肩关节后方的三角肌的工作机制很可能是被动紧张机制（机制1）而非屏障效应（机制4）。因为三角肌的三部分在稳定效应上没有区别，其主要的稳定机制可能是肱骨头对肩关节盂的压力而非来自体积效应的被动紧张。试验中采用90°外展和外旋位，模拟临床可观察到的前方不稳定的位置。该位置在投掷运动的击发晚期和加速期之间也可观察到。Di Giovine等[18]通过肌电图研究，报道了三角肌的三部分在早期击发阶段呈高肌电活动幅度，但在击发晚期和加速期之间活动幅度降至中等水平。所以，三角肌的中度收缩在击发晚期和加速时发生，起到肩关节前方稳定的作用。Lee[4]的生物力学研究描述了三角肌在肩关节稳定中的重要作用。在肩关节前方不稳定位，三角肌产生显著的剪切应力和压缩应力。上肢在肩胛骨平面时，三角肌可提供动态稳定，且只有当上肢处于冠状面时，才会降低肩关节的动态稳定性[4]（图3.3）。

图3.3　右肩前视图：三角肌覆盖了肩袖诸肌和肱二头肌长头。这些肌肉对盂肱关节运动和稳定性共同起作用（*三角肌止点）

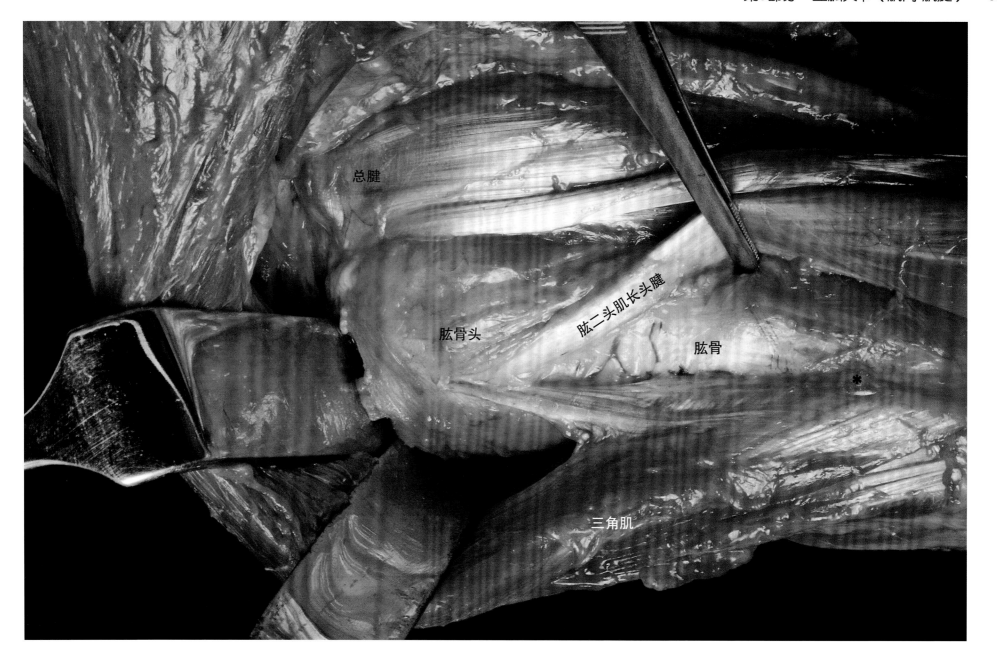

总腱

肱骨头

肱二头肌长头腱

肱骨

*

三角肌

3.1.2 临床意义

总之，我们发现三角肌是肩关节的前方稳定肌，当肩关节不稳定时，它的功能就更显突出[16]（图3.4）。由于三角肌的中头及后头提供更多的稳定性，因此，当肩关节前方不稳，尤其是盂肱关节在肩胛骨平面活动时，它们较之前头产生更大的压力和更小的剪切力。较之肩袖，三角肌可对处于任何位置的盂肱关节提供显著的稳定性。

必须记住的是，活体的动态稳定性更加复杂并取决于很多因素。肩关节周围有很多大型肌肉环绕，如背阔肌、大圆肌和胸大肌，对肩关节稳定起重要的作用。这些肌肉的功能与三角肌的功能相互协调。肩关节前方不稳定时，加强三角肌的功能练习，与加强肩袖、二头肌和运动链中所有肌肉的功能练习同样有益[16,19-21]。

图3.4 右肩前视图：图片显示三角肌前束。虚线显示的是三角肌胸大肌间隙，即三角肌内侧缘和胸大肌上缘组成的间隙（*胸大肌外侧止点）

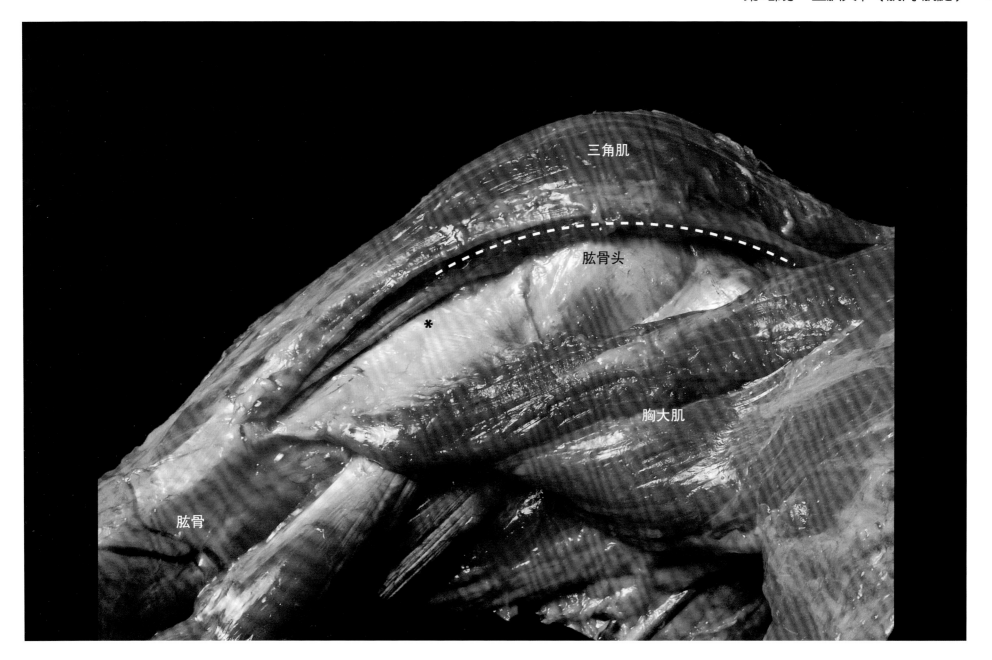

3.2 肩袖

Alberto Constantini, Hiroshi Minagawa

很多肌肉附着于肩关节的不同部分，从而使人可以全范围活动上肢。三角肌下方是旋转肌群（肩袖）。肩袖由4块肌肉组成，围绕肩关节形成了强韧的袖状结构，起到控制上肢旋转和固定位置的作用。肌群中每块肌肉均有肌腱附着于肱骨，这4块肌肉分别是：肩胛下肌、冈上肌、冈下肌、小圆肌。

可以看到，组成肩袖的各肌腱在靠近它们在肱骨结节的附着点处融合成一体（图3.5）。切除上方黏液囊和下方关节囊，暴露完整肩袖的两面即可清晰发现该融合。冈上肌和冈下肌肌腱大约距离它们在肱骨止点近端15mm处汇合，且不能被钝性分离。尽管小圆肌和冈下肌的肌肉部分存在间隙，但在肌肉肌腱结合点的近端仍无法分离。小圆肌和肩胛下肌附着于肱骨外科颈，并在肱骨结节附着点向下延伸约2cm。

肩袖肌腱在肱骨结节止点附近有位于肌腱浅部和深部的纤维结构加强。冈下肌和冈上肌肌腱的浅部覆有一层厚纤维组织，该层组织位于三角肌滑囊深层的正下方，但并非滑囊本身的一部分。

在2006年发表的一篇论文中，Ward等[22]报道了他们对10例尸体标本的肩袖结构特性的研究结果，希望能了解肌群的功能设计。基于生理截面面积，肩胛下肌可产生的收缩力量最大，然后依次是冈下肌、冈上肌和小圆肌。基于纤维长度，冈上肌的肌节最长。冈上肌和冈下肌在解剖位置有相对较长的肌节长度，静息时被动张力相对较大，提示它们对于盂肱关节的静态稳定有一定作用。然而，肩胛下肌在最大程度外展和外旋时产生的被动张力最大，提示其在肩关节外展、外旋 90° 时，对盂肱关节的稳定起至关重要的作用。该报道展示了肌肉结构和关节活动机制的完美协调，可使肩袖在中等程度关节活动范围内产生接近最大的主动张力，并在各最大范围活动位置产生被动张力。

图3.5 左肩俯视图：喙肩韧带已切除，肩袖的前上方部分是可见的

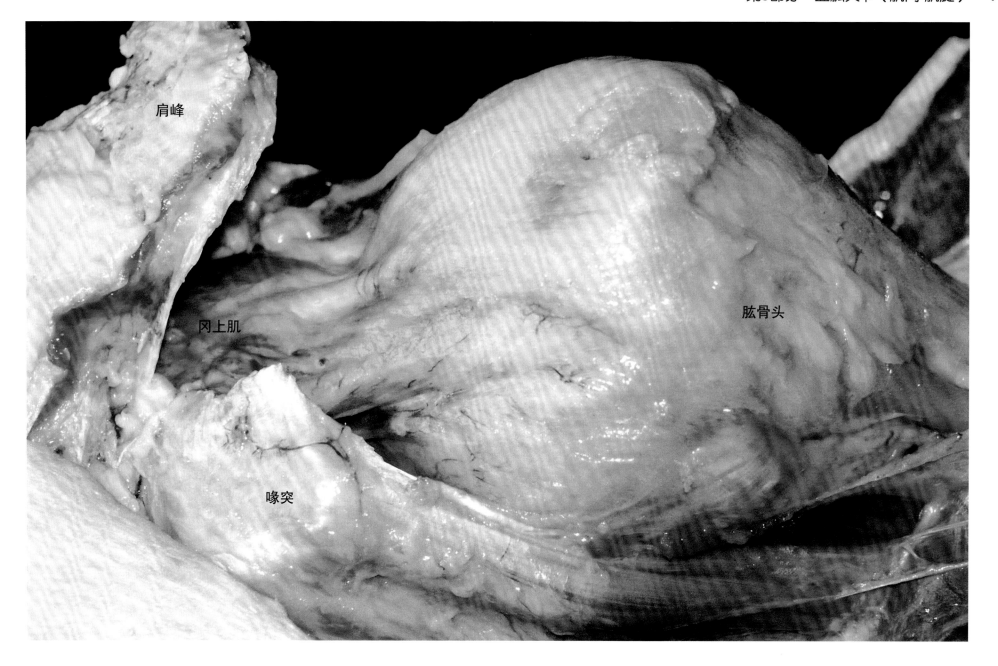

肩峰

冈上肌

喙突

肱骨头

3.2.1 肩胛下肌

肩胛下肌（subscapularis, SSC）是肩袖肌群中最大且最有力的肌肉。它起自肩胛骨的前表面。在肩胛下肌的上三分之二，有肌腱带散布于肌肉的中间部分，并向外侧缘汇集成单一的、大而平坦的腱性组织；肩胛下肌的下三分之一仍保留肌肉性质，并沿肱骨干骺端附着。肩胛下肌肌腱的上部纤维与冈上肌肌腱的前部纤维交错形成肩袖间隙和横肱韧带。

肩胛下肌肌腱延伸至肱二头肌腱沟上方，并在肱骨大结节上方与冈上肌肌腱交错。外侧的组织带与冈上肌肌腱之间，和内侧的组织带与肩胛下肌之间均无明显可见的间隔（Cash等描述的2型和3型[23]）。尽管普遍认为肌腱通常附着于小结节（1型），但Cash等发现，大部分肩胛下肌肌腱纤维是2型和3型（80%）。大体观上，肩胛下肌的止点也与该文献中的MRI表现基本一致。更确切地说，若肌腱纤维止于肱二头肌腱沟即为2型，附着于肱骨大结节则为3型。大体研究并未能令人信服地证实肌腱纤维附着于大结节，却发现它们与冈上肌肌腱纤维相混合，从而支持了由Jost等提出的有关肩袖延伸的观点[24]。组织学研究证实了大体研究的发现：肩胛下肌延伸至肱骨小结节上方的胶原纤维走向，以及冈上肌肌腱向肱二头肌腱沟的走行方向，加强了它们稳定肩关节的生物力学功能[23]。Clark和Harryman[25]报道肩胛下肌有5～6条肌腱侧束，起自肌腹深处并向小结节延伸。Totterman等[26]的肩关节MRI研究指出，肩胛下肌有4～6条起自肌肉深部及内侧的肌腱束。这些侧束在上外侧汇聚形成强壮的主肌腱，该主肌腱位于肌肉的上三分之一，附着于小结节的上部（图3.6）。Klapper等在四个区域解剖了肩胛下肌标本，并描述了肌肉内肌腱带分布恒定的组织学形式。他们发现，当肌腱带于外侧横行，肌腱带上缘最终止于肩胛下肌止点的上三分之一处。这些肌腱带增加了肌纤维附着的表面积，并使肌牵引力的向量更集中[26]。

图3.6 左肩前外侧视图。肩胛下肌有4～6条肌腱束从内侧深面肌肉内移行穿出，腱束向上、向外在肌肉的上三分之一形成粗壮的主要肌腱，最后止于肱骨小结节的偏上方

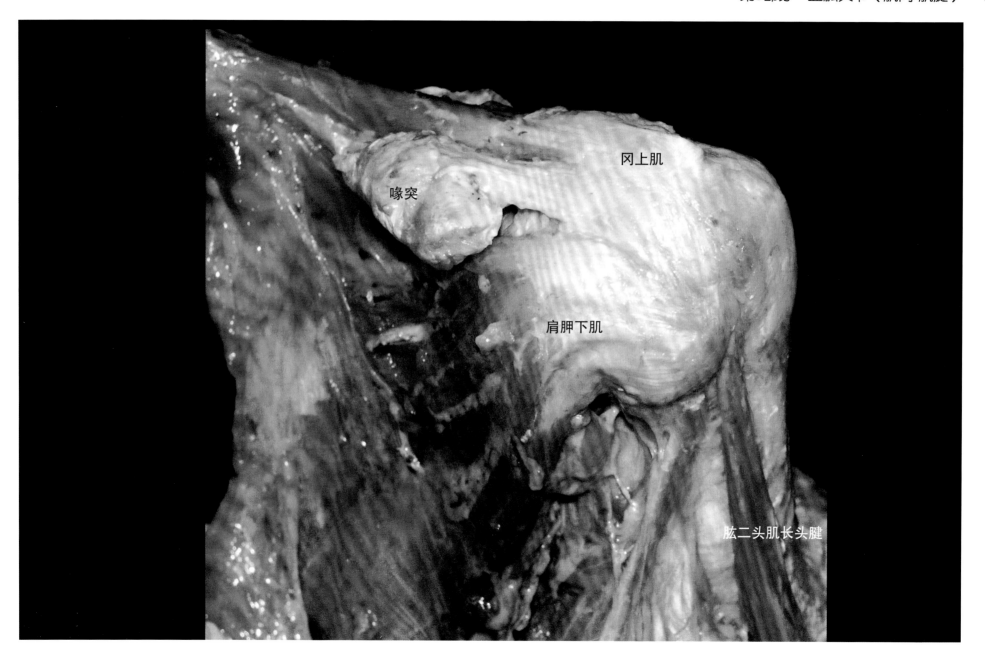

Cooper等[27]观察到关节镜下肩胛下肌腱的上部为关节内肩胛下肌肌腱（intraarticular subscapularis tendon, IASS）（图3.7）。IASS只占整个肩胛下肌矢状直径的86%[28]。关节镜下，当IASS完整切断后，即可见肩胛下肌。这一发现在肌腱全长的大部分得到了组织学上的证实。另外，IASS只构成肩胛下肌肌腱全部面积的25%。尽管肩胛下肌对维持盂肱关节前方稳定性起着至关重要的作用，但该研究发现切断的肩胛下肌关节内部分只占整个肌肉组织的一小部分，产生的关节不稳定症状也很轻微。肩胛下肌是最大的肌-肌腱单位。它自7点位至11点位方向绕结节（文献中为右肩）呈逗号状附着，平均最大长度40mm（35～55mm），平均最大宽度20mm（15～25mm），止于肱二头肌腱沟内侧，其距关节面的距离逐渐变小（从上方0mm至下方18mm）。大部分肩胛下肌关节内部分的上缘是纯肌腱组织。随着肌腱向下方走行，肩胛下肌的附着缘逐渐变窄，直至最末端变为纯肌肉-

关节囊附着[29]。肌肉覆有一层厚的纤维腱膜将其与肌肉组织分开，腱膜部分与胸锁关节相连。肩胛下滑囊位于肌肉和关节囊之间，常与关节囊腔相通。

3.2.2 冈上肌（肌肉-肌腱）

冈上肌（supraspinatus, SSP）位于肩胛骨的冈上窝内，是一块长而薄的肌肉组织。该肌的肌纤维起于冈上窝的内侧和基底部，汇聚形成肌腱部分，并与肩胛下肌和冈上肌交错形成一连续性的总止点附着于肱骨。冈上肌作为肱骨头的上方稳定肌，可防止肱骨头与肩峰的下关节面撞击。肩袖的撕裂通常从冈上肌开始[30]。

传统意义上将冈上肌描述为梭形肌、二羽状肌、多羽状肌、环状羽状肌[31-33]。然而，近距离观察冈上肌和肌腱可以证实其组织结构更为复杂。

图3.7　a～b. 右肩肩关节镜下后视图。**a.** 在盂肱中韧带后方，显露肩胛下肌肌腱的关节内部分。**b.** 肩胛下肌在小结节止点关节镜下放大图

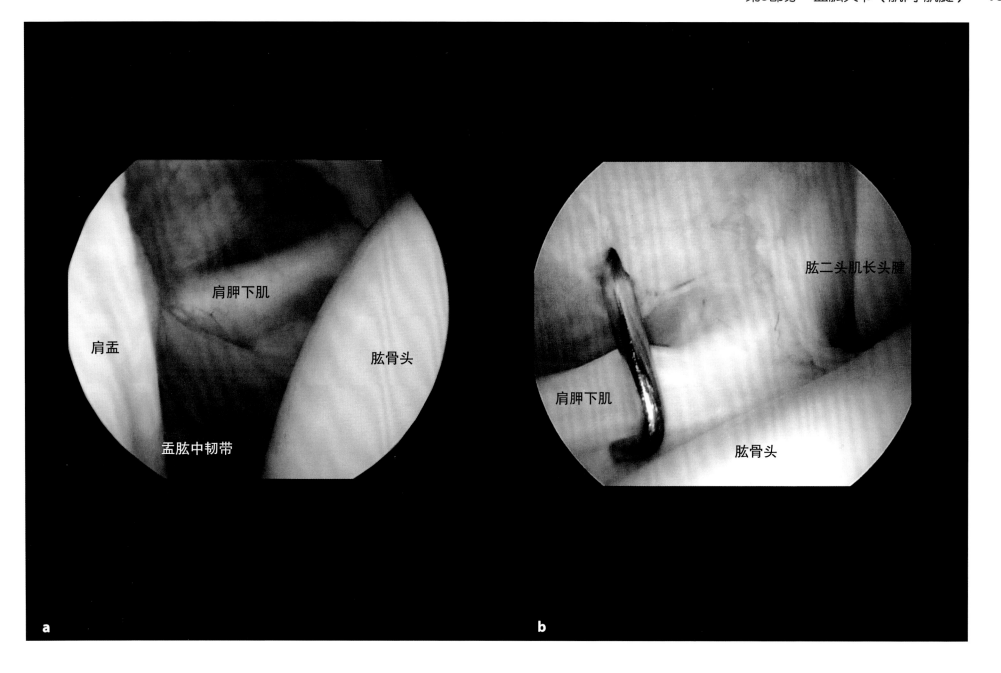

一般认为，冈上肌止于大结节，且基本不存在解剖变异，但这点尚未有人明确提出[34]。但Kolts[35]却发现冈上肌于小结节上有一止点。尽管附着于小结节的部分肌腱力量较总肌腱为弱，但副止点可能具有重要功能和临床意义。正因为如此，肩胛下肌肌腱和冈上肌肌腱之间的区域不仅被喙肱韧带占据[36]，还被冈上肌肌腱的附属部分占据。冈上肌前缘形成了肩袖间隙的上缘[37]。

冈上肌的平均长度为14.5cm（12.4～16.8cm），起自止点的后肌腱部分的平均长度为2.8cm（2～3.7cm）。冈上肌有一明显的前肌腱部分向内侧延伸，平均长度5.4cm（4.2～7.7cm）。在一些病例中，肌腱是分开的，并与其余部分的肌纤维相连。这些肌纤维起自冈上窝的前内侧，但内侧肌腱主体部分起自冈上窝的后部。

前肌腹更大，其本质是梭形肌，全部起自冈上窝。冈上肌前部的梭形结构和肌内部腱性核心主要负责产生冈上肌的收缩力。肌内肌腱于肌腹中心走行，在更大的前肌群止点上形成一个腱性的肌肉内核。由于靠近其止点，肌内肌腱增厚，并续为管状肌外肌腱。前肌外肌腱约占整个冈上肌腱宽度的40%（图3.8）。

图3.8 左肩关节后俯视图。冈上肌两个腱性部分界线清晰可见。较大尺寸的前肌腹呈纺锤形，整个起于冈上窝。后肌腹是较小的单羽状肌，没有内在的腱性部分，大部分起源于肩胛冈和肩胛盂颈

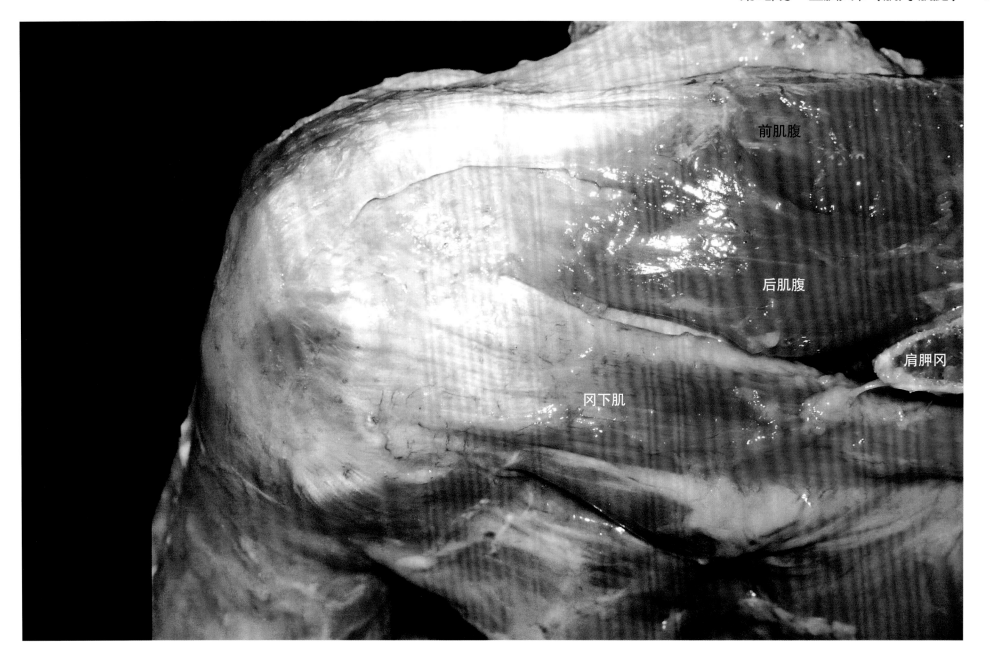

Vahlensieck等将后肌腹描述为带状结构[38]，是一更小的、且没有肌肉内腱的单羽肌。就结构看来，该肌肉不适合产生较大的收缩负荷。它是更小的带状肌，主要起于肩胛冈和盂颈，不含腱性核心，因此其纤维直接附于更平、更宽的后肌腱。后肌外肌腱约占冈上肌肌腱宽度的60%，冈上肌肌腱在后方变薄，被冈下肌肌腱重叠（图3.9）。

冈上肌的冠状面组织学分析显示前截面腱性结构更大，而后截面肌肉组织更多。这与大体解剖一致。组织学截面显示了突出的内侧前肌腱在肱骨外侧止点后方逐渐与余下的冈上肌肌腱合并[39]。

更大的前肌腹PCSA（physiological cross-sectional area，肌肉生理学横截面积）结构上与更厚而健壮的前肌腱一致，能更好地承受传递至前肌腹更大的收缩负荷。Itoi等[40]发现，将冈上肌肌腱任意分成三部分后，肌腱前三分之一较中三分之一及后三分之一明显强壮。随后，Minagawa等[41]虽未对相对收缩负荷作定量评估，但观察到冈上肌肌外腱内部和前三分之一之间联系紧密。有趣的是，尽管后肌腱更薄，但在总截面宽度上比前肌腱明显更宽（26.4mm vs 31.1mm）。所有这些数据都可证实后肌腱的张力负荷是冈上肌前肌腱的2.88倍。对于腱内失用或肌腱退化过程中的止点撕脱，这一发现可能即是冈上肌前肌腱处肩袖肌撕裂另一内在危险因素的证据[42,43]。由于中肌腱层的纤维交织排布，张力负荷可能通过前、后肌腱之间的接合面分担[25]。然而在该解剖研究中，分离前、后肌腱能更容易地估算肌腱承受的相对应力。实际上，相互交织的双层前肌腱纤维及薄而分散的后肌腱纤维都提示了肌腱内结构存在差异，从而支持了这些理论[44]。

图3.9 右肩侧视图。组成肩袖的肌腱在近肱骨结节止点处融合成一个肌腱复合体。在冈上肌和冈下肌止点附近箭头所指有钙盐沉积

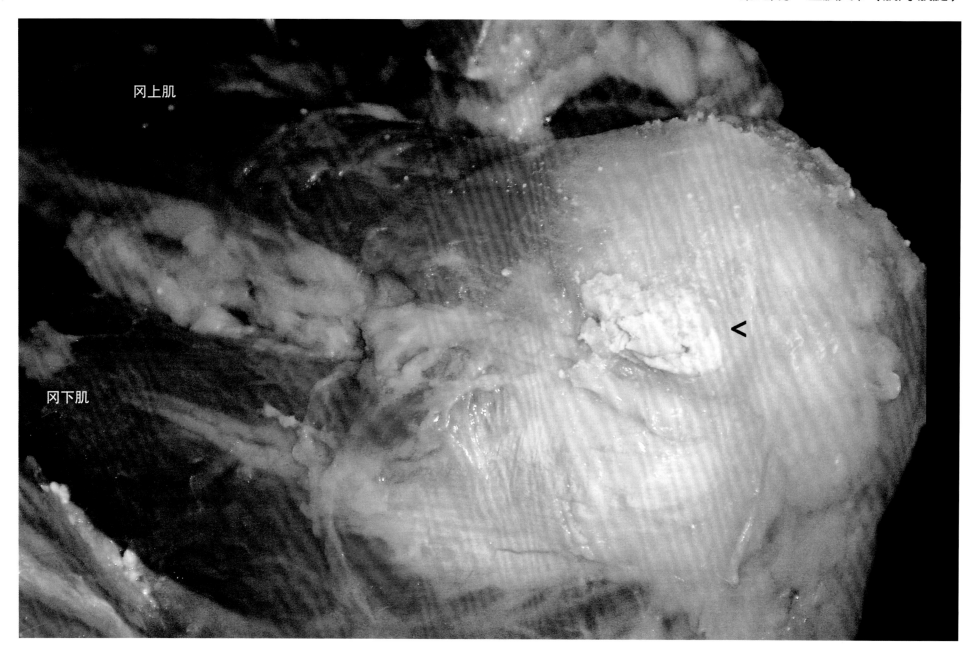

冈上肌

冈下肌

冈上肌前肌腱传递主要的收缩负荷意味着为了能达到最佳功能恢复，只要有可能就应对前肌腱进行手术修复。尽管带状的后肌腱更宽，可能对肱骨头的覆盖面积更大，但冈上肌的肩部外展和肱骨头压缩等生理活动最容易受其收缩功能的影响[45,46]。尽管目前认为，肩袖撕裂引起肩关节无力是由于肌腱长度的缩短所致[32]，但也可能继发于前肌腱失用和冈上肌收缩负荷主要传递组织的缺失[47]。

冈上肌肌腱通过冈下肌肌腱和肩胛下肌肌腱形成功能单位而加强，从力学角度而言，这也使组织结构更强（图3.10）。如果假设力量是通过肌腱均匀传递，那么冈上肌的单一收缩不足以引起原本完整的冈上肌肌腱撕裂。外展位时深部纤维的张力比浅表纤维更大，但在内收位时两者张力相同。尽管无法断定哪一侧肌腱先发生断裂，且深、浅纤维间的弹性系数也未见差异，但通过改变拉力的方向可能引起相应变化[40]。

最常见的肩袖撕裂部位是冈上肌肌腱的"危险区域"，在冈上肌肌腱中心部分止点近端约1cm[27]。与前部的带状区相比，这一薄弱地带是肌腱附着区的中心。撕裂可能延伸到冈上肌和冈下肌间隙薄弱的后部分。临床观察证实了在多肌腱撕裂伤中，冈上肌和冈下肌合并撕裂伤占14%[48]。

Nakajima等对冈上肌肌腱进行了组织学和生物力学研究，发现滑囊和关节面间的张力存在差异[49]。目前已辨认出4个独立结构亚单位：**固有肌腱**从肌肉-肌腱接合处延伸至肱骨大结节内侧约2cm处，由沿张力轴线发起的两条平行胶原束构成，并被一突出的腱内膜区分开。肌束互不交错，在肌肉至大结节走行过程中，肌束融合发生率约18%。**纤维软骨附着**从固有肌腱延伸至肱骨大结节，由复杂的编篮式胶原纤维构成。紧密的**肩袖索**单向胶原纤维自喙肱韧带（CH）向后延伸至冈下肌，于深、浅两层行至固有肌腱。**关节囊**由薄的胶原片构成，每一片都有各自固定的纤维排布，与其他的胶原片略有不同。这些数据描述了一类能够通过结构独立、互相滑行的胶原束从内部代偿关节角度变化的特殊肌腱。肌腱附着展示了适应张力负荷分散和抵抗压缩的组织结构[50]。

图3.10 左肩俯视图，呈现肩袖的后上方。肩胛冈和肩峰已去除。冈上肌肌腱被冈下肌肌腱加强，形成一个功能单位，这使得肩袖在力学上变得更强

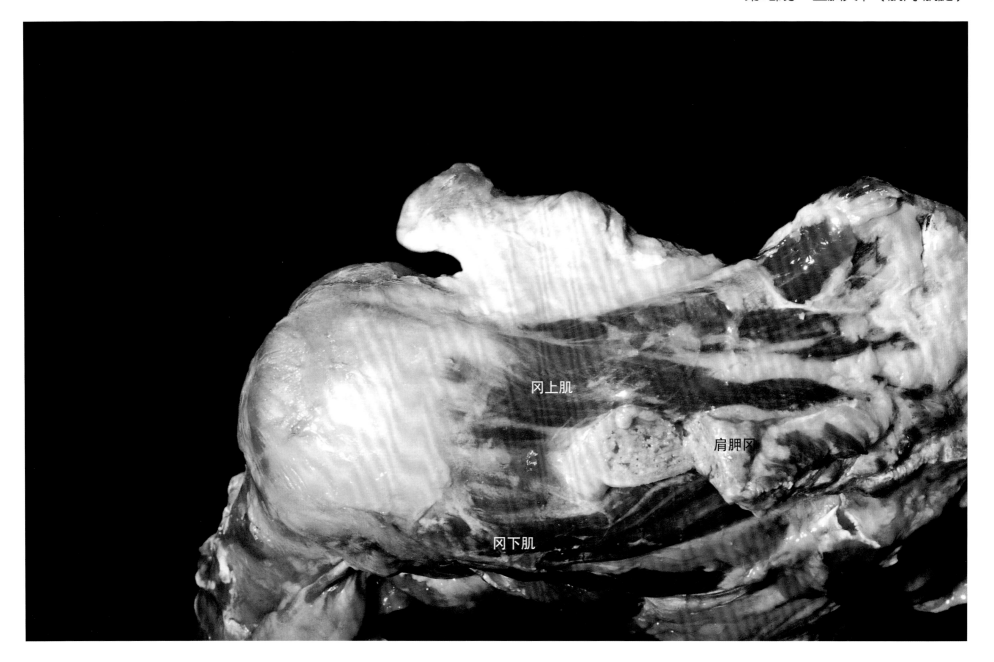

肩袖新月体，包含属于无血管区内的冈上肌和冈下肌止点。关节镜下发现，新月体的边缘有垂直于冈上肌肌腱轴线的粗纤维束，前、后弓附着于肱骨上。

Clark和Harryman的解剖学研究证实了冈下肌和冈上肌肌腱下方的关节囊呈新月状增厚[25]。他们报道了一向后垂直于冈上肌肌腱纤维走行，并延伸至冈下肌后缘、宽1cm的长带状纤维组织。他们将这条纤维带描述为喙肱韧带的深部延伸。该带状纤维组织的尺寸及位置与形成肩袖新月体边缘的纤维束相对应。纤维的破坏常通过带状纤维组织而不是通过肩袖肌群的骨附着点发生。所以，不要仅通过存在生物力学基础就期待未经修复的肩袖新月体撕裂能前后再生。在预测到纤维破坏之前，明显的生物学弱化已经发生。

肩袖索（4.72mm）与以其为边界的肩袖新月体（1.82mm）厚度明显不同（图3.11）。这一发现支持肩袖新月体作为一功能系统的概念。该系统将应力从肩袖传递到粗纤维束，并将薄关节囊组织的应力向远端遮挡至肩袖索及新月体内。

年轻人的肩关节中，肩袖新月体较厚，不需要靠肩袖索遮挡应力。在老年人（>60岁）的肩关节中，肩袖新月体较薄，再次证明了由肩袖索对新月体的应力遮挡。这些发现提示了根据负荷下肩袖锁-新月体复合体生物力学行为的不同，肩袖肌群有两种不同的功能分类：肩袖索主导（肩袖索对肩袖新月体应力遮挡）和新月体为主导（无肩袖索应力遮挡的肩袖新月体）。肩袖索和新月体的关节镜影像中常可见薄弱的新月体组织在临近肩袖索处过度内陷，表明新月体不耐受压力。这些镜下发现再次支持了在一些肩关节中，肩袖索对肩袖新月体应力遮挡这一概念。我们可以推断，在肩袖索主导的肩关节中，新月体内的肩袖撕裂就生物力学意义上并不重要。所以，即使存在解剖学缺陷，有完整肩袖索系统和完整的横断面及冠状面力偶的患者，在生物力学意义上，肩袖仍是完整的[51]。这一假说提示了肩袖撕裂的位置对肩关节功能的影响比撕裂面积的大小更重要，也就是说，就生物力学而言，肩袖索撕裂比单纯肩袖新月体撕裂更具临床意义。

图3.11　右肩俯视图。箭头所指肩袖索是一种粗纤维结构，垂直于冈上肌肌腱的轴线，成弓形前后附着于肱骨

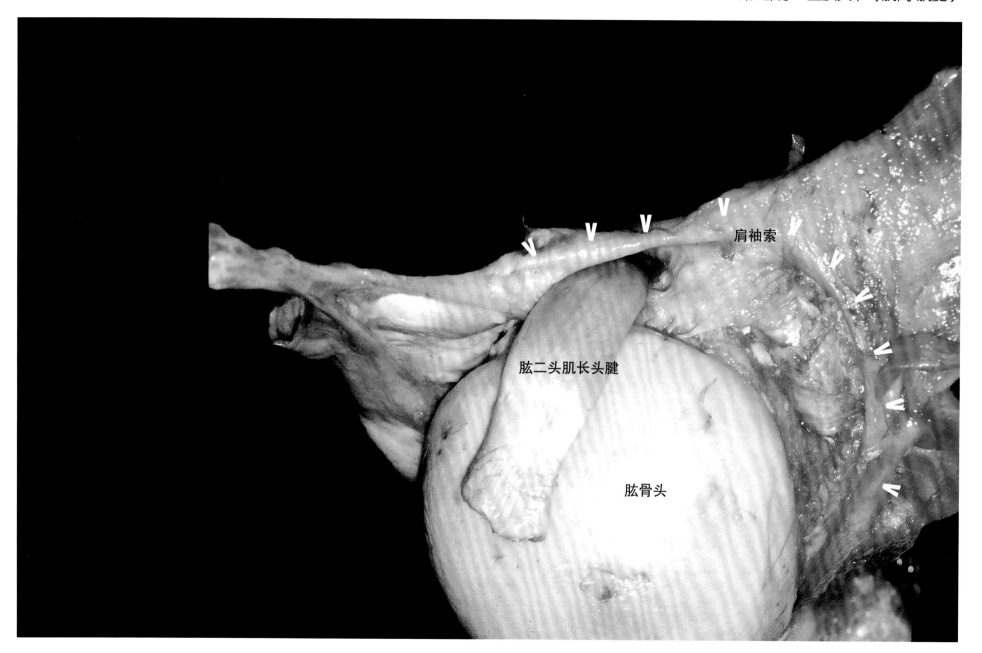

肩袖索

肱二头肌长头腱

肱骨头

冈上肌肌腱的大小排第三，其沿肱二头肌腱沟和梯形裸区间的沟槽内走行，该梯形裸区沿关节面近端的宽度较绕大结节的远端止点更宽。肌腱止点位于11点位到1点位之间，平均最大长度23mm（18～33mm），平均最大宽度16mm（12～21mm）。自关节面边缘至止点的平均距离为0.9mm（0～4mm），大部分标本的冈上肌肌腱全长都直接附着于关节面上。最外侧缘的附着延续到大结节边缘上方。冈上肌肌腱止点的后缘与冈下肌肌腱前缘重叠。尽管区分两者的起始端和末端很困难，但冈上肌的附着点常更贴近关节面（图3.12）[52]。

冈上肌紧邻于关节软骨的起始部走行。纯腱性的冈上肌填充于自关节软骨至结节间的沟槽内，平均宽度16mm。这意味着任何不涉及关节面或延伸到结节外的修复手术都在其解剖学路径内。Lui等[53]认为，将肌腱止点的中点内移多达10mm也不会对肩关节生物力学造成负面影响。对于正常的止点解剖区，理想的修复应该重建一宽阔的肌腱-骨性接触区。这样做理论上能在更大的区域内分散应力，可加强愈合效果。这一概念最近在"双股"修补技术中得到了推崇[54,55]。

图3.12 右肩后视图。冈上肌肌腱止点的后缘和冈下肌肌腱的前缘重叠

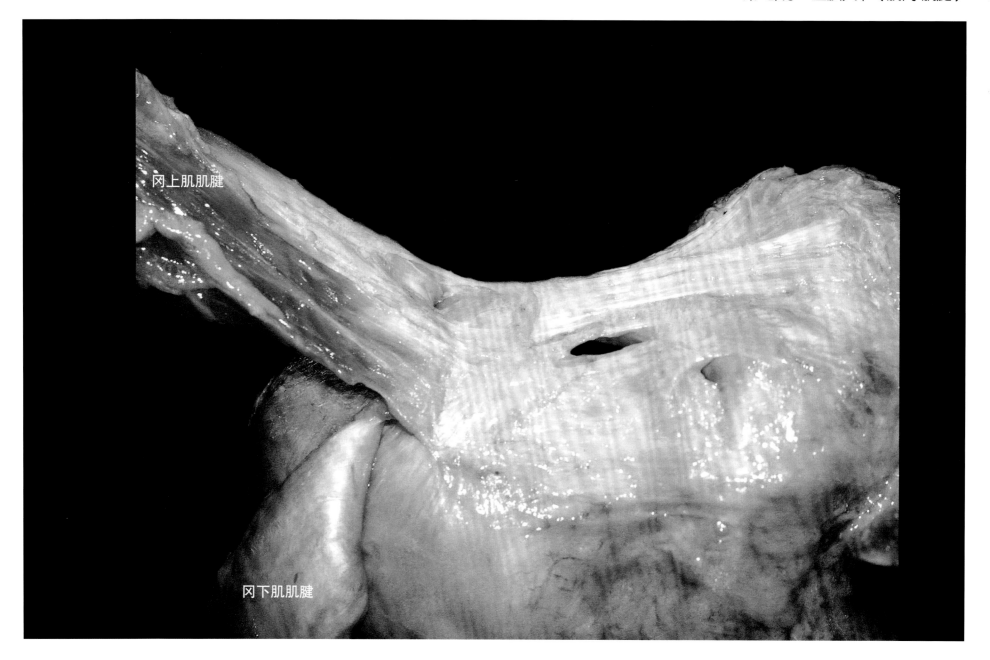

3.2.3 冈下肌（肌肉-肌腱）

冈下肌（infraspinatus, ISP）为一厚三角形肌肉，占据了冈下窝的大部分。此肌由三条羽状肌起源（80%）。只在5例标本中观察到二羽肌和无羽肌起源（20%）。冈下肌自内侧三分之二发出肌肉纤维，自表面的嵴上发出腱性纤维，亦有纤维自冈下肌筋膜发出，覆盖肌肉，并将其与大圆肌和小圆肌分开（图3.13）。这些纤维汇至一条肌腱上，该肌腱于肩胛冈外侧上方走行，穿过肩关节囊的后部，止于肱骨大结节上的中部压迹。有时有一连通关节腔的滑囊将冈下肌肌腱与肩关节囊分开。冈上肌和冈下肌肌腱由5层组织构成[25]：第一层，喙肱韧带的纤维；第二层，自肌腹至肱骨平行走行的最致密的肌腱纤维；第三层，方向不一致的小肌腱纤维；第四层，疏松结缔组织；第五层，关节囊。

为了清晰地暴露第二层结构，往往需切除冈上肌和冈下肌的第一层组织。第二层是一层厚而平行的纤维束。无关节软骨覆盖的肱骨解剖颈上缘，或者所谓的"沟"[54]，是从肩关节侧辨别冈上肌和冈下肌的唯一标志[55]，而滑囊侧没有解剖学标志。

冈下肌附着区（走行）面积上排第二，约从1点位至3点位方向附着。上方，其绕冈上肌肌腱后部，并与之交错。二羽肌呈梯形走行，平均最大长度为29mm（20～45mm），平均最大宽度为19mm（12～27mm）。止点自关节面上方0mm至下方16mm逐渐变窄。关节面和下方止点的间隙形成了"裸区"。冈下肌肌腱缩短，向小圆肌走行时更为强壮[52]。

3.2.4 小圆肌

小圆肌（teres minor, TMin）为一窄长条肌，上三分之二从肩胛骨腋窝缘的背面发出，其余部分起自两腱膜板，分别将小圆肌与冈下肌和大圆肌分开。小圆肌纤维向外上方斜向走行；上部纤维止于附着在肱骨大结节下压迹的肌腱上；下部纤维于该压迹下方直接附着于肱骨。小圆肌肌腱跨过肩关节囊，并与其后部连为一体。

图3.13 右肩后视图。显示肩袖的后侧面

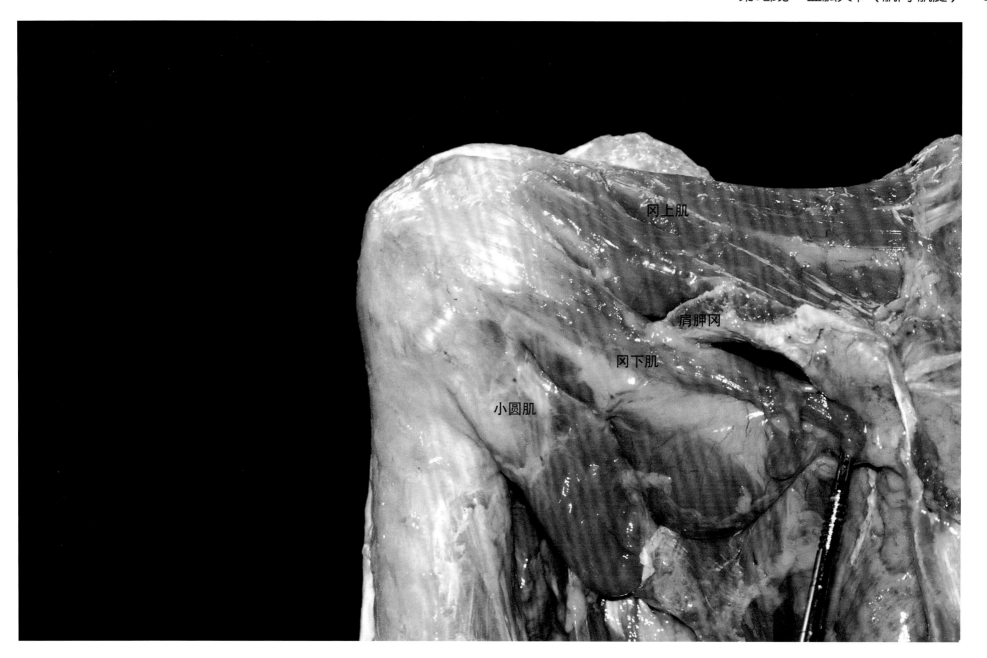

3.2.5 肩袖肌群止点的解剖

肩袖撕裂可理解为肌肉纤维力量传递失效。撕裂的位置通过肩关节外展、外旋和内旋时的肌力进行评估。但是，在没有骨性标志，即所谓的大结节面的前提下，很难通过MRI、超声和术中观察精确判断撕裂的位置。肩袖的每条肌腱与大结节面之间的关系可为手术和非手术患者提供有用的临床预后和诊断数据信息。撕裂位置对治疗方式的选择和预后的判断有极其重要的作用，因为同样大小的撕裂可能造成截然不同的结果[56]。

肩袖的肌内腱

根据肌纤维的排布，骨骼肌被分为梭形肌和羽状肌。梭形肌束与肌肉长轴平行，而羽状肌的肌束呈斜行分布，并与肌内腱相连。同样大小的羽状肌比梭形肌所含的肌纤维更短，数量也更多，因此，可以提供更大的张力。肌纤维产生的张力通过羽状肌的肌内腱传递至肌外腱。

冈上肌、冈下肌和小圆肌均为含有单肌内腱的羽状肌，起外旋作用。另一方面，肩胛下肌为含有多条肌内腱的多羽状肌，起内旋作用[57]。这些发现提示了肩袖作为横向力偶，可提供稳定的支点。根据肩袖肌肉的生理学断面解剖研究，我们知道肩胛下肌产生力量的能力与其他三块肌肉是相等的（占肩袖力矩：肩胛下肌53%，冈上肌14%，冈下肌22%，小圆肌10%）[58]。

肩袖的肌外腱

各肌外腱很难从大体观上进行区分。但切除肌外腱的浅层，从肌内腱暴露肌纤维后，就可以观察到冈下肌特有的腱纤维自滑囊侧覆盖冈上肌[59]（图3.14）。

图3.14 放大图。区分每个肩袖肌腱是困难的。但去除浅层的肩袖肌腱后，特有的冈下肌肌腱纤维可被观察到，在滑囊侧覆盖冈上肌

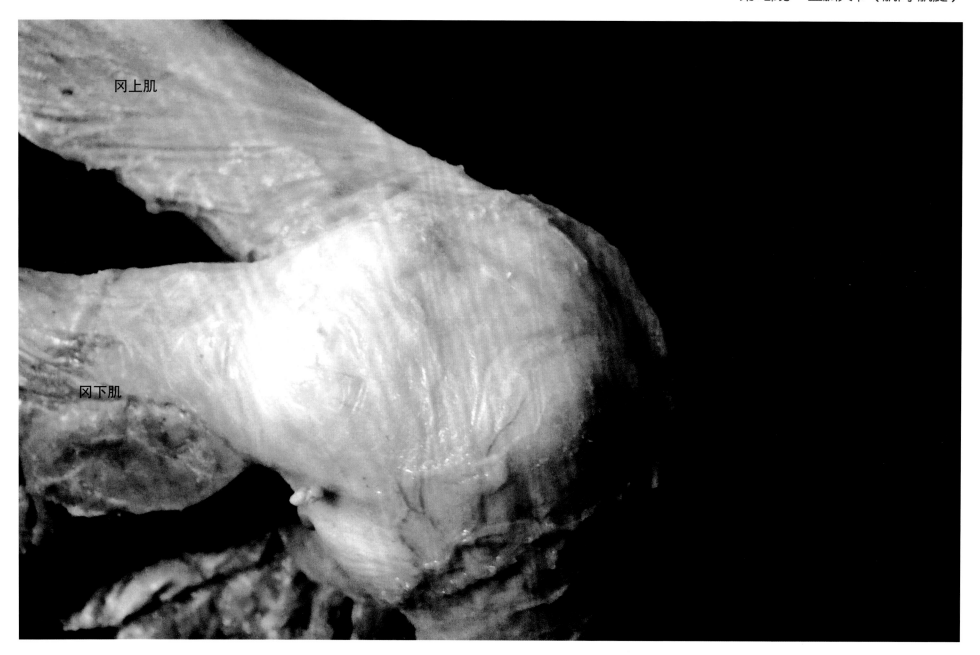

冈上肌

冈下肌

显微镜下可以从肌外腱横断面观察到冈上肌和冈下肌特有的致密纤维束。从纵切面看，肌外腱由五层结构构成[25]。由于冈上肌和冈下肌肌内腱与第二层毗邻，因此，该层对力量传递最重要[41]。

肩袖肌腱与大结节面之间的解剖关系

肱骨大结节有三个面：上、中和下面（图3.15）。冈上肌肌腱的第二层不仅附着于大结节上面，同时还附着于其中面的上半部分；而冈下肌肌腱附着于中面全长，并自滑囊侧覆盖冈上肌肌腱的后半部分[41]。由于大部分的肩袖肌群撕裂发生于大结节面相应的肌腱止点处，因此，大结节的三个面可作为明确撕裂位置的有用的骨性标志。

3.2.6 肩袖肌群的生物力学和功能解剖

肩关节复合体由数个关节构成，包括胸锁关节、喙锁关节、盂肱关节（GH）和肩胛-胸关节（ST）。这些关节协同工作维持肩关节正常活动。肩关节的大部分活动发生于盂肱关节和肩胛-胸关节。在所有的肩关节活动中，盂肱关节与肩胛-胸关节的活动比为2∶1。例如，肩关节外展180°，盂肱关节活动120°，肩胛-胸关节活动60°。2∶1是整个活动弧度的平均比例，随活动弧度的改变而改变，并不是一成不变的。在肩关节外展初期，盂肱关节活动占主导，两者比例为4∶4（盂肱关节比肩胛-胸关节）。当肩部外展超过90°，两者活动比例为1∶1。

图3.15 附着在大结节上的肌腱。冈上肌肌腱附着于（大结节）上部和中部上半部分，而冈下肌肌腱附着于整个（大结节）中部，在滑囊侧覆盖后半部分的冈上肌肌腱

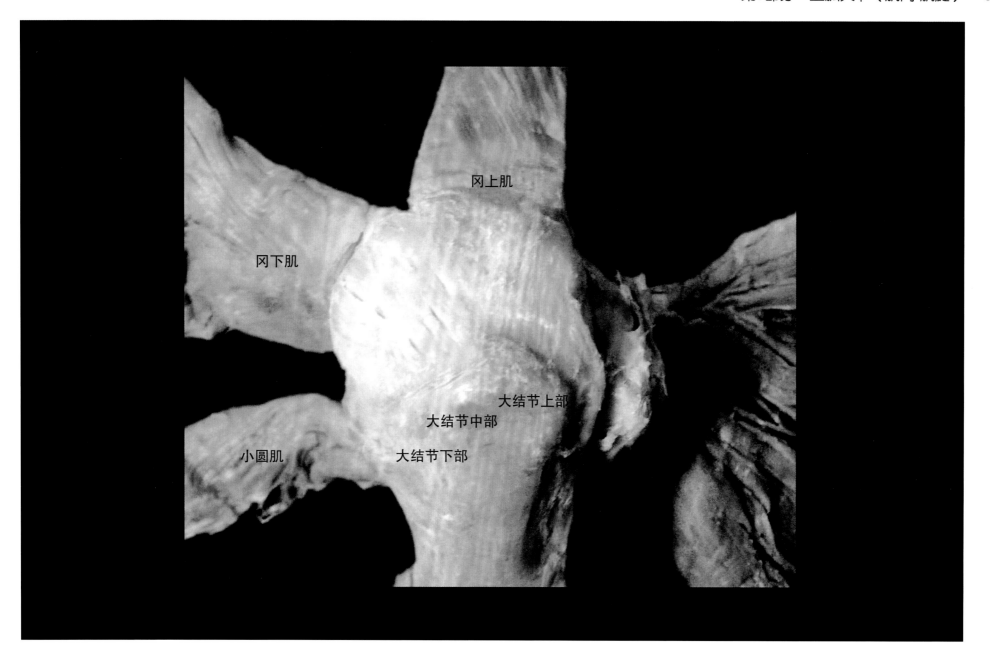

肩袖肌群与一些肩关节活动相关，并辅助这些活动；然而，它们的主要功能是把肱骨头压至关节盂内，从而提供关节稳定。由于表浅的关节盂提供的稳定度有限，以及肩关节位置的多样性，肩关节似乎还需要强大的、且相适应的软组织将其稳定于一定的位置范围内。

只有当肩关节保持平衡的力偶（比如平衡的力矩）时，它才能在冠状面和横断面上维持稳定的活动支点（图3.16）[51,59]。

冠状面力偶

三角肌和冈上肌对外展的作用相同。上肢外展时产生的关节反应力直接指向关节盂。当上肢外展或高举过头时，这一力将肱骨头压向关节盂，并提高了关节的稳定性。在关节活动范围内，横断面上所产生的加压性关节反应力起稳定关节的作用。

横断面力偶

这是抵抗肩袖撕裂时肱骨头上移的主要机制。只要肩胛下肌和冈下肌间的力偶保持平衡，关节就可维持于中心，并保持正常功能[60]。

完整的肩袖表现为一弓形，并呈束状增厚的组织，环绕止于肱骨大结节的较薄的新月体组织；这就是我们所称的肩袖索-新月体结构[61]。该束状结构由喙肱韧带增厚所形成，且恒定位于无血管区的边缘[25]。肩袖索从其位于肱二头肌肌腱正后方的前止点延伸至其靠近冈下肌肌腱前缘的后止点。

图3.16　左肩额状断面图。冠状面力偶：三角肌和冈上肌各自对肩关节外展起相同作用。

（引用经 Dr. Pau Golanò 许可）

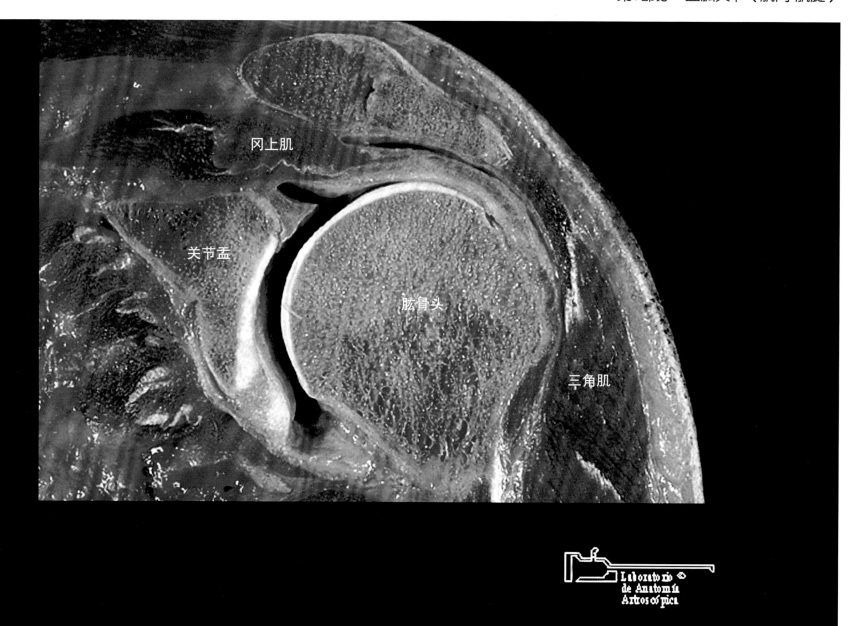

冈上肌

关节盂

肱骨头

三角肌

肩袖索以类似承重悬索桥的方式发挥功能。尤其是对于老年人，应力通过这种模式从肩袖肌群传递至肩袖索以分散应力负荷，从而可以遮挡新月体组织处的应力。肩袖撕裂同样可以用悬索桥模型来解释，游离缘撕裂相当于发生于悬索桥钢缆，而前、后止点处撕裂相当于发生在钢缆末端的支撑处[62]。

通过悬索桥模式，冈上肌，即使合并冈上肌肌腱撕裂，也可通过类似沿悬索桥结构钢缆的模式来分散负荷，从而对肩关节产生压缩效应。Halder等[63]已通过体外生物力学研究证实了悬索桥模型的有效性。

肩袖结构的排布提示了它们的作用是产生力量而非简单的位移活动，这也与肩袖可以将肱骨头稳定于关节盂内的作用一致（图3.17）。基于肩袖的解剖结构，这些短而相对同源的肌纤维长度提示这些肌肉可以在相对狭窄的肌节长度范围内有效地发挥功能。但是，短纤维和长静息肌节长度的结合使肩袖肌群对伸展敏感，以致轻微的变化即可产生相对较高的恢复力[64,65]。

如果移动肌肉使上肢的长度-张力曲线下降，那么就会影响肌肉收缩功能（如：如果肌节延长，肌丝重叠就会明显减少）[66]。这一概念对目前的肩袖肌修补技术有重要的指导意义。传统修补术中，通常需要移位和拉伸回缩的肌肉和肌腱，从而使其尽可能重新固定附着于原始止点附近。该技术基于的假想是：拉伸肌肉肌腱至其初始长度可恢复正常的解剖和原始功能。在紧急情况下，如果可以保留肌肉-肌腱长度而不需要作广泛清理，就可能恢复肌肉最佳的大体和超微结构肌长度。但正如在慢性撕裂病例中看到的，这项技术可能对一般情况下肌肉收缩和重构功能有害。慢性肩袖撕裂通常与一些变化有关，包括脂肪渗透、肌量丢失以及肌萎缩[67]，这些变化可能导致通过减少肌节来重塑肌肉[68]，与临床报道其他肌腱切除术后的结果相似。可以想象，冈上肌伸展的灵敏性会受肌节减少的萎缩肌肉影响。如果修复需行肌前移术，那么我们有理由认为肌节的长度-关节角和相对的张力-关节角曲线会移至很长的长度，最终导致深部肌无力[68]。

图3.17 右肩关节的水平横断图：水平面力偶。即使肩袖撕裂，也优先抵抗肱骨头移位是一种主要机制。只要肩胛下肌（SSC）和冈下肌（ISP）之间的力偶保持平衡，关节就能保持中立位，并行使功能。（引用经 Dr. Pau Golanò许可）

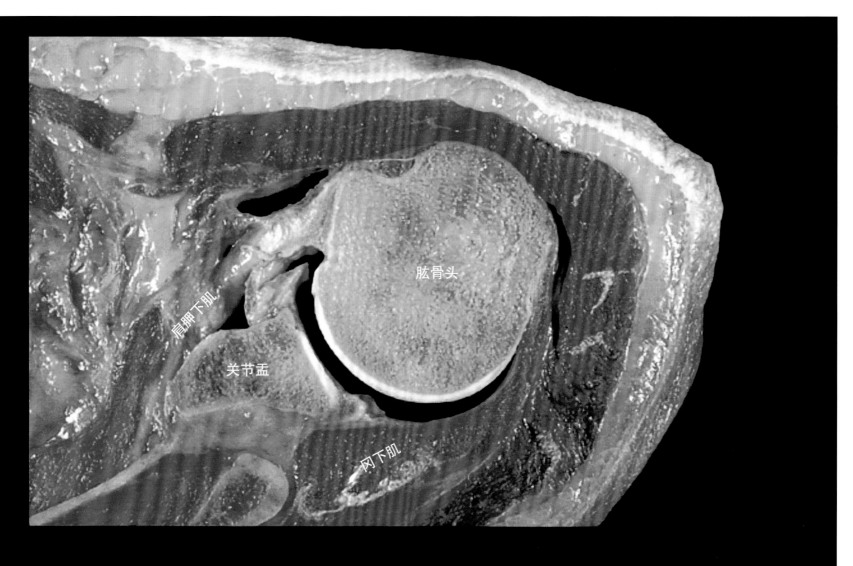

肱骨头

肩胛下肌

关节盂

冈下肌

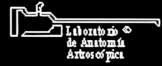

3.2.7 临床联系

关节镜技术较之开放探查可对肩袖撕裂做更准确的评估。通过各种关节镜技术可以获得更好的视野，可以提供肩袖撕裂形式的三维图像，特别是巨大撕裂。肩袖撕裂大致分为两种形式：月牙形撕裂和U形撕裂。月牙形撕裂，甚至是巨大撕裂，一般都是从骨面上撕脱，但无明显回缩。因此，可以以最小的张力将其重新固定于骨面上而完成修复。一般来说，U形撕裂较月牙形撕裂向内侧延伸更远，通常可以延伸至关节盂，甚至超过关节盂至其最内侧。肩袖撕裂向内侧延伸并不代表肌肉回缩，而是代表了在生理负荷下从肌肉-肌腱复合体上形成了L形撕裂，意识到这点很重要[69]。

就临床观点而言，Burkhart基于透视下比较，将肩袖撕裂的临床表现分为以下几种：

稳定运动支点。这类患者肩部活动正常，盂肱关节支点稳定。这类患者肩袖肌上部，也就是冈上肌和冈下肌的各部分均撕裂。本型撕裂在冠状面和横断面均保留了基本力偶，因此，肌力良好，可进行正常的活动。

不稳定运动支点。这类患者的盂肱关节运动支点不稳，在主动上举肩关节时肱骨头可前后移动。这类患者肩袖撕裂广泛，几乎累及所有上部和后部肩袖肌群。因此，这类患者的肩关节主动活动仅为轻微耸肩。本型撕裂表现为不成对的基本力偶，不能形成稳定的运动支点。

俘获性运动支点。这类患者中，肱骨在肩峰或邻近的前三角肌下方被俘获，从而形成一肩峰-肱骨支点。这类患者的全部冈上肌、后肩袖的主要部分（超过三分之一）和至少一半的肩胛下肌大面积撕裂。患者的冠状面力偶不足以将肱骨头维持于关节盂中心，因此，肱骨向上半脱位。但患者仍有足够的三角肌力量绕肩峰下表面或肩峰-三角肌起始处前部的支点上抬肩部（图3.18）。

图3.18 左肩侧视图：喙肩弓的解剖模型。此图是在喙肩弓或附近的三角肌前束下解剖出肱骨

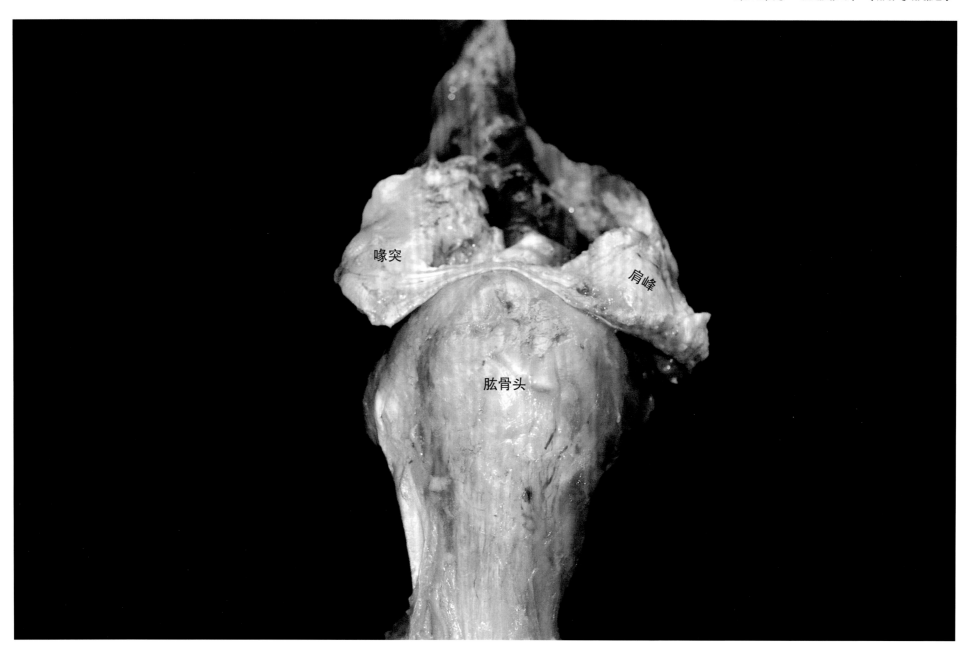

喙突

肩峰

肱骨头

俘获性运动支点的患者，根据肩峰是否前后覆盖肱骨头而区分。肩峰在肱骨头顶部起到"遮阳篷"的作用。对于"遮阳篷"较短的患者，于肩峰前缘获得活动支点，肩关节可完全前举。相比之下，对于"遮阳篷"较长的患者上举时，肱骨近端会撞击肩峰前部，肩关节不可能完全前举。

肩袖撕裂的位置是肩关节运动中一大关键因素，甚至比撕裂范围更重要。累及前方的肩袖撕裂并不常见，大部分肩袖撕裂累及冈上肌肌腱和大量的后方肩袖组织。如果后方肩袖组织的正常横断面力偶仍完整，那么功能尚正常。否则将无法形成稳定的支点。相同情况也适用于向前延伸累及大部分肩胛下肌的撕裂。这类损伤与常见的不稳定运动支点损伤相反，并伴随前方肩袖功能相对缺陷。此型撕裂也可导致肱骨头上缘潜在的支点不稳。肌肉功能检查（如抬离试验、压腹试验、熊抱试验等）呈阳性的患者，就应怀疑前方肩袖缺损（肩胛下肌撕裂）[70-72]。该分型系统对肩袖撕裂的治疗选择很重要（图3.19），尤其是对于老年患者。老年患者中还有一小部分个体，虽有肩袖撕裂，但活动良好、肌力正常，仅表现为疼痛。很多这类患者肩关节运动正常。因此，对于这些患者，通过功能锻炼，或关节镜下清理肌腱游离缘、肌腱固定术或肱二头肌肌腱切除术等方法缓解症状是理想的治疗方法。如果采用最保守的骨科治疗原则即可取得预期效果，则是一种合理的治疗选择[62]。

图3.19　右肩侧位片：前上方肩袖损伤。可以见到冈上肌止点延伸部分，就在（肱二头肌肌腱）滑车的偏后方

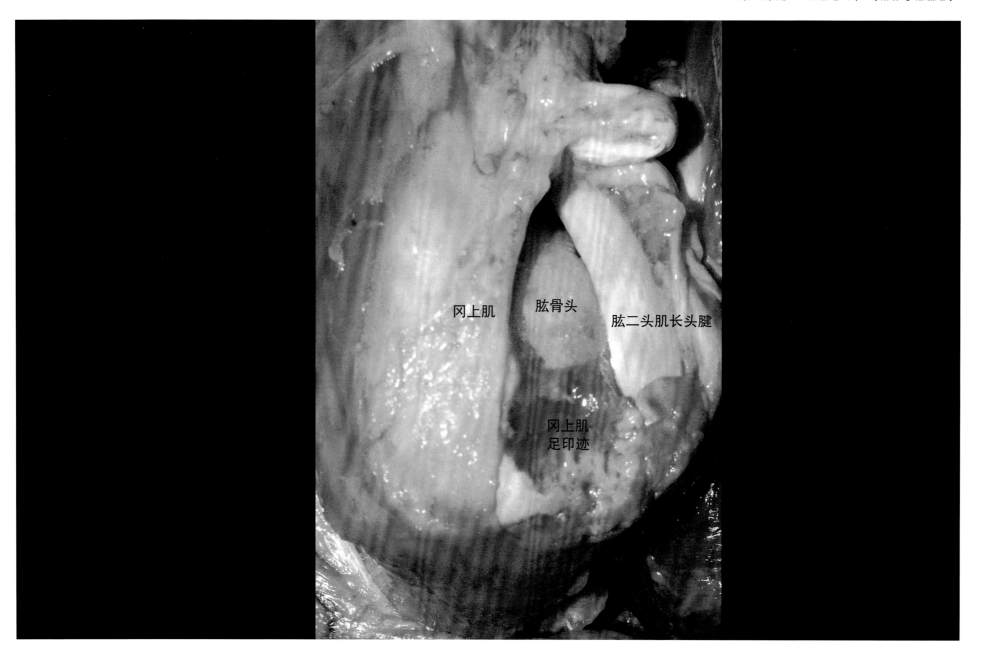

冈上肌

肱骨头

肱二头肌长头腱

冈上肌
足印迹

3.3 肱二头肌长头

Alberto Constantini

　　肱二头肌长头（long head of the biceps, LHB）腱位于关节内而非滑膜外。直接与盂肱关节相连的滑膜鞘，止于肱二头肌腱沟末端的盲袋。喙肱韧带内侧部常与靠近小结节止点处的肩胛下肌肌腱融合，主要限制近端肱二头肌腱沟内该肌腱的内侧脱位[73]。限制远端腱沟内肱二头肌长头腱的主要结构是起自胸大肌（镰状韧带）胸肋部的肌腱扩张部，其与二头肌腱交叉，主要止于腱沟的外侧唇（图3.20）[74]。肱二头肌长头腱的最大厚度为3.3～4.7mm，依患者性别和运动量不同而异[75]。肱二头肌长头腱的关节盂处起源变异较多。在30%的肩关节中，其解剖起源于盂上结节；在45%的肩关节中，

其直接以Y形起于盂唇，起自盂唇背、腹两面的纤维清晰可见。在25%的肩关节中，此肌腱起自盂上结节和盂唇。此肌腱总长度平均102mm（89～146mm），且两侧无明显差别。男性平均长度为108mm，女性为95mm。每位患者的肌腱长度和身高呈正相关。身高越高，肌腱越长。肌腱的横截面积和形态沿肌腱行径改变。关节盂附近呈斜形和椭圆形起源的肌腱平均横截面积为8.4mm×3.4mm。肌腱进入结节间沟后逐渐变窄，横截面积减少至5.1mm×2.7mm，出结节间沟时横截面积减少至4.5mm×2.1mm。男女的肌腱横截面反映了沿肌腱行径的相对变化；女性组各处的横截面积相对较小。女性各处均值为：关节盂起点处7.2mm×2.9mm，结节间沟入口处4.5mm×2.4mm，结节间沟出口处为4mm×2mm[76]。在屈肘和前臂旋后过程中，肱二头肌长头通过对抗向上移位把肱骨头稳定在盂内[77]。

图3.20 右肩前视图：从肩胛骨上去除肩袖后，可见肱二头肌长头腱

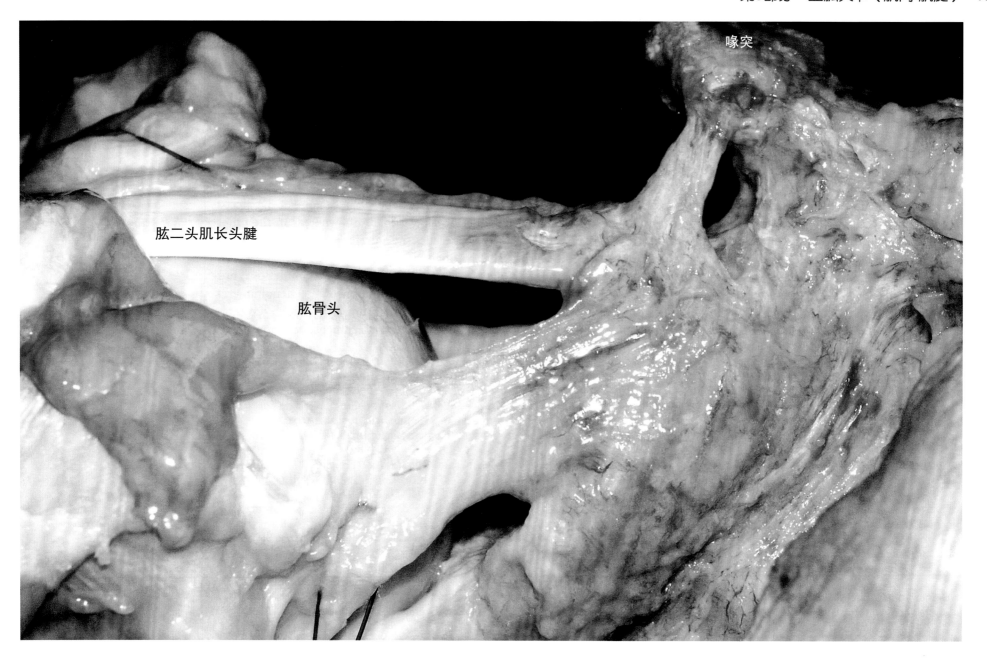

喙突

肱二头肌长头腱

肱骨头

盂肱上韧带和喙肱韧带共同稳定LHB滑车系统[78,79]。我们将从滑车系统平面开始，进而至盂上结节止点来描述LHB的关节内部分。在肱二头肌腱沟近端的肩袖间隙内，肱二头肌肌腱有浅层的喙肱韧带和滑车内部反折的盂肱上韧带环绕。两韧带共同止于肱二头肌腱沟开口处。肱二头肌滑车起到对抗前方剪切应力，保护LHB韧带的作用。就生物力学而言，韧带和肌腱纤维的方向反映了张力的方向。盂肱上韧带的纤维朝向LHB肌腱走行提示前方存在剪切应力。Werner等[80]和Gohlke等[81]提出，滑车系统的损伤可能导致外旋时肱二头肌长头腱前方不稳，并引起肩痛。通过关节镜检查，上肢位于身体侧方和旋转中立位时，LHB的关节内长度增加。肱二头肌大体观呈倒Y形附着于关节盂唇（图3.21）。Vangsness等[82]对100例肩关节进行大体研究后，将肱二头肌肌腱止点分为4种类型：完全后方、大部分后方、前后均等和完全前方，各型百分比分别是22%、33%、37%和8%。分型依据是肱二头肌肌腱至前上关节盂唇的纤维分布。由于前上盂唇至少包括了一部分肱二头肌腱纤维，因此，倒Y形不大可能出现于完全后方型，该型没有肱二头肌纤维走行至前上盂唇。而在其他类型中，通常有肱二头肌纤维行至前上盂唇。然而，即使前上盂唇是盂肱韧带总止点，Vangsness等未进行组织学检查，也未研究行至前上盂唇的盂肱韧带纤维分布[83]。

图3.21　a ~ b. 右肩关节镜下的后视图。**a.**肱二头肌长头（LHB）腱在关节盂的止点。**b.**肱二头肌长头腱在关节内的走行

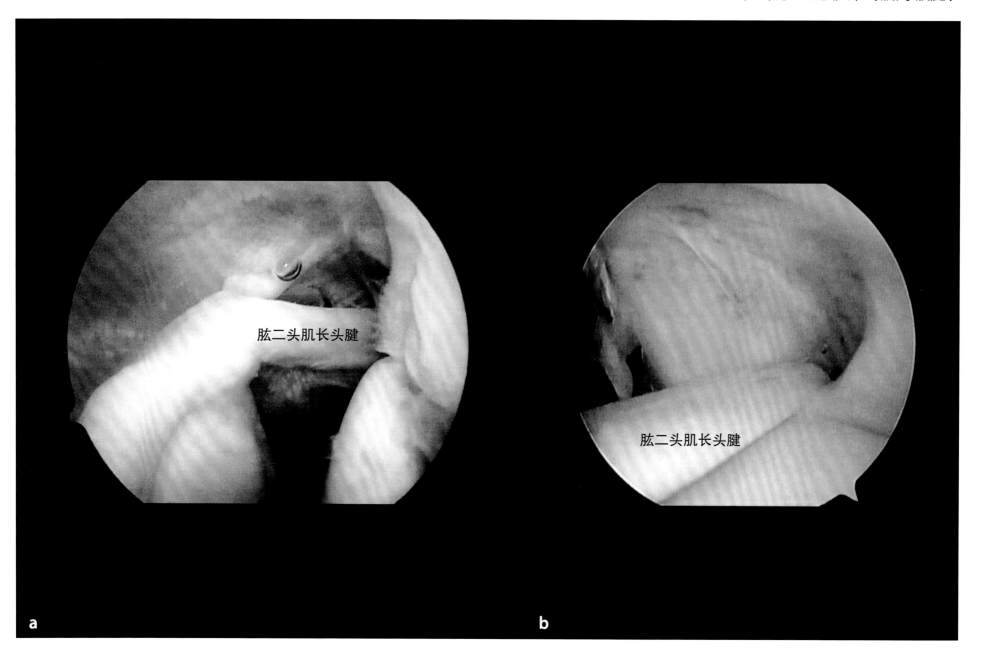

肱二头肌长头腱

肱二头肌长头腱

a b

Huber等[84]发现前上唇主要由盂肱下韧带纤维构成。但他们没有研究盂肱下韧带的纤维方向与肱二头肌肌腱的大体附着形式之间的关系。倒Y形的形成似乎不仅与肱二头肌肌腱纤维分布有关，还与盂肱下韧带至前上盂唇板的纤维分布有关。因此，就肱二头肌肌腱和盂肱下韧带二者至前上盂唇的纤维分布而言，观察两者之间的联系非常有趣。Tuoheti等[85]假设了肱二头肌肌腱至前上盂唇的纤维分布根据肱二头肌附着于前上盂唇的类型而异。如果前上唇大小恒定，其从肱二头肌肌腱接受的肌纤维越多，那么从盂肱下韧带接受的纤维就越少[85]。因此，他们认为，无论大体观如何，肱二头肌长头腱的盂唇附着点均位于后方。肱二头肌肌腱的大体附着形式取决于盂肱下韧带（IGHL）不同的附着高度。对于完全

后方型，IGHL止点低于4点钟位，而其他类型中均高于4点钟位。换言之，肱二头肌基本附着于后方，伴或不伴有纤维延伸进入前上盂唇，但因为盂肱下韧带止点的不同，肱二头肌看似附着于后方或前后方。由于盂唇撕裂和肱二头肌附着于上关节盂止点处的损伤（即SLAP损伤）[86]，在标本研究和患者中都很普遍，理解盂唇-肱二头肌复合体纤维走向的组织学结构对这些损伤的治疗有极其重要的作用。以前认为Ⅱ型SLAP损伤只影响肱二头肌长头腱（图3.22）。但是从研究中可以判断，Ⅱ型SLAP损伤不仅影响肱二头肌肌腱的关节盂止点，也影响盂肱韧带。因此，对于各种类型的SLAP，特别是投掷项目的运动员，不仅后盂唇，前上盂唇也应牢固固定，这样有助于减少SLAP损伤后相关的关节不稳。

图3.22 a～b. 右肩关节镜下观。**a.** Ⅱ型SLAP损伤延伸到后侧。**b.** Ⅳ型SLAP损伤

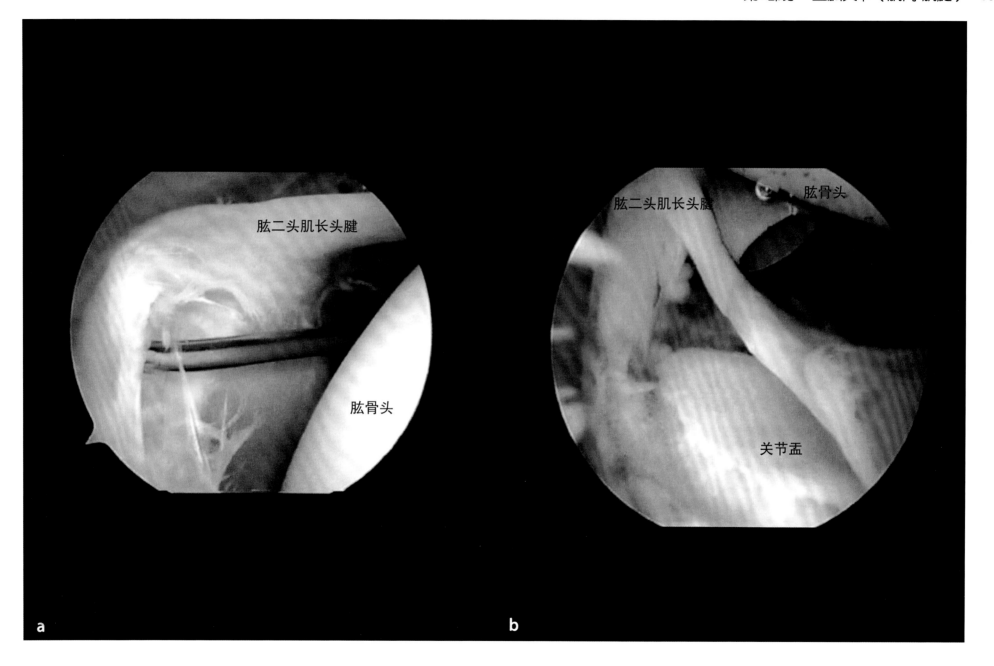

参考文献

1. Grant J, Smith C (1953) The musculature. In: Schaeffer J (ed) Morris' Human Anatomy: A Complete Systematic Treatise. Blakiston, New York, pp 399-609

2. Jobe CM (1998) Gross anatomy of the shoulder. In: Rockwood CA Jr, Matsen FA III (eds) The shoulder. Saunders, Philadelphia, pp 34-97

3. Sher JS, Iannotti JP, Warner JJ et al (1997) Surgical treatment of postoperative deltoid origin disruption. Clin Orthop 343:93-98 Ovid Full Text Bibliographic Links [Context Link]

4. Lee S-B, An K-N (2002) Dynamic glenohumeral stability provided by three heads of the deltoid muscle. Clin Orthop 400:40-47

5. Kuechle DK, Newman SR, Itoi E et al (1997) Shoulder muscle moment arms during horizontal flexion and elevation. J Shoulder Elbow Surg 6:429-439

6. Bassett RW, Browne AO, Morrey BF et al (1990) Glenohumeral muscle force and moment mechanics in a position of shoulder instability. J Biomech 23:405-415

7. Matsen III FA, Harryman DT II, Sidles JA (1991) Mechanics of glenohumeral instability. Clin Sports Med 10:783-788 Bibliographic Links [Context Link]

8. Alpert SW, Pink MM, Jobe FW et al (2000) Electromyographic analysis of deltoid and rotator cuff function under varying loads and speeds. J Shoulder Elbow Surg 9:47-58

9. Blasier RB, Guldberg RE, Rothman ED (1992) Anterior shoulder stability: Contributions of rotator cuff forces and the capsular ligaments in a cadaver model. J Shoulder Elbow Surg 1:140-150 [Context Link]

10. Cain RR, Mutschler TA, Fu FH et al (1987) Anterior stability of the glenohumeral joint: a dynamic model. Am J Sports Med 15:144-148 Bibliographic Links [Context Link]

11. Matsen FA III, Lippitt SB, Sidles JA et al (1994) Stability. In: Matsen FA III, Lippitt SB, Sidles JA, Harryman II DT (eds) Practical evaluation and management of the shoulder. Saunders, Philadelphia, pp 59-109 [Context Link]

12. Symeonides PP (1972) The significance of the subscapularis muscle in the pathogenesis of recurrent anterior dislocation of the shoulder. J Bone Joint Surg Br 54:476-483 [Context Link]

13. Thompson WO, Debski RE, Boardman ND III (1996) A biomechanical analysis of rotator cuff deficiency in a cadaveric model. Am J Sports Med 24:286-292 Bibliographic Links [Context Link]

14. Motzkin NE, Itoi E, Morrey BF et al (1994) Contribution of passive bulk tissues and deltoid to static inferior glenohumeral stability. J Shoulder Elbow Surg 3: 313-319

15. Markhede G, Monastyrski J, Stener B (1985) Shoulder function after deltoid muscle removal. Acta Orthop Scand 56:242-244

16. Kido T, Itoi E, Lee SD et al (2003) Dynamic stabilizing function of the deltoid muscle in shoulders with anterior instability. Am J Sports Med 31:399

17. Morrey B, Itoi E, An K (1998) Biomechanics of the shoulder. In: Rockwood C Jr, Matsen FA III (eds) The shoulder, 2nd edn. Saunders, Philadelphia, pp 890-896

18. DiGiovine MN, Jobe FW, Pink M et al (1992) An electromyographic analysis of the upper extremity in pitching. J Shoulder Elbow Surg 1:15-25

19. Burkhead WZ Jr, Rockwood CA Jr (1992) Treatment of instability of the shoulder with an exercise program. J Bone Joint Surg Am 74:890-896

20. Itoi E, Kuechle DK, Newman SR et al (1993) Stabilising function of the biceps in stable and unstable shoulders. J Bone Joint Surg Br 75:546-550

21. Matsen FA III, Thomas SC, Rockwood CA Jr et al (1998) Glenohumeral instability. In: Rockwood CA Jr, Matsen F III (eds) The shoulder, 2nd edn. Saunders, Philadelphia, pp 611-754

22. Ward SR, Hentzen ER, Smallwood LH et al (2006) Rotator cuff muscle architecture: implications for glenohumeral stability. Clin Orthop Relat Res 448:157-163

23. Cash CJC, Dixon AK, Bearcroft PWP et al (2002) Variations in the MRI appearance of the subscapularis tendon insertion of the shoulder joint (abstract). Clin Anat 15:72

24. Jost B, Koch PP, Gerber C (2000) Anatomy and functional aspects of the rotator interval. J Shoulder Elbow Surg 9:336-341

25. Clark JM, Harryman DT (1992) Tendons, ligaments, and capsule of the rotator cuff. J Bone Joint Surg Am 74:713-725

26. Totterman S, Miller R, Meyers S (1994) Basic anatomy of the shoulder by magnetic resonance imaging. Top Magn Reson Imaging 6:86-93

27. Cooper D, O'Brien S, Warren R (1993) Supporting layers of the glenohumeral joint: an anatomic study. Clin Orthop Relat Res 289:144-159

28. Pearsall AW, Holovacs TF, Speer KP (2000) The intra-articular component of the subscapularis tendon: anatomic and histological correlation in reference to surgical release in patients with frozen-shoulder syndrome. Arthroscopy 16:236-242

29. Curtis AS, Burbank KM, Tierney JJ et al (2006) The insertional footprint of the rotator cuff: an anatomic study. Arthroscopy 22:603-609

30. Paulos LE, Tibone JE (1991) Operative techniques in shoulder surgery. Aspen, Gaithersburg, Md

31. Basmajian JV (1976) Supraspinatus muscle. Primary anatomy. Williams &

Wilkins, Baltimore, pp 158-159

32. Itoi E, Hsu HC, Carmichael SW et al (1995) Morphology of the torn rotator cuff. J Anat 186:429-434

33. McMinn RMH (1990) Last's anatomy: regional and applied. Churchill-Livingstone, New York, p 72

34. Williams PL, Warwick R (eds) (1980) Gray's anatomy. Churchill Livingstone, Edinburgh

35. Kolts I (1992) A note on the anatomy of the supraspinatus muscle. Arch Orthop Trauma Surg 111:247-249

36. Edelson JG, Taitz C, Grishkan A (1991) The coracohumeral ligament. J Bone Joint Surg Br 73:150-153

37. Ho CP (1999) MR imaging of rotator interval, long biceps, and associated injuries in the overhead-throwing athlete. Magn Reson Imaging Clin North Am 7:23-37

38. Vahlensieck M, Pollack M, Lang P et al (1993) Two segments of the supraspinous muscle: cause of high signal intensity at MR imaging? Radiology 186:449-454

39. Volk AG, Vangsness CT Jr (2001) An anatomic study of the supraspinatus muscle and tendon. Clin Orthop 384:280-285

40. Itoi E, Berglund LJ, Grabowski JJ et al (2004) Tensile properties of the supraspinatus tendon. J Musculoskel Res 8:29-34

41. Minagawa H, Itoi E, Sato T et al (1996) Morphology of the transitional zone of intramuscular to extramuscular tendons of the rotator cuff. Katakansetsu 20:103-110

42. Sano H, Ishii H, Yeadon A et al (1997) Degeneration at the insertion weakens the tensile strength of the supraspinatus tendon: a comparative mechanical and histologic study of the bone-tendon complex. J Orthop Res 15:719-726

43. Uhthoff HK, Sano H (1997) Pathology of failure of the rotator cuff tendon. Orthop Clin North Am 28:31-41

44. Nakajima T, Fukuda H (1993) Fiber arrangements of the supraspinatus tendon. J Shoulder Elbow Surg 3:S49

45. Howell SM, Imobersteg AM, Seger DH et al (1986) Clarification of the role of the supraspinatus muscle in shoulder function. J Bone Joint Surg Am 68:398-404

46. Soslowsky LJ, Carpenter JE, Bucchieri JS et al (1997) Biomechanics of the rotator cuff. Orthop Clin North Am 28:17-30

47. Roh MS, Wang VM, April EW et al (2000) Supraspinatus muscle-tendon: anterior and posterior musculotendinous anatomy of the supraspinatus. JBJS 9:436-440

48. Gschewend N, Ivosevic-Radavanovic D, Patte D (1992) Rotator cuff tear: relationship between clinical and anatomopathological findings. Arch Orthop Trauma Surg 107:7-15

49. Nakajima T, Rokuuma N, Hamada K et al (1994) Histologic and biomechanical characteristics of the supraspinatus tendon: reference to rotator cuff tearing. J Shoulder Elbow Surg 3:79-87

50. Fallon J, Blevins FT, Vogel K et al (2002) Functional morphology of the supraspinatus tendon. J Orthop Res 20:920-926

51. Burkhart SS (1991) Arthroscopic treatment of massive rotator cuff tears: clinical results and biomechanical rationale. Clin Orthop 267:45-56

52. Curtis AS, Burbank KM, Tierney JJ et al (2006) The insertional footprint of the rotator cuff: an anatomic study. Arthroscopy 22:603-609

53. Lui J, Hughes RE, O'Driscoll SW et al (1998) Biomechanical effect of medial advancement of supraspinatus tendon. J Bone Joint Surg Am 80:853-859

54. Codman EA (1934) The shoulder. Boston: Thomas Todd

55. Ellman H, Gartsman GM, Hengst TC (1993) Arthroscopic shoulder surgery and related procedures. Philadelphia: Lea & Febiger

56. Itoi E, Konno N, Kido T et al (1997) Function of the anterior one-third of the supraspinatus tendon (anterior tendinous band). J Jpn Orthop Assoc S161

57. Itoi E, Hsu HC, Carmichael SW et al (1995) Morphology of the torn rotator cuff. J Anat 186: 429-34

58. Keating JF, Waterworth P, Shaw-Dunn J et al (1993) The relative strength of the rotator cuff muscles. A cadaver study. J Bone Joint Surg 75B: 137-40

59. Minagawa H, Itoi E, Konno N et al (1998) Humeral attachment of the supraspinatus and infraspinatus tendons: an anatomic study. Arthroscopy 14: 302-6

60. Parsons IM, Apreleva M, Fu FH et al (2002) The effect of rotator cuff tears on reaction forces at the glenohumeral joint. J Orthop Res 20:439-446

61. Burkhart SS, Esch JC, Jolson RC (1993) The rotator crescent and rotator cable: an anatomic description of the shoulder's "suspension bridge." Arthroscopy 9: 611-616

62. Burkhart SS (1992) Fluoroscopic comparison of kinematic patterns in massive rotator cuff tears: A suspension bridge model. Clin Orthop Relat Res 284: 144-152

63. Halder AM, O'Driscoll SW, Heers G (2002) Biomechanical comparison of effects of supraspinatus tendon detachments, tendon defects, and muscle retractions. J Bone Joint Surg Am 84: 780-785

64. Petit J, Filippi GM, Emonet-Dénand F et al (1990) Changes in muscle stiffness produced by motor units of different types in peroneus longus muscles of cat. J Neurophysiol 63: 190-197

65. Petit J, Filippi GM, Gioux M et al (1990) Effects of tetanic contraction of motor units of similar type on the initial stiffness to ramp stretch of the cat peroneus longus muscle. J Neurophysiol 64:1724-1732

66. Gordon AM, Huxley AF, Julian FJ (1966) The variation in isometric tension with sarcomere length in vertebrate muscle fibres. J Physiol 184:143-169

67. Williams GR Jr, Iannotti JP, Rosenthal A et al (1996) Anatomic, histologic, and magnetic resonance imaging abnormalities of the shoulder. Clin Orthop Relat Res 330:66-74

68. Abrams RA, Tsai AM, Watson B et al (2000) Skeletal muscle recovery after tenotomy and 7-day delayed muscle length restoration. Muscle Nerve 23:707-714

69. McLaughlin HL (1944) Lesions of the musculotendinous cuff of the shoulder: The exposure and treatment of tears with retraction. J Bone Joint Surg Am 26:31-51

70. Gerber C (1991), Krushell R (1991) Isolated rupture of the tendon of the subscapularis muscle. J. Bone Joint Surg Br 73:389

71. Scheibel M, Magosch P, Pritsch M, Lichtenberg S,Habermeyer P (2005) The belly-off sign: a new clinical diagnostic sign for subscapularis lesions.Arthroscopy. 21:1229-1235

72. Barth JR, Burkhart SS, De Beer JF (2006) The bear-hug test: a new and sensitive test for diagnosing a subscapularis tear. Arthroscopy 22:1076-1084

73. Slatis P, Aalto K (1979) Medial dislocation of the tendon of the long head of the biceps brachii.Acta Orthop Scand 50:73-77

74. Rockwood CA Jr, Matsen FA (1990) The shoulder, 1st edn, vol. 2. Philadelphia: Saunders 565-660

75. Van Holsbeek M, lntrocaso JH (1990) Musculoskeletal ultrasound, 1st ed. St. Louis: Mosby-Year Book, pp 265-284, 316

76. Refior H.J, Sowa D (1995) Long tendon of the biceps brachii: sites of predilection for degenerative lesions. J Shoulder Elbow Surg 4:436-440

77. Eakin CL, Faber KJ,Hawkins RJ et al (1999) Biceps tendon disorders in athletes. J Am Acad Orthop Surg 7:300-308

78. Ferrari DA (1990) Capsular ligaments of the shoulder.Anatomical and functional study of the anterior superior capsule. Am J Sports Med 18:20-24

79. Walch G, Josserand LN, Levigne C et al (1994) Tears of the supraspinatus tendon associated with "hidden" lesions of the rotator interval. J Shoulder Elbow Surg 3:353-360

80. Werner A,Mueller T, Boehm D et al (2000) The stabilizing sling for the long head of the biceps tendon in the rotator cuff interval. Am J Sports Med 28:28-31

81. Gohlke F, Essigkrug B, Schmitz F (1994) The patterns of the collagen fiber bundles of the capsule of the glenohumeral joint. J Shoulder Elbow Surg 3:111-128

82. Vangsness CT, Jorgenson SS,Watson T et al (1994) The origin of the long head of the biceps from the scapula and glenoid labrum. J Bone Joint Surg Br 76:951-953

83. O'Brien SJ, Neves MC, Arnoczky SP et al (1990) The anatomy and histology of the inferior glenohumeral ligament complex of the shoulder. Am J Sports Med 18:449-456

84. Huber WP, Putz RV (1997) Periarticular fiber system of the shoulder. Arthroscopy 13:680-691

85. Tuoheti Y, Itoi E, Minagawa H, Yamamoto N et al (2005) Attachment types of the long head of the biceps tendon to the glenoid labrum and their relationships with the glenohumeral ligaments. Arthroscopy 21:1242-1244

86. Snyder SJ, Karzel RP, Del Pizzo W et al (1990) SLAP lesions of the shoulder. Arthroscopy 6:274-279

第4部分　盂肱关节囊

4.1 关节囊的纤维肌腱袖

Giovanni Di Giacomo

在过去的30年里，关节镜技术带来的影响引发了对韧带（盂肱上、中、下韧带）近距离观察的演变，使它们看起来如同条带或皱褶一样清晰，而不再是较大复合体的一部分；另外，显微组织学技术开拓了我们对盂肱下韧带和上方结构的认识，使人们更了解喙肱和盂肱上韧带、肩袖肌腱和横韧带之间的紧密联系。

人们普遍认为，肌腱袖的构造、关节囊和韧带组成能承受生理负荷，并使应力集中最小化。之前和接下来部分的主要目的是使大家对盂肱关节囊和肩袖肌腱，这些使肩袖有效工作的解剖结构，形成"整体观"（图4.1）。

肩袖肌腱大体观似融入其肱骨结节止点附近的结构中，

切除上方滑囊和下方关节囊后完整显露肩袖的两面，就可清晰看到该结构。冈上肌和冈下肌在距其肱骨止点近端15mm处汇合，且无法钝性解剖分离。尽管小圆肌的肌肉部分和冈下肌之间留有间隙，但这些肌肉组织在肌肉-肌腱接合处近端无法分离。小圆肌和肩胛下肌的止点位于肱骨外科颈，延伸至其在肱骨结节止点下方近端约2cm处。

肩袖的肌腱通过浅表和深层的纤维结构在肱骨结节止点附近得到加强。

- 肌腱的浅面由一层厚纤维组织覆盖，这层组织位于三角肌下滑囊深层的下方。是一层自喙突外缘，越过冈上肌、冈下肌肌腱，最终到达肱骨，呈扇形向后外方延伸的宽厚纤维带。

- 该组织带还将喙肱韧带（CHL）沿关节囊表面带入附着于其下方肱骨大、小结节的肩胛下肌肌腱和冈上肌肌腱之间的间隙[1-4]。

图4.1 左肩前视图：显示整个关节不同连接方式，韧带和韧带连接（——→），韧带和肌腱连接（--→）

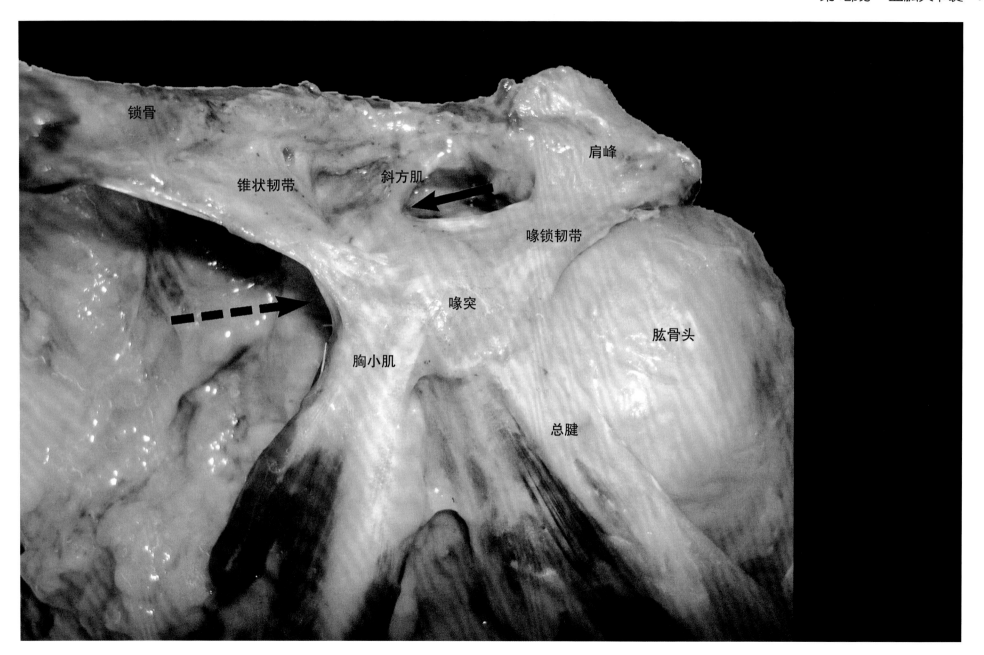

从下方的肩关节囊处游离肩袖肌腱并翻向外侧，或同时切除肩袖和关节囊后检查其深面时，就可以发现喙肱韧带的其他组成部分。从这些方面观察，可以看到肌腱紧密贴附在靠近其肱骨止点处的关节囊上[2]。

有一宽1cm、向后垂直于冈上肌和冈下肌肌腱走行的带状纤维组织增厚肌腱下方的关节囊；此纤维带延伸至冈下肌肌腱的后缘，似为穿过关节囊和肩袖肌腱之间空隙的喙肱韧带的深部延伸（图4.2）。

关节囊牢固地附着于肱骨止点附近的肩袖深面（第一区）。临近紧密附着的肌腱-关节囊区为肩袖肌群和关节囊之间疏松附着的第二区；第三区靠近关节盂的边缘，并不与肩袖相连。肩袖肌腱未穿过关节囊的腋囊，但内侧一般恒定可见肱三头肌长头的外侧肌肉部分。肩胛下肌和小圆肌的止点向远端延伸至下关节囊的肱骨止点水平。这些肌纤维止于腋囊前后。在肩胛下肌和冈上肌之间间隙处的关节囊较厚（>2mm），并续为前述的纤维组织带。较厚的关节囊最稳定地附着于肱骨结节上，而较薄（<1mm）的，也就是后下方和下方关节囊没有相应附着[5,6]。

肩关节囊是个复杂的结构，由"特殊的定向纤维"带加强。行使几种不同的功能，包括：

1. 支撑滑膜；
2. 限制关节运动；
3. 密闭效应；
4. 关节周围肌腱附着的延伸。

Clark[5]发现关节囊的很多结构特点与其上方被称为肩袖的肌腱单元联系紧密。关节囊和肩袖一般通过两种功能相互作用：力学和本体感受。疏松的肌肉附着可能像膝关节肌回缩髌上囊那样，回缩多余的关节囊部分。临近肱骨的紧密的关节囊-肌腱连结的功能之一可能是确保由肩袖产生的张力可以平均地分布至关节囊内。

盂肱关节（glenohumeral joint，GHJ）的特性就是通过动态和静态力学机制的结合，将肱骨头精确地维持于关节盂中央，同时可作大范围的关节活动。肩袖和肱二头肌是维持GHJ动态稳定的主要结构。它们通过两种主要机制发挥作用：

1. 关节加压，由同步的主动肌肉收缩引起：可在上肢不同位置保持关节面相匹配。这些肌肉同时还压迫肱骨头，形成一个可使三角肌举起上肢的支点。
2. 通过直接附着于临近肱骨结节的肩袖肌腱上的盂肱韧带的动力学效应。

由Warner等[7]制作的动态肩关节模型证实了韧带的走向的确受肩袖收缩的影响。这些动力学机制的强化是通过肩胸/肩肱的活动节律和本体感觉进行平衡的。

图4.2 左肩后上观：肩峰切除后显露肩袖和关节囊。盂肱关节内有几个韧带-肌肉反射弧，存在这种弧状结构说明韧带和肌肉在生物力学和本体感受方面协同起作用。在冈上肌和冈下肌肌腱下方，一束纤维组织垂直于肌腱并在后方走行（------）纤维组织，（——）冈上肌肌腱纤维

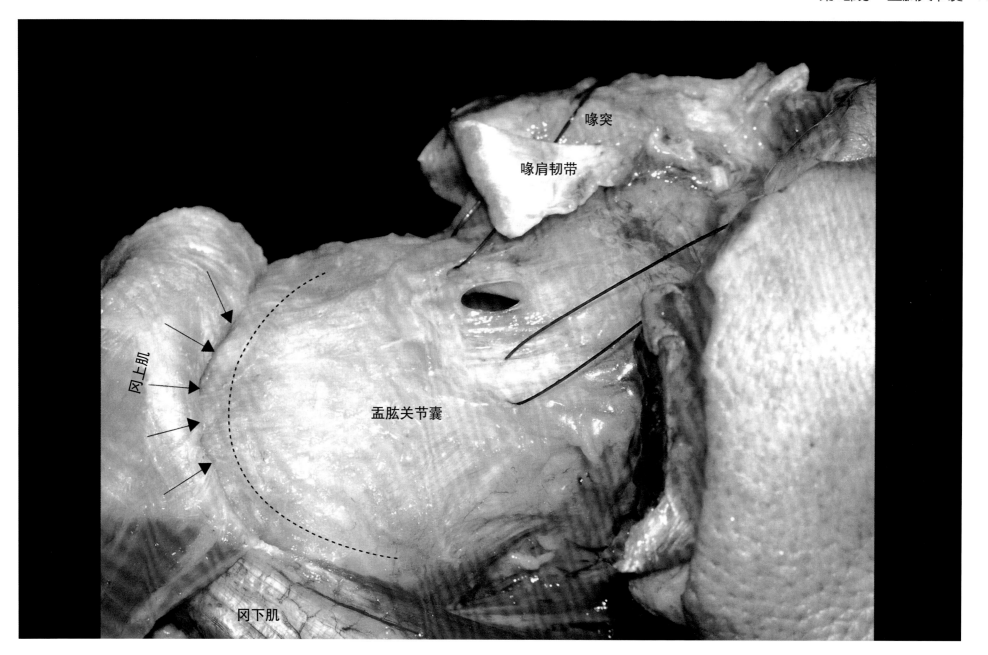

一些研究[7]发现，短肩袖肌群（肩胛下肌、冈上肌、冈下肌和小圆肌）的肌腱纤维以及盂肱关节囊的纤维互相交织（图4.3）。这一相互作用使肌腱加强了关节囊[4]，也加强了关节囊纤维[8]，特别是"横带"可把各肌腱维持在一起，以防止它们从边缘处撕裂，也可以分散一部分肩袖产生的张力。

至少一半的关节囊接收周围肌肉的加强纤维：最明显的是与冈上肌和肩胛下肌之间的连结，此外，它们也与冈下肌、小圆肌和二头肌长头腱连结[5]。Clark和Harryman[6]及Gohlke等[9]在关节囊和上肩袖的组织学研究中发现了5个明显的层次：

1. 滑膜层正下方是一薄层互相交织的网状纤维。
2. 第二层变厚，主要由源自关节囊的环形和喙肱系统的强大纤维组织互相交织构成。可以看到喙肱韧带沿肩袖间隙延伸，并形成了二头肌长头腱部分纤维组织的顶部，环绕冈上肌和肩胛下肌的边缘，并在其下方进入关节囊，可深达1cm。喙肱韧带也延伸进入由三角肌下方滑囊深层一部分组成的纤维鞘内。盂肱上韧带与喙肱韧带前缘于两韧带在肱骨附着处附近的肩胛下肌上缘下方融合。盂肱上、中韧带位于关节囊和肌腱之间的软组织层内，环绕肩胛下肌上、下缘。
3. 中间层含有一些交叉走行的疏松肌腱纤维，向肌腱止点处逐渐致密，并将关节囊层与深层和肌腱相连。

4. 在肌腱层中，有冈上肌肌腱发出的纤维束与冈下肌肌腱以及环绕肱二头肌肌腱的纤维通道相连。Gagey等[10]发现冈上肌的纤维结构沿其前缘更致密而强壮，而肩胛下肌的纤维结构向其外上缘会聚。此纤维锁结构围绕肩袖间隙提供了额外的组织加强。
5. 最后，纤维束浅层由喙突发出，越过肌腱组织，形成了肩峰下滑囊深层的一部分。

4.2 上（盂肱韧带）复合体

Giovanni Di Giacomo, Nicole Pouliart

大多数学者已描述过喙肱韧带和盂肱上韧带（superior glenohumeral ligaments, SGHL）。另外，由于肩袖索、肩袖间隙和邻近的韧带在盂肱关节不稳和粘连性关节囊炎中的重要性，以及正常盂肱关节功能中的本体感觉作用，使这些结构较前更受人关注。

但是，大家对这一特别的解剖区域似乎感觉很困惑。我们可以从最近的研究数据中发现，盂肱关节囊上部的纤维结构比之前描述得更为复杂。而上关节囊的整体结构可总结如下：

图4.3 左肩后视图：冈下肌和后上方关节囊分离，并向侧方翻转。肩胛冈在根部被切除。肩袖腱性部分的纤维互相交织且和盂肱关节囊的纤维相互交织混合。

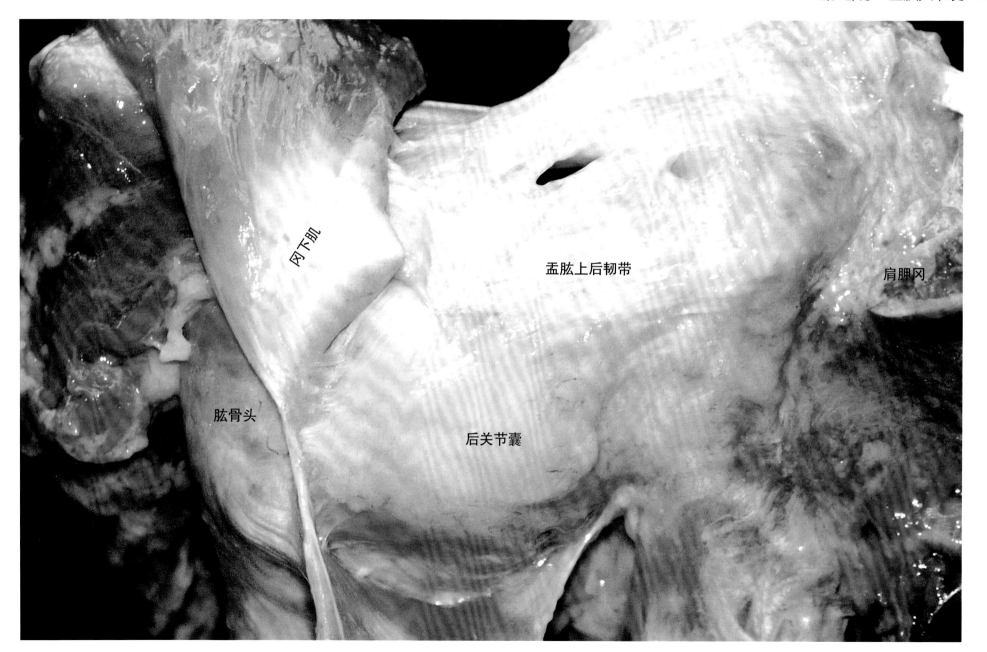

冈下肌

盂肱上后韧带

肩胛冈

肱骨头

后关节囊

1. 由喙肱韧带、盂肱上韧带和喙盂韧带（图4.4a）形成的前支。
2. 由盂肱后上韧带形成的后支（图4.4b）。
3. 在肱骨的前、后方附着之前，前、后支融合进入横带。
4. 在横形纤维带平面，融合的韧带再与冈上肌和冈下肌肌腱合并。
5. 盂肱关节囊上部的纤维加强由横形的肱韧带完成，此韧带与盂肱上韧带和喙肱韧带合并形成了肱二头肌滑车的顶部。
6. 上复合体通过由盂唇、斜肌束、横形纤维组织带和盂肱中韧带形成的一系列斜形和环形纤维带，与下复合体相联系。

上复合体的类型

根据Pouliart等[55,56]的分型系统：

a. 盂肱后上韧带缺失（图4.4c）；
b. 宽阔的、融合性上复合体（图4.4d）；
c. 上复合体在盂肱后上韧带和复合体（AL）前支之间有小间隙：盂肱上韧带和喙肱韧带在中三分之一处融合，而无喙盂韧带（图4.4b）；
d. 上复合体在盂肱后上韧带和复合体前支之间有中等大小的间隙：盂肱上韧带和喙肱韧带在内侧三分之一处融合，而

无喙盂韧带；
e. 上复合体在盂肱后上韧带和复合体前支之间有中等大小的间隙：盂肱上韧带、喙肱韧带和喙盂韧带不能分离（图4.4a）；
f. 上复合体在盂肱后上韧带和复合体前支之间有宽间隙：盂肱上韧带和喙肱韧带不能分离，有明显的喙盂韧带（图4.4e）；
g. 上复合体在盂肱后上韧带和复合体前支之间、盂肱上韧带和喙肱韧带之间有极宽的间隙（图4.4f）；
H. 带有极宽的盂肱后上韧带的上复合体，而喙肱韧带和盂肱上韧带较薄：喙盂韧带融合入盂肱后上韧带。

　　Ferrari[11]认为喙肱韧带的单一宽阔的起点源自喙突基底部而非喙突尖。喙肱韧带从喙肩韧带下方发出，向后沿其长度与冈上肌筋膜融合，向前融入肩胛下肌肌腱止点。外侧附着点于肱骨大、小结节处双倍增厚，从而为肱二头肌肌腱形成一管道。盂肱上韧带起自盂上结节，肱二头肌长头腱的正前方。外侧观，喙肱韧带和盂肱上韧带二者于中部融合，因此，很难从外侧缘分离两韧带。两韧带均止于所谓的"肱骨中央窝"。其他的教科书中均有喙肱韧带和盂肱上韧带的相关描述[12-15]。Boardman等[16]发现，上盂肱喙肱韧带呈漏斗状，并容易将其沿起点至止点分离。喙肱韧带比盂肱上韧带更宽。喙肱韧带有更宽阔的外侧基底，而盂肱上韧带的内侧基底部更宽。在他们的描述中，只有喙肱韧带与肩袖肌腱融合。

图4.4　a～f. 右肩侧视图。**a.**上复合体在前支（盂肱上韧带和喙肱韧带）和后支（盂肱上韧带）之间有中等大小的间隙。**b.**上复合体在前支（AL）和后支（PL）之间有小间隙。**c.**去除后支图。**d.**宽阔并汇合在一起的前后支。**e.**有宽间隙的上方复合体。**f.**有极宽间隙的上复合体。

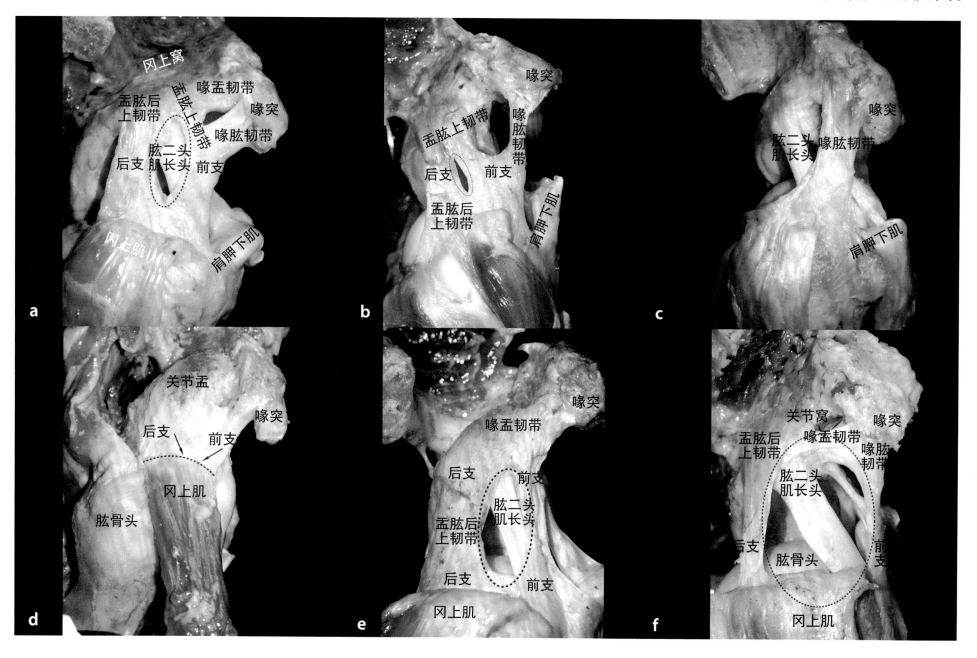

早在1910年，Delorme[8]就已经对盂肱上韧带复合体前支的三部分做了详尽的描述。

喙肱韧带起自喙突后外缘、喙肩韧带两分支之间的下方。大多情况下，也可起自喙突的基底，宽度从1cm至2.5cm以上不等，形状也各不相同（图4.5）。一般而言，喙肱韧带形成了经外侧走行，并跨过关节囊上方，腹侧缘游离的硬板结构。最后，其向肩胛下肌肌腱走行，并止于小结节。通常，喙肱韧带的纤维向盂上结节弧线走行，然后形成所谓的喙盂韧带。喙盂韧带的纤维于后方与起自盂上结节、横跨肱二头肌长头腱的部分关节囊融合。背侧部分被与之交织的冈上肌腱覆盖，并在大结节上形成共同止点。两纤维系统自肱骨结节止点前方不远处的背侧部分形成分支。此纤维系统沿盂肱关节囊的解剖颈前后走行，并标记横带或肩袖索。大、小结节的双附着点为肱二头肌长头腱形成了一个通道。

盂肱上韧带起自盂唇上极，并有部分纤维起自肱二头肌起点腹侧的盂上结节。起点处可见肱二头肌肌腱和韧带相互交织，韧带与伴行小动脉沿肌腱外侧走行。在该处，盂肱上韧带可能仅是滑膜内薄带状的皱褶。最后，盂肱上韧带止于小结节正上方肱骨关节面处的小压迹（肱骨中央窝）。Delorme[8]的解剖研究中发现，盂肱上韧带恒定出现，该结果与Welcker[17]的研究结果相反，而与Fick[18]相同。

因为喙肱韧带、盂肱上韧带和喙盂韧带似乎不同程度地互相融合，我们认为这些韧带应作为一个整体功能单位进行研究，即喙盂肱韧带。虽然如此，在本部分内容中，我们仍将分别对这三条韧带做详细描述。

本部分主要阐述上（盂肱韧带）复合体的结构：
1）喙盂肱韧带及其组分
    a.喙肱韧带
    b.盂肱上韧带
    c.喙盂韧带
2）盂肱后上韧带
3）肩袖索或横带
4）肩袖间隙
5）肱二头肌滑车

图4.5 右肩侧视图：喙肱韧带起于喙突外侧缘，在喙肩韧带远端止点下方

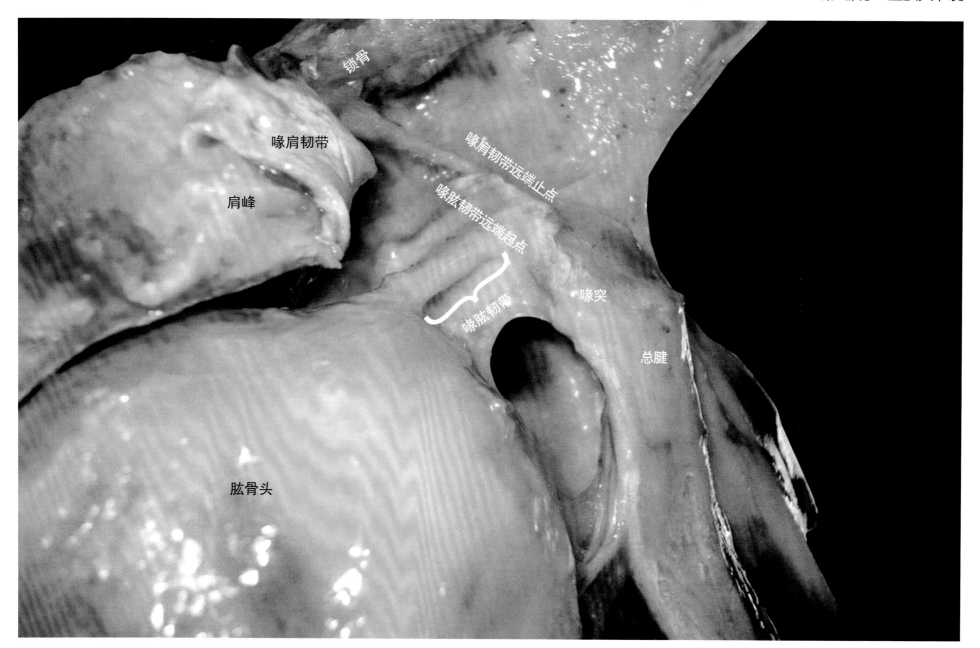

锁骨

喙肩韧带

肩峰

喙肩韧带远端止点

喙肱韧带远端起点

喙突

喙肱韧带

总腱

肱骨头

4.2.1 喙肱韧带

文献中可以查到关于喙肱韧带（图4.6）的各种描述。

根据Schlemm[19]的研究，喙肱韧带有两大起源：其一位于上方、更为粗大，自喙突外侧缘向肱二头肌腱沟后缘走行；另一个位于下方，较纤细，自近肱二头肌长头腱起点处的盂唇和盂缘，向肱二头肌腱沟前缘走行。喙肱韧带在冈上肌和肩胛下肌之间走行，并形成沟槽以容纳肱二头肌长头腱。喙肱韧带附着于肱二头肌腱沟的内、外侧缘及肱骨大、小结节。很多学者认可该描述[17,18,21,22]。其他教科书中[8,17,23-26]只提及单一起自于喙突基底部的喙肱韧带喙肱部分。据Delorme[8]所述，大多19世纪晚期和20世纪早期的学者和教科书都未提及喙肱韧带起于喙突尖。通常盂肱上、中韧带和喙肱韧带相混合，而被认为是一个单一的结构，也就是经常提到的喙肱韧带。

Kocher[27]描述了Y形喙肱韧带起自于紧邻肱二头肌起点前方的喙突基底部，然后分为两部分。后上支较纤细，向肱骨大结节走行，部分纤维与紧邻其止点处的冈上肌肌腱交织，另一部分纤维继续向下走行进入关节囊。尽管大多学者阐述了这部分止点与喙肱韧带相关联，而实际上，其起点与盂肱上韧带相对应。相比之下，前下分支较粗大，主要附着于小结节，但也有部分纤维下行进入关节囊。此分支实际上就是大部分学者所描述的盂肱中韧带。

Debierre[28]、Sappey[29]和Testut、Latarjet[12]描述了起自喙突向大结节走行、并与环状关节囊纤维相融合的"浅层盂肱韧带"。他们增加了"深层部分"概念，即从喙突至盂上结节发出、并沿肱二头肌长头腱附着点和盂唇走行的喙盂韧带。

Debierre[28]却认为这一深层部分同时向肱骨大、小结节走行，并与浅层融合。大多数学者描述的盂肱上韧带即为此深层部分的延续。

尽管Hoffman[30]尚未能单独辨识盂肱关节囊内各韧带，但他同意其他学者有关喙肱韧带由两部分构成的描述："前柱"，即喙肱韧带本身；"后柱"，即盂肱上韧带。

Meckel[31]和Langer[20]也仅描述了加强关节囊的上纤维束，尽管Meckel描述了有自喙突发出的纤维参与盂唇的构成，即所谓的"喙肱韧带"。

图4.6 右肩前外视图：喙肱韧带和盂肱关节囊融合成一体

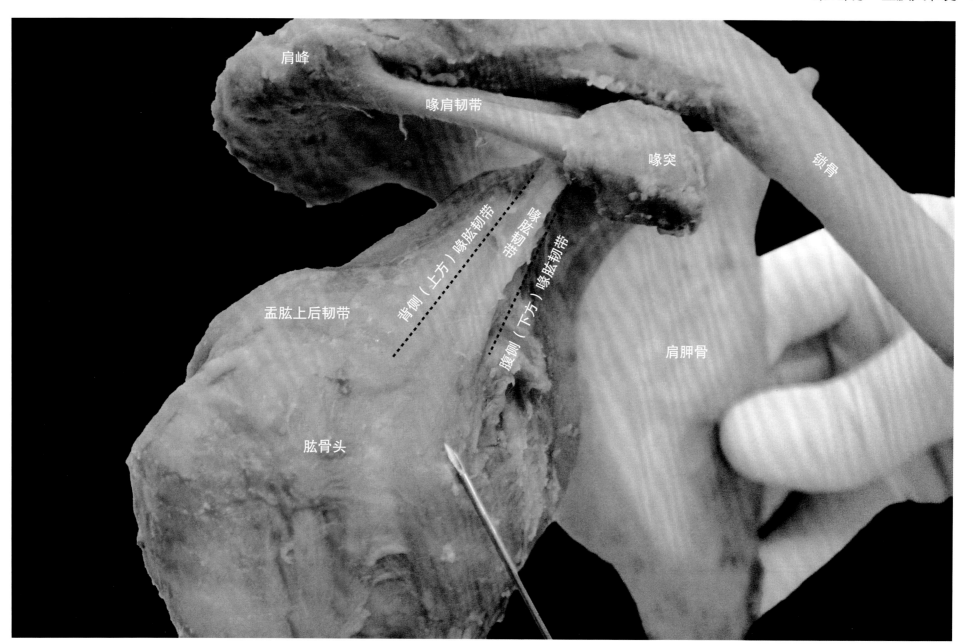

喙肱韧带起自喙肩韧带两分支之间及下方的喙突后外侧缘。大多数情况下，喙肱韧带还可以起于喙突基底，形状变化较多，宽度从1cm到2.5cm以上不等。

有些学者[9,32-34,35,36,37]发现，喙肱韧带表现为关节囊的增厚或关节囊皱褶，但极少与定义明确的组织学结构相一致；大多数学者描述了自喙突基底部后缘，并延伸至其前方24mm处的相对较宽的起点（图4.7）。根据Cooper等[32,33]的研究发现，起点通常呈V形。Kolt的研究小组发现一部分喙肱韧带起自喙盂韧带[35,38]，同时也发现了与Kebierre和Sappey的研究发现相似的两部分，但韧带并未附着于骨面，而是止于从冈上肌肌腱前缘到冈下肌肌腱后缘横跨肱骨头的宽阔的半环形带状结构外侧[39]。

正如Clark、Harryman[6]和Cooper等[32,33]展示的，喙肱韧带位于由冈上肌肌腱和肩胛下肌肌腱形成的肩袖间隙下方。根据他们的描述，喙肱韧带起点宽而薄，宽1~2cm，沿着喙突背外侧近端1/3走行。另外，延续成为胸小肌肌腱的情况更为少见[32-41]。在一些标本[5,16,42-46]中发现，胸小肌肌腱或跨过喙突，在喙肩韧带的两部分之间延续，并直接附着于喙肱韧带上；或继续行入喙盂韧带，有时甚至向更外侧走行直至冈上肌肌腱。这些观察报告使一些学者认为喙肱韧带可能是胸小肌肌腱的进化残留物。Landsmeer[47]把喙肱韧带描述为在冠状位方向上限制肩胛下肌筋膜的骨纤维弓的一部分。

图4.7 右肩侧视图：图4.6的放大图

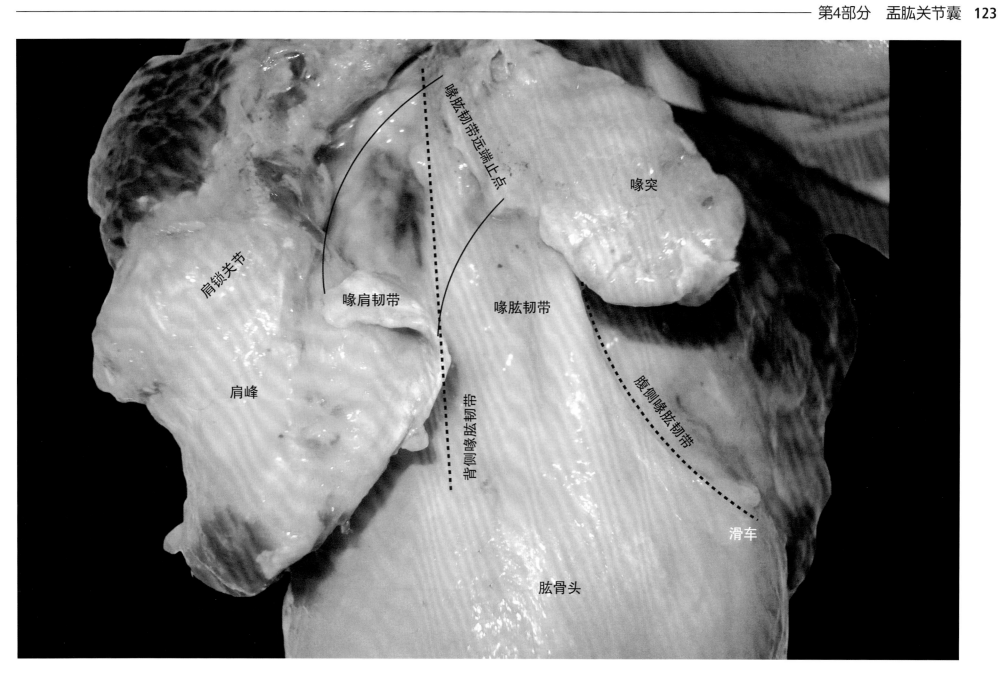

肩锁关节

喙肩韧带

喙突

喙肱韧带

喙肱韧带远端止点

肩峰

背侧喙肱韧带

腹侧喙肱韧带

滑车

肱骨头

根据不同的观察结果，喙肱韧带的两部分都附着于"肱骨半环韧带"上，因此其纤维并不直接附着于肱骨大、小结节（图4.8）。我们的关节镜和解剖学研究结果提示，喙肱韧带有两条主要的纤维带：（1）起自喙突背外侧最前方的腹侧带（即Kolts提出的前带和Gohlke提出的环形系统）：一些纤维附着于肩袖索上，而其余的纤维与盂肱上韧带混合形成"内反折滑车"。（2）起自喙突基底的背侧带（即Kolts提出的上带和Gohlke提出的放射带）：朝盂肱后上韧带前方的肩袖索走行并形成滑车的顶和外侧壁。

喙肱韧带的附着处存在几种变异[32-36,38,40]：

1. 附着于肩袖间隙或者冈上肌肌腱，抑或横带处最常见，而并非大多数标本中所见的肱骨上分散附着。有时可见从喙肱韧带发副韧带与肩胛下肌肌腱融合；

2. 同时附着于肱二头肌腱沟两旁的肱骨大、小结节也很常见；

3. 喙肱韧带退化或缺如少见，经常与肩袖严重撕裂有关。

再次根据Harryman等[1]和Cooper等[32]的研究结果发现，喙肱韧带可分浅深两层。大部分浅层纤维广泛附着于大结节，而15%～50%宽的纤维附着于小结节。大部分深部纤维在冈上肌肌腱下方附着于大结节，而一小部分跨过肱二头肌肌腱上方，附着于小结节最近端处，形成环绕肱二头肌长头腱的前方覆盖带（内侧喙肱韧带）。尚有纤维附着于肩胛下肌上缘和肱骨横韧带。这些附着点紧密交错，无法与关节囊处的韧带进行区分。关节囊、喙肱韧带、盂肱上韧带和肩袖肌腱在邻近肱骨的韧带止点处相互融合[9]。

图4.8 a～f. 右肩关节镜后路图：盂肱上韧带。**(a)**喙肱韧带腹侧纤维和盂肱上韧带混合形成一个"内反折滑车"。**(b)**喙肱韧带腹侧纤维的部分走行于肩袖索。**(c、d)**右肩关节镜前路图：在后下方关节囊内的肩袖索**(e、f)**

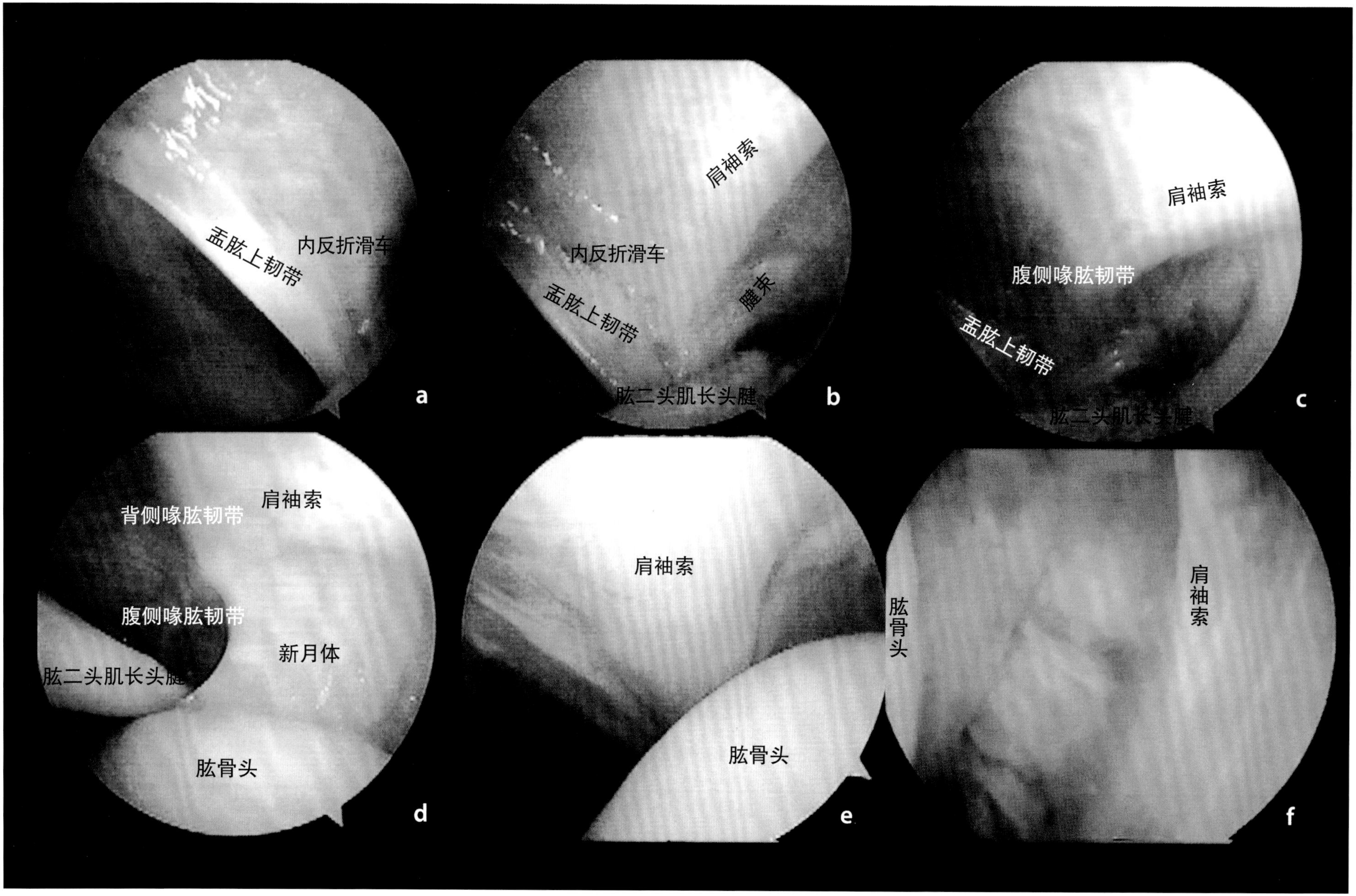
盂肱上韧带
内反折滑车
a
肩袖索
内反折滑车
腱束
盂肱上韧带
肱二头肌长头腱
b
肩袖索
腹侧喙肱韧带
盂肱上韧带
肱二头肌长头腱
c
背侧喙肱韧带
肩袖索
腹侧喙肱韧带
新月体
肱二头肌长头腱
肱骨头
d
肩袖索
肱骨头
e
肱骨头
肩袖索
f

4.2.2　盂肱上韧带

Flood[148]认为他是第一位描述盂肱上韧带与肱二头肌长头腱在盂肱关节内平行走行的学者。而Delorme[8]认为，盂肱上韧带[12,18,46,49]相当于Welcker[17]描述的第五韧带，即所谓的"肱骨关节间滋养韧带［原文如此］肱骨圆韧带"。Flood[148]和Welcker[17]认为该韧带类似于股骨头圆韧带，附着于软骨面内，尽管它形成了宽度各异的浅窝（肱骨头窝）（图4.9，放大）。这是一个肱骨小结节上方关节面上的小压迹。

Welcker认为盂肱上韧带很少出现；相反的，另外一些学者[4,16,50,51]则发现该韧带恒定出现，标本中出现率为94%～98%。另外，Fick的研究[18]证实了盂肱上韧带是盂肱关节囊常见的组成部分。

盂肱上韧带起于盂唇上极，而另有一些纤维起自盂上结节，位于肱二头肌肌腱起点的腹侧（图4.9）。

盂肱上韧带与肱二头肌肌腱可能在其起点处互相交错，然后，韧带可能沿肌腱外侧走行，并有一小动脉伴行。此处，韧带看上去只是薄条状滑膜皱褶。

然而，有关盂肱上韧带的起源的讨论目前仍存在争议[17]。

大多学者发现，它起自紧邻肱二头肌肌腱的盂颈上部，通常在肱二头肌肌腱下向小结节走行。而另一些学者[4,43,51,52]认为盂肱上韧带附着在盂唇上，至少在某些标本中，该韧带与肱二头肌长头腱相连。Trukel等[51]认为盂肱上韧带尚有来自喙突基底部的第二起源。在17%～76%的标本中，部分盂肱上韧带的起点与盂肱中韧带起点融合[4,53]。

大多学者赞同盂肱上韧带附着于肱二头肌腱沟前缘和小结节上部。另外一些学者[50]则报道了盂肱上韧带于外侧与喙肱韧带相融合。Turkel[51]则确信，韧带的肱骨附着处位于解剖颈的前部。Sutton[54]认为，盂肱上韧带可能是分裂的锁骨下肌腱的进化残留物。而在对鸟类进行观察后发现，至今鸟类的锁骨下肌仍延续至肱骨头，因此支持了该观点[55]。

Pouliart等[55,56]也描述了盂肱上韧带与喙肱韧带间的各种变异：在41%的标本中，盂肱上韧带与喙肱韧带在起点处2cm内于内侧融合；23%两韧带在其中部融合；25%在距肱二头肌滑车2cm内于外侧融合。在11%的标本中，两者并不相互融合，而是附着于肱二头肌腱沟的前缘，参与肱骨横韧带的构成；另外，盂肱上韧带也可能紧邻或连同盂肱中韧带，与肩胛下肌的筋膜和肌腱融合。盂肱上韧带宽度从6mm

图4.9　左肩：盂肱上韧带的近端起源（P☆）。左肩从后往前：肱二头肌长头腱已从内侧拉向外侧以显示放大的盂肱上韧带远端起点（D☆）

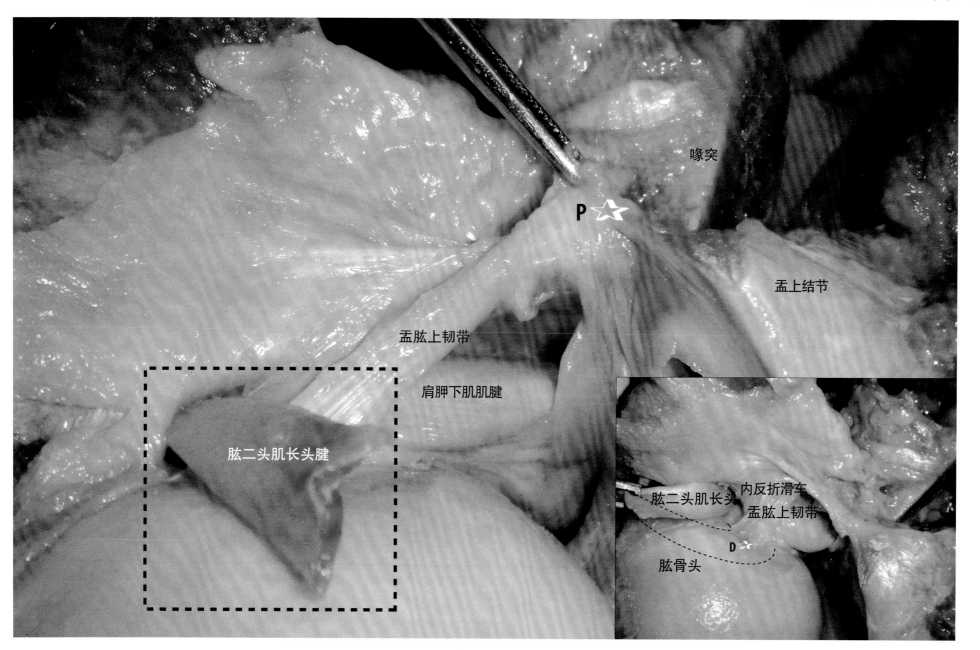

喙突

P ☆

盂上结节

盂肱上韧带

肩胛下肌肌腱

肱二头肌长头腱

肱二头肌长头

内反折滑车
盂肱上韧带

D ☆

肱骨头

到12mm不等。

Werner等[57]记录了盂肱上韧带两种解剖变异：70%的标本中，较薄的盂肱上韧带以低平的角度附着于肱二头肌腱沟后部（Ⅰ型）；而其余的标本中，较厚的盂肱上韧带以陡峭的角度附着于肱二头肌腱沟的前缘（Ⅱ型）。

此外，在Ⅰ型标本中，韧带附着点更靠近结节间沟的后缘，覆盖肱二头肌长头腱下部的面积较Ⅱ型更大。

于基底处切除喙突，并将其连同喙盂韧带、喙肱韧带一起后移时，即可显露平行走行的盂肱上、中韧带胶原纤维。这些纤维从盂上结节区发出，自内而外、从上向下走行。

自内而外走行的纤维形成盂肱韧带，而从上向下走行的纤维形成盂肱中韧带。

一般将盂肱上韧带经典地描述为肩袖间隙第二重要结构组成。Kolts[53]和Welcker[17]已证实，肩袖间隙的结构为肱二头肌肌腱形成了稳定的网络。盂肱上韧带的直行纤维起自盂上结节区，并向小结节走行，前界为肱二头肌长头腱。另外，斜行纤维跨过肱二头肌长头腱上方，附着于横带（Kolts所述的肱骨半环韧带），并与来自喙肱韧带的纤维一起，加强肱二头肌长头腱关节内部分上方的肩袖间隙（图4.10）。

目前的研究结果支持前述观点：肩袖间隙的结构为肱二头肌肌腱构成了稳定的网络。盂肱上韧带的斜行纤维与喙肱韧带在肱骨半环韧带上的附着解释了两韧带在其附着前的紧密联系[53]。

图4.10 左肩从后往前：直行纤维（-----）和斜行纤维（-----）

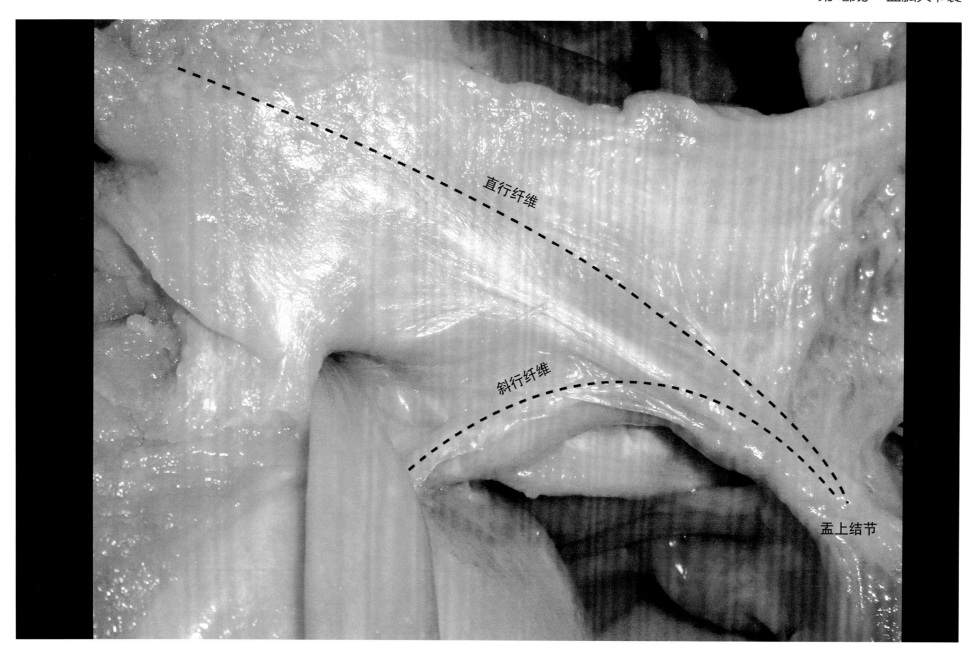

直行纤维

斜行纤维

盂上结节

4.2.3 喙盂韧带

Sappey[29]首先在1866年描述了喙盂韧带（coracoglenoid ligament, CGL），他认为喙盂韧带是喙肱韧带的深层部分。1867年，Macalister[58]将喙盂韧带描述为胸小肌的部分附着。根据LeDouble[59]和Testut[60]的研究，灵长类动物的胸小肌通常由两大部分组成，上部附着于肱骨、盂肱关节囊或肩峰。Testut[60]也证实，家兔、羊、袋鼠、马、牛和熊等动物中喙盂韧带附着于喙突外侧。在较低等的类人猿的研究中已证实，肱骨上有恒定的止点。尽管一些学者[12,14,15,18]描述喙盂韧带为自喙肱韧带喙突起点中部向盂唇和关节囊的后上部分延伸的小纤维束，但只有Weinstabl等[61]和Kolts等[35]对其作过详细的研究。在Weinstabl的126例肩关节标本研究中发现，86%的喙盂韧带起于喙肱韧带上方。在47%的标本中，该韧带为强壮的圆韧带，而在39%的标本中呈膜状结构。在剩下14%的标本中，喙肱韧带和喙盂韧带无法在喙突的起点处所分离（图4.11）。在Weinstabl的16%的标本和36例Kolts（共53例）的标本中发现，起自胸小肌的纤维束延于喙突上方进入喙盂韧带。在大多数情况下可观察到，喙盂韧带附着在盂缘顶、盂唇和肱二头肌长头腱。Pouliart等在56%的标本中清楚地观察到喙盂韧带，而13%的标本中则无法确认[55,56]。

喙盂韧带起自喙突上面中部或后面，位于肩锁韧带的前后支之间，并止于肩胛颈的盂上结节后方，其形成了肩袖间隙的内上界，并把喙肱韧带的下部从喙突的基底分开[35]。

图4.11 左肩后上视图：图示胸小肌肌腱纤维的连续走向

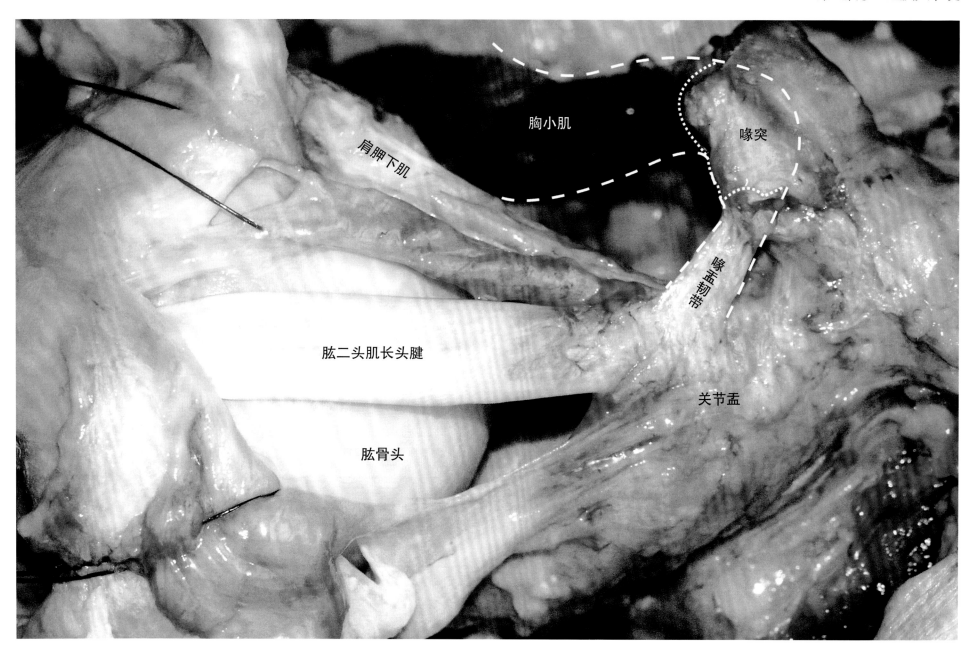

胸小肌

肩胛下肌

喙突

喙盂韧带

肱二头肌长头腱

关节盂

肱骨头

4.2.4 盂肱后上韧带

盂肱后上韧带起自盂颈后上面的脊，向内侧至盂唇，向内后方直至肱二头肌长头腱起点。

盂肱后上韧带纤维于外侧呈放射状发出，并与"环状纤维"结构相融合，而有一小部分与冈下肌肌腱一起向后附着于大结节上（图4.12）。这些后方的纤维与喙肱韧带、环状带和喙盂及盂肱上韧带一起形成一复杂的上方网状结构。

Pouliart等[55,56]首先描述了盂肱后上韧带和上方复合体的各类变异，并区分出四种主要类型。在43%的肩关节标本中，可以清楚地看到后方纤维结构和喙盂肱韧带。二者之间有一宽间隙，通过该间隙可看见肱二头肌长头腱，为间隙宽度的1.5～2倍。在20%的标本中，此间隙较小，但仍可清楚看见，大致与肱二头肌肌腱的宽度一致。在10%的标本中未发现后方纤维结构。在这些标本中，可能由于纤维束过少而无法形成纤维鞘，或者由于退变现象宏观上完全缺失。在余下的27%的标本中，此间隙很窄或缺失，形成了一个融合的上复合体。在窄间隙的标本中，后纤维结构和喙肱韧带相互交织在一起。当后结构从前支分离开之后，可以看到它中部宽度在6～26mm之间。当上复合体是融合在一起时，它的宽度范围为34～46mm。组织学检查证实了纵向排布整齐的纤维结构的存在，与盂肱上韧带和喙肱韧带以及宏观的后上纤维结构一致。

图4.12 右肩俯视图：肩袖肌群已从肩关节囊分离，并向外侧翻转拉开，附着在肱骨上部分完整显示

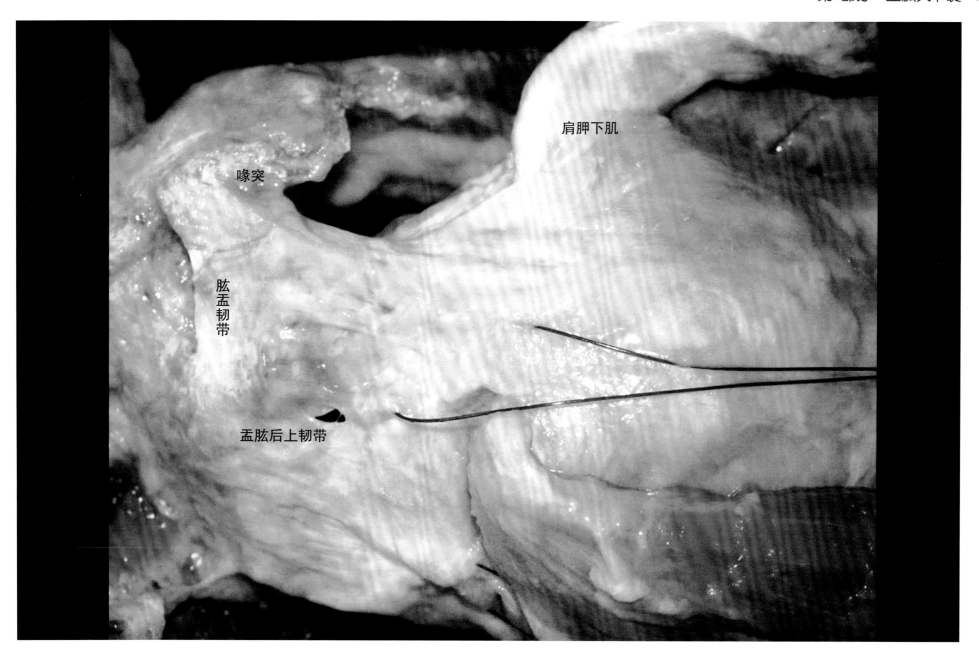

喙突

肱盂韧带

盂肱后上韧带

肩胛下肌

4.2.5 肩袖索

喙肱韧带和盂肱后上韧带在外侧与一宽纤维带合并。这条横带呈新月形走行：从大结节中部经冈下肌腱下方到达肱二头肌腱沟，横带在此处与肱骨横韧带融合并向前延续至斜形纤维束。Clark[5]首先报道了这个结构，并称之为"横带"；Burkhart[62,63]把它重新命名为"肩袖索"（rotator cable）；最终，Kolts[38]将其命名为"肱骨半环韧带"。我们认为半环韧带、横带、肩袖索和Gohlke[9]描述的环形纤维系统为同一结构。关节囊及其韧带在肩袖索水平紧密附着在肩袖肌腱上（图4.13a、b）。

Burkhart等[62,63]提出了肩袖悬索桥的概念。在12例肩袖巨大撕裂的肩关节中，他们观察到当撕裂只累及冈上肌腱和一小部分冈下肌腱时，仍可维持正常的运动学。在所有这些拥有稳定支点动力学的肩关节中，肩袖撕裂的游离缘厚且呈削皮样。

在另一项研究中，这些学者在肩关节标本中发现了肩袖索-新月体复合体，与撕裂的游离缘一致。肩袖新月体前后径平均长41.35mm，内外径平均14.08mm，平均厚度1.82mm。环绕肩袖新月体的肩袖索平均宽度为12.05mm，平均厚度4.72mm。

生物力学试验证实了肩袖索与悬索桥的悬索工作原理相同；因此，应力会从肩袖传递到肩袖索，为较薄的关节囊组织和肩袖新月体内的肩袖肌腱提供了应力遮挡。新月体和肩袖索的对比显示了在年轻人中，前者看起来比后者要厚，但老年人中情况却恰好相反[62]。另外，应力遮挡效应在年轻人中更少见。

图4.13　a～b.　a.右肩的关节镜下后视图：关节镜下的"肩袖索"和"新月体"。**b.**右肩侧视图："肩袖索"和"新月体"的关节内观。肩袖深面，从肩胛骨分离肩袖关节囊复合体后可见关节囊与肩袖重叠

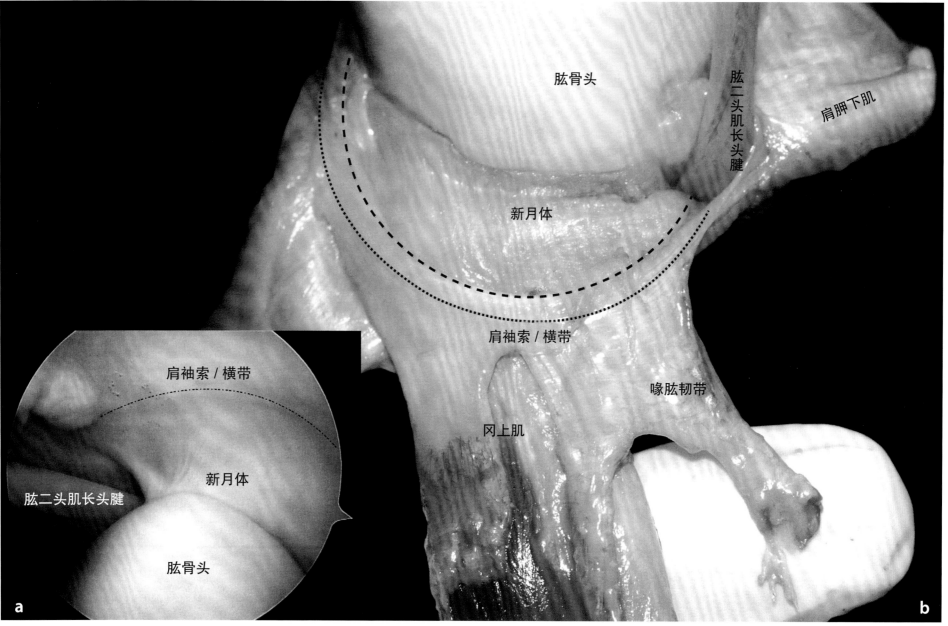

喙肱韧带和盂肱上韧带形成了关节囊的深层，尽管喙肱韧带在微观上并没有宏观上那么明显。实际上，附着在二头肌长头腱、并进入结节间肱二头肌腱沟的这部分环形纤维系统（图4.14）被Gordon Brodie[12,14,15,18,64]命名为"肱骨横韧带"。根据 Paturet[14]的研究，该韧带可向下走行直至大圆肌和背阔肌肌腱止点的上缘。法国学者把较大的喙肱韧带前带称为faisceau trochitérien，而较小的后部称为faisceau trochinien。此外，他们还将从冈上肌腱至肱骨横韧带的增强部分称为"expansion trochinienne du sus-épineux"。

微观上，Gohlke等[9]发现了上关节囊内一明显的环形纤维束。在小圆肌和盂肱下韧带的后界之间，关节囊的结构相对简单，由交叉的放射状和环形纤维束构成。在所有其他的关节囊区域，结构均由不同层次的复杂网络构成。关节囊层的纤维与冈上肌和冈下肌的肌腱附着处融合，并形成粗大的环形纤维系统。此环形系统形成二头肌长头腱的纤维顶，并继续走行进入前关节囊的浅层。我们可以把关节囊层的环形部分比作从小圆肌跨越至肩胛下肌的悬带，加强肩袖肌群及其肌腱的附着处。

根据Kolts的研究[35,38]，肱骨半环韧带为与关节囊胶原纤维平行、宽约1cm的带状结构，横跨冈上肌腱的纵轴线。前方附着于大、小结节的上面，其纤维在肱骨横韧带上方桥接结节间沟，并向后走行于关节囊内，最终止于冈下肌和小圆肌肌腱止点之间的大结节后方。

冈上肌腱的前部纤维与肱骨半环韧带融合，并随半环韧带走行。在9/19例标本中，肉眼即可清晰发现冈上肌腱前部纤维尚有其他止点止于肱骨小结节。

即使冈上肌腱前部大体观并不明显，它和肱骨半环韧带的融合仍非常明显。这意味着该融合确保了冈上肌腱纤维在肱骨横韧带上方直接附着于大、小结节上。关节腔内肱二头肌长头关节内部分的联系是此复杂结构中关键的功能特性之一。

图4.14 右肩俯视图：环形纤维系统的放大图；明显可见两束纤维系统组成关节囊结构：一束呈环状（围绕关节走行）并主要在浅层；另一束主要呈放射状（从肩关节盂到肱骨走行），显然更粗壮，位于关节侧的深层。放射状纤维束在前下方占主要地位，环状纤维束在上方占更重要地位

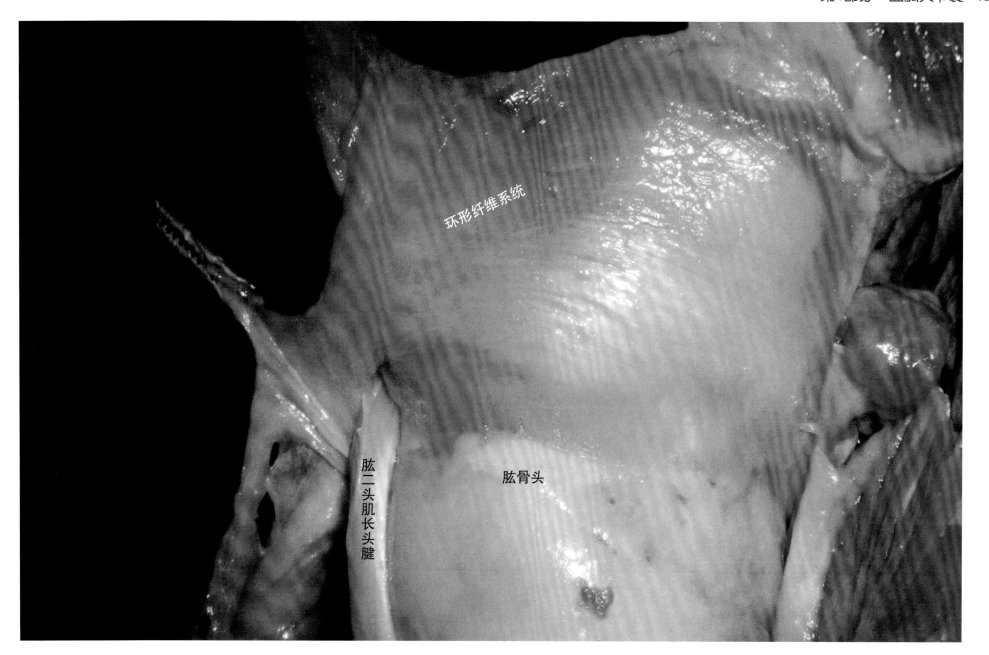

环形纤维系统

肱二头肌长头腱

肱骨头

4.2.6 肩袖间隙

肩袖间隙是冈上肌腱前缘和肩胛下肌腱上缘之间的间隙。此三角形间隙的底部由喙突形成，其顶端为容纳肱二头肌长头腱的结节间沟内的肱骨横韧带。喙肱韧带和盂肱上韧带构成肌肉-肌腱肩袖间隙的关节囊底部[9]（图4.15）。

由于肩袖间隙在肩关节前上/后下方的稳定和冻结肩中的重要性，在最近的文献中，其出现率明显增加。由于对肩关节镜兴趣的日渐浓厚，人们将注意力逐渐转至肩袖间隙的辨认。同样，从关节内看，盂肱上韧带和盂肱中韧带之间的三角形间隙（Weitbrecht 孔），通常被认为就是肩袖间隙。此恒定存在的滑膜隐窝位于冈上肌、肩胛下肌肌腱和肌腹之间的空间下方，尺寸因人而异，并通向肩胛下滑囊。在临床文献中，根据病理情况不同，"肩袖间隙"可指两类：
- 在肩袖撕裂的情况下为冈上肌和肩胛下肌之间的腱性连接；
- 在盂肱关节不稳定的情况下为冈上肌和肩胛下肌下方、盂肱上韧带与盂肱中韧带之间盂肱关节囊内的三角形间隙。

现在将详细讨论关节囊性肩袖间隙：

Fealy等[41]发现此关节囊隐窝在胚胎发育14周的标本中已经相当明显。

关节囊的肩袖间隙（RI）边界[13,38]如下：
- 喙突和喙盂韧带为内侧缘；
- 肱骨结节间沟、肱骨横韧带和斜纤维束为外侧缘；
- 喙肱韧带和盂肱上韧带为上缘；
- 盂肱中韧带为下缘。

与肌肉-肌腱肩袖间隙相比，该关节囊区域的顶端位于盂颈内侧，而基底部位于外侧。关节盂边界处宽2~8mm，外侧缘宽13~25mm。其尺寸取决于肱骨的位置。内旋时，间隙几乎消失，但外旋时又可重新出现。

图4.15 右肩的上外侧视图：肩峰已从肩胛冈上去除，可显示肩袖间隙

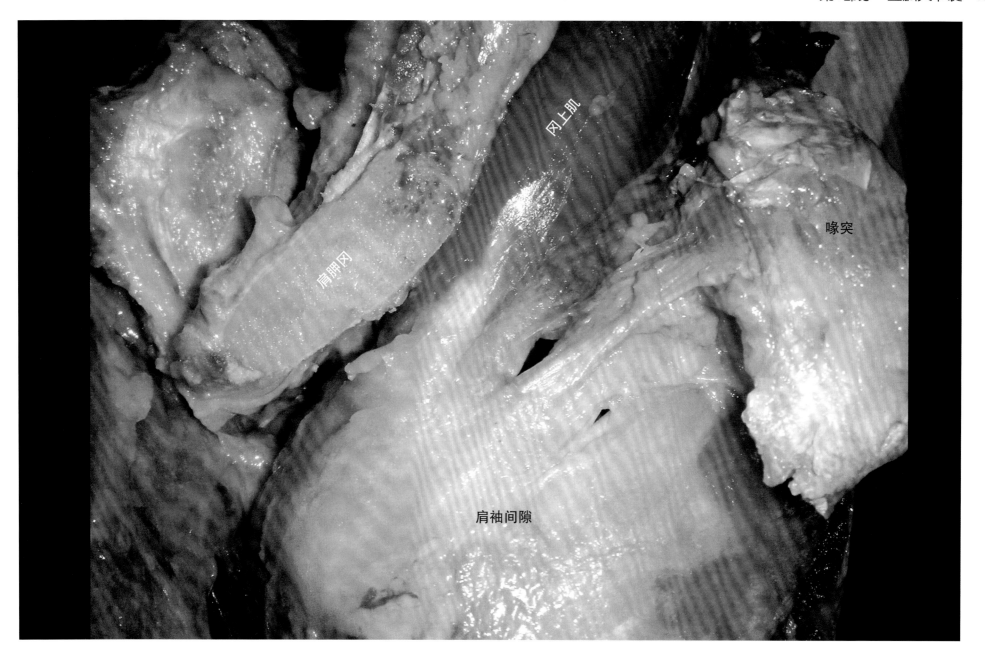

肩胛冈

冈上肌

喙突

肩袖间隙

组织学上，肩袖间隙由两个不同的区域构成（图4.16）：

外侧部，覆盖肱骨头窝（肱骨头软骨-骨移行处的外侧），由四层组成[13]：

- 第1层：喙肱韧带的浅表纤维，覆盖肩袖间隙，并延伸至冈上肌和肩胛下肌止点；
- 第2层：来自冈上肌和肩胛下肌肌腱的纤维，形成了网状结构，相互融合，并与部分喙肱韧带融合；
- 第3层：喙肱韧带的深层，大部分附着于大结节，小部分附着于小结节；
- 第4层：盂肱上韧带和关节囊。

内侧部，覆盖肱骨头的关节软骨，仅两层：

- 第1层：浅层，由喙肱韧带构成；
- 第2层：深层，由盂肱上韧带和关节囊构成。

肩袖间隙纤维板的内侧部，特别是喙肱韧带，主要控制上肢内收时的下移，对外旋的控制较小。相比之下，外侧部主要影响上肢内收时的外旋。所以，在基础研究中，当肩袖间隙分开的外侧部闭合时，外旋的范围减小也就不足为奇了。

肩袖间隙的功能是限制伸屈、内收和外旋，也限制肩关节内收时盂肱关节的下移。此外，肩袖间隙也可对抗屈曲位后移或内收位外旋，为关节提供稳定[13]。

Kolts对肩袖间隙做了另一个有趣的描述：他把这个关节囊间隙分成三部分：外侧部、内上部和内下部，均由不同的宏观结构构成，而其外侧部和内侧部所占肩袖间隙的比例大致相同。关节囊外侧部由横带（肱骨半环韧带）和冈上肌腱的前纤维加强。喙肱和喙盂韧带是内上部的主要组成部分。内下部分由盂肱上、中韧带加强。Kolts认为，由于横带（肱骨半环韧带）在外侧保证了冈上肌腱前纤维止点位于肱骨横韧带上方，附着于肱骨大、小结节，而在内侧为喙肱韧带和盂肱上韧带斜行纤维的止点，因此是关键的解剖结构。肩袖间隙并非薄弱的关节囊区，恰恰相反，它是由肌腱和韧带组成的复杂网状结构。

图4.16　右肩的前视图：肩袖间隙的边缘

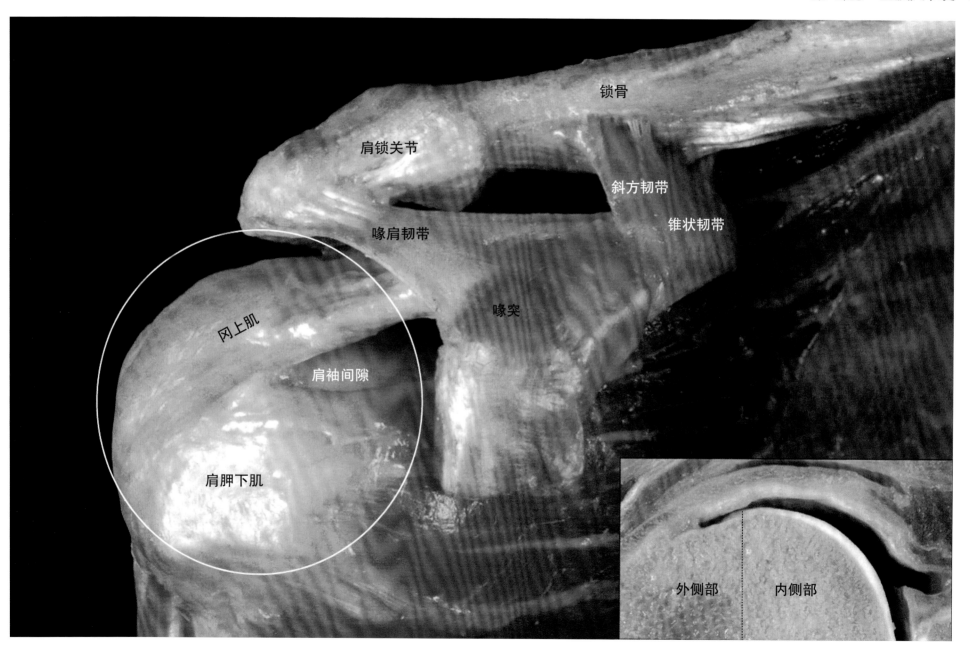

锁骨

肩锁关节

斜方韧带

锥状韧带

喙肩韧带

喙突

冈上肌

肩袖间隙

肩胛下肌

外侧部

内侧部

4.2.7 肱二头肌滑车

正如Habermeyer[65]所强调的，肱二头肌滑车（biceps pulley）最重要的功能是在肩袖间隙中对抗前方剪切应力，从而保持肱二头肌长腱稳定的悬带。

肱二头肌滑车系统，即肌腱-韧带构成的悬带，是肩袖间隙的重要组成部分，包括四个主要的结构：喙肱韧带、盂肱上韧带、冈上肌肌腱纤维（腱束）和肩胛下肌肌腱纤维。

4.2.7.1 内侧壁

内侧壁结构需详细描述，因为它包括由盂肱上韧带-喙肱韧带复合体和肩胛下肌腱止点共同形成的二头肌沟内侧鞘（喙肱腹侧韧带或喙肱韧带内部反折）[66]。（图4.17）

盂肱上韧带在其内侧部形成与肱二头肌长头平行的皱褶，而在外侧部变为U形悬带穿过肱二头肌肌腱下方，附着于肩胛下肌止点正上方的小结节近端[61]。在肱二头肌肌沟入口处，盂肱上韧带与喙肱韧带的内侧部融合，并附着在小结节上外侧部分。此附着点起始部很宽，向下斜行，并垂直行至二头肌肌沟内侧缘。骨性肌沟的起始部可预示走行方向的改变。上部纤维形成的反折限制了肱二头肌，于是，在穿入肱二头肌肌沟之前形成了滑车；下部纤维确定了肱二头肌沟的上部。喙肱韧带和盂肱上韧带在其肱骨止点处形成一独特且不可分离的结构。喙肱韧带为浅层，覆盖了二头肌长头；盂肱上韧带是深层，附着在肱骨上，形成了二头肌腱的滑车反折。

滑车也直接与肩胛下肌止点相连，位于其内缘[65]。因此，盂肱上韧带似乎为关节内肱二头肌肌腱长头的外侧部形成了半环形的前方支撑。

肩胛下肌肌腱附着于小结节，向前至盂肱上韧带。在外侧，在肩胛下肌肌腱与盂肱上韧带之间的肱二头肌沟入口水平有一移行区，肩胛下肌腱的后纤维、盂肱上韧带的前纤维和喙肱腹侧韧带的部分纤维在此处融合形成止点。所有这些结构参与构成了二头肌鞘的内壁（三联体：盂肱上韧带、喙肱韧带和腱束）。

关节镜图像证实肩胛下肌腱的外表面与喙肱韧带关系紧密，因为盂肱上韧带、喙肱韧带和肩胛下肌腱都通过融合纤维的方式附着[67]。

图4.17 **a~c.** **a.**右肩的前上方视图：喙肱韧带和盂肱上韧带相互交织混合并在外侧走行，形成"内反折滑车"，在肱二头肌进入结节间沟前供走行。**b~c.**右肩的关节镜下视图

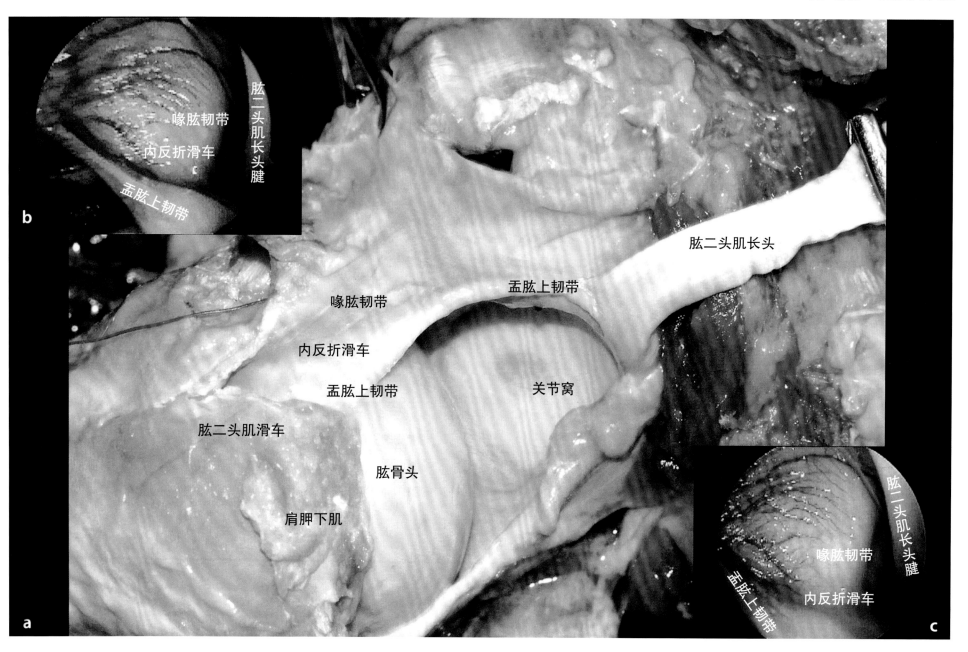

喙肱韧带
内反折滑车
盂肱上韧带
肱二头肌长头腱

肱二头肌长头
盂肱上韧带
喙肱韧带
内反折滑车
盂肱上韧带
关节窝
肱二头肌滑车
肱骨头
肩胛下肌

喙肱韧带
内反折滑车
肱二头肌长头腱
盂肱上韧带

盂肱上韧带-喙肱韧带复合体止点的内侧是肩胛下肌肌腱的止点，肌腱通常附着在关节软骨缘正下方的小槽内[67]。部分患者中无盂肱上韧带形成良好的证据，并且他们的内上部肱二头肌滑车系统单独依靠喙肱韧带的内反折。在外侧，有学者[8,32,57]证实了绕肱二头肌沟附着的喙肱韧带-盂肱上韧带复合体对维持肱二头肌长头腱和阻止其半脱位起关键性作用。我们认为喙盂肱韧带与肩袖索的前支一起附着于肌沟的两旁。冈上肌和肩胛下肌肌腱一般不覆盖肌沟。Werner等[57]报道斜纤维束与盂肱上韧带一起对二头肌滑车的构成起重要作用。肱二头肌滑车损伤可能造成不稳定有两种原因：第一，肱二头肌长头腱半脱位；第二，肩袖索对肱骨头的下压作用减弱。

4.2.7.2 顶和外侧壁（图4.18）

喙肱韧带的腹侧部分（环状系统）从喙突后外侧发出，并向外侧呈扇形发散。传统意义上，一般可以从肩峰下间隙看到该解剖结构。Gohlke等[9]在显微研究中展示了喙肱韧带和环状系统的胶原纤维参与关节内盂肱上韧带-喙肱韧带（SGHL-CHL）复合体的构成（内反折滑车）。

此外，背侧喙肱韧带（放射状系统）纤维上方横越二头肌沟，在靠近二头肌沟外侧边的关节面附近，与环状系统的胶原纤维（肩袖索）或冈上肌腱止点前缘相交。除此之外，尚有腱束从冈上肌腱向前外侧延伸，形成部分鞘顶部[5,9]。

Kolkts[68]也在10/31例标本中观察到自冈上肌至小结节上的副止点。部分肌肉从总腱前部分出，向前下方走向大结节，横越关节囊的前外侧部分然后附着于小结节顶部。此外，在一些标本中还发现了其与肩胛下肌肌腱之间存在联系。

尽管朝小结节走行的肌腱部分比总腱要弱，但副止点的存在可能具有一定的功能和临床意义。根据Kolts[35]的研究发现，肩胛下肌和冈上肌肌腱之间的区域不仅被喙肱韧带填充，也有冈上肌的附属部分填充。

在肩袖撕裂的发展过程中，由于附着于大结节上的部分肌腱会撕裂，小结节的附加止点可能起到代偿作用。在去除大部分肌腱后，它似乎被分成两部分，表现为"Y"形附着。然后余下的总腱部分附着于大结节的后部，副止点附着于小结节。

我们认为此副纤维束即为喙肱韧带-盂肱上韧带（CHL-SGHL）复合体前支及其在肩袖索和斜纤维束内的延伸。LeDouble[59]和Testut[60]的研究支持了此观点，他们研究发现冈上肌极少存在变异。

图4.18　a～b.　a.右肩的后视图：滑车顶和外侧壁由环状系统和放射状系统构成。**b.**右肩关节镜后路图：放射状系统和环状系统

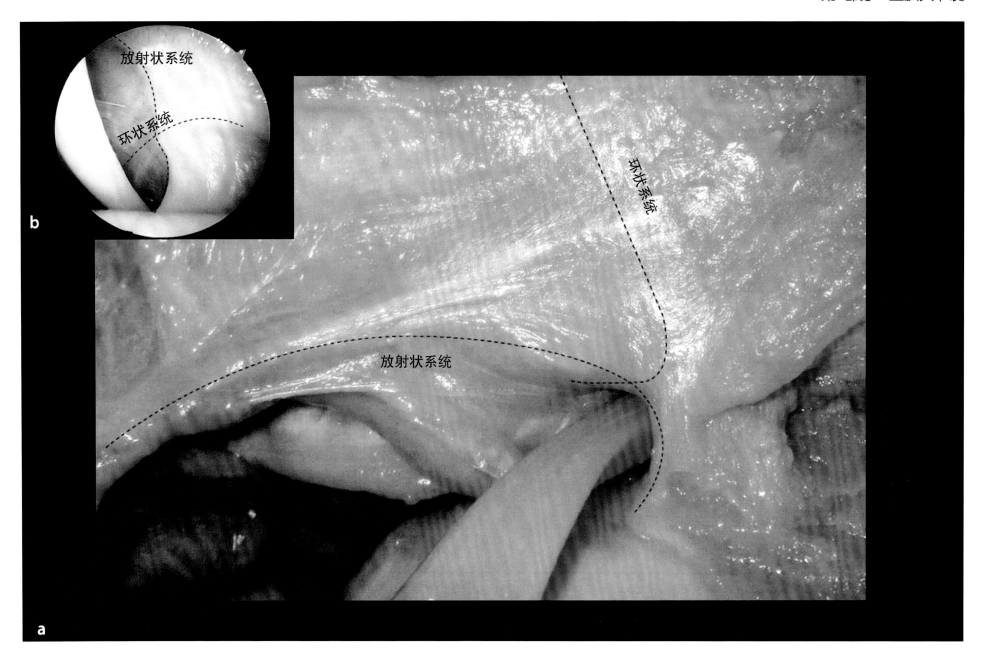

放射状系统

环状系统

环状系统

放射状系统

b

a

4.2.7.3 底面

底面由肩胛下肌后面发出的纤维构成。这些纤维与部分盂肱上韧带和喙肱韧带在肌沟入口处互相融合[57]。正如前所述，在盂肱上韧带的 I 型变异（图4.19a）中，该韧带以平角附着于结节间沟的后缘，较之 II 型变异（图4.19b），其覆盖二头肌长头腱下部的面积更大，而后者在肱二头肌长头腱前部有更厚的韧带呈近乎垂直的角度附着于结节间沟入口处前缘。在肩胛下肌肌腱区域内，肩袖-关节囊复合体由4～6组自肌腹延伸至小结节的粗纤维束构成，这些纤维束平行走行，但在附着于小结节前呈八字散开，被浅部肌腱紧密包裹。毗邻关节囊的深层纤维束被疏松结缔组织分开。最近端的纤维束群经过二头肌肌腱下方与来自冈上肌的纤维一起形成二头肌沟的底部。但大部分构成肌沟底的纤维发自肩胛下肌。在肌沟内，这些融合的腱性组织转变为纤维软骨质，并有立方细胞和异染基质分散于粗胶原束中；此鞘延展大约7mm。

4.2.8 前上部结构的关节镜描述

为评估肩袖间隙、滑车系统和肩袖索，我们建议开始使用30°关节镜，然后将关节镜前移至盂肱关节的前部，从而展现SGHL-CHL复合体。由于在患侧观察SGHL-CHL复合体的止点较困难，我们会前举并内旋上肢来改善视野：这有助于松弛肩胛下肌和喙肱韧带。喙肱韧带可能掩盖肩胛下肌肌腱的撕裂[66]。

二头肌肌沟水平的二头肌肌腱可通过屈肘、上提肩和用神经探棒将二头肌肌腱牵入盂肱关节等方式观察，即可见炎症和（或）磨损。

要观察和评估的结构包括肱二头肌肌沟的内侧鞘（MCHL或CHL内反折），即SGHL-CHL复合体和肩胛下肌肌腱止点。这些结构共同形成二头肌鞘内侧壁。若盂肱上韧带存在，其与中喙肱韧带构成粗大的内上滑车系统。SGHL-CHL复合体于上方穿入盂肱关节的关节部分。此外，紧靠SGHL-CHL复合体附着点内侧的是肩胛下肌肌腱止点，其通

图4.19　a～b.　右肩关节镜后路图：盂肱上韧带（SGHL）的解剖变异：**a.**扁平插入点。**b.**陡峭插入点

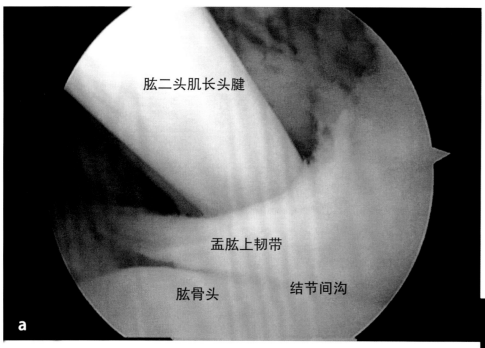

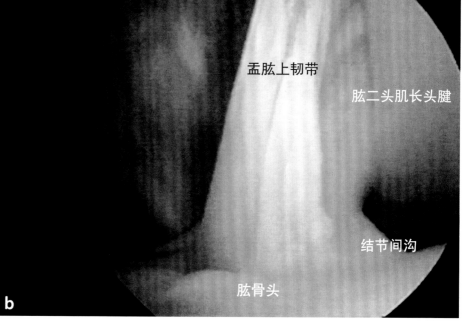

常止于关节软骨缘正下方的小槽内。通过相同的技术很容易观察到喙肱韧带复合体的外侧头，其纤维水平穿过二头肌鞘并止于冈上肌纤维。然而，上肢前举、内旋时，都可能观察到二头肌鞘。

关节镜下发现肩胛下肌腱的外表面与喙肱韧带存在紧密联系：实际上，盂肱上韧带、喙肱韧带和肩胛下肌肌腱的止点通过互相交错的纤维融合连接。SGHL-CHL复合体系统（滑车）在防止二头肌半脱位中起关键作用。

部分肩胛下肌撕裂发生时仍可保留于相对解剖位，尤其是慢性肩袖撕裂，喙肱韧带在肩胛下肌肌腱外缘形成瘢痕时更可见。有时肩胛下肌肌腱止点和SGHL-CHL复合体可能同时撕裂。由于喙肱韧带分别止于二头肌沟的内外两侧，有内侧头和外侧头，因此除非上肢内旋或松弛时，肩胛下肌肌腱都可以出现在相对解剖位置[67]。

Pouliart等[55,56]在50%的标本中观察到围绕肩袖新月体存在明显的肩袖索。"肩袖索"（图4.20a、b）自前外侧至后外侧横跨于肱二头肌肌沟上方。在大约25%的肩关节中，肩袖索并没有那么明显，但通过上肢牵引或旋转肱骨可以观察确认。在这些肩关节中，是看不见肩袖新月体的。余下标本中，肩袖索和新月体即使通过手法操作也不可能识别出来，所以肩袖新月体无法标记。内收和外旋位时，所有标本均可见有清晰前缘的纵向前上关节囊皱褶。

图4.20 **a.**右肩的关节镜图：新月体。**b.**右肩的关节镜图："肩袖索"

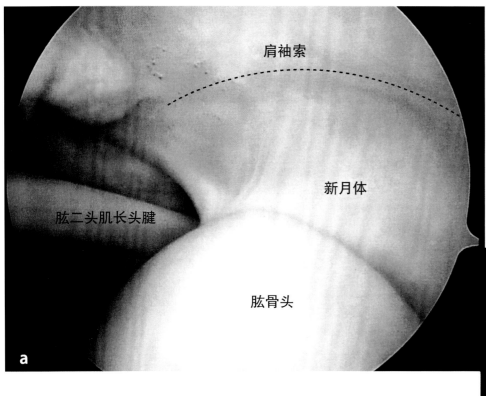

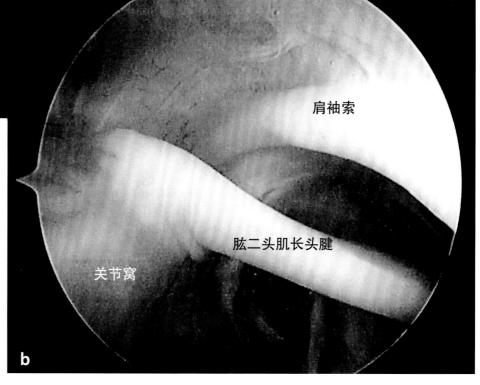

该前缘即为Weitbrecht描述的孔上缘。而关节囊皱褶（fold）起自前上关节盂边缘，毗邻肱二头肌长头腱，行至肱二头肌滑车。在可以观察到肩袖索的标本中，关节囊皱褶参与形成肩袖索前支（图4.21）。内收和内旋位时，虽然关节囊的前上部分有横向折叠的趋势，但不再可见纵向的前关节囊皱褶。

反向旋转时，可以同样观察到关节囊后上部横向皱褶、延展及纵向皱褶。内收和内旋时，后上关节囊会变得非常紧，而把关节镜挤向下方并挤出关节囊。纵向的后上方皱褶在后方关节镜入口的正上方出现，并从后上关节盂缘、肱二头肌长头腱和关节盂唇起点的内后侧，行至大结节后部。一旦看见后上方关节囊皱褶，即可见其与肩袖索后支在该处融合。由于外旋或内旋过程中都可见到这两个纵向的上皱褶，因此所有病例都可以通过关节镜技术进行评估[55,56]。

4.2.9 盂肱上韧带复合体的生物力学和功能解剖

目前已开展了一些有关喙盂肱韧带的生物力学研究[6,16,69-75]。Boardman等[16]认为喙肱韧带中部的横截面积明显大于盂肱上韧带。同样地，喙肱韧带更硬，极限载荷也更大，在断裂前只需较盂肱上韧带伸长1.5倍即可吸收6倍的力量。喙肱韧带内侧断裂多见，而盂肱上韧带往往于肱骨止点处撕裂。

喙肱韧带的延展性是盂肱下韧带和喙肩韧带的1.5倍，相当于前交叉韧带的15%。盂肱上韧带的延展性与盂肱下韧带相当。

喙肱韧带在上肢轻度外展时的外旋过程中对下方稳定起重要的作用，但在上肢中立位和内旋时就没那么重要了，其对上方稳定性也不十分重要[74]。Delorme[8]认为，由于盂肱上韧带太薄且与血管伴行，因此，它并不能像真正的关节囊韧带那样对活动起到限制作用（Hemmungs带）。后来，他进一步发现，喙肱韧带的功能只有在肩部肌肉瘫痪时才起作用。相反地，这些肌肉与大气压一起共同维持关节面匹配。Fick[18,76]和Delorme[8]报道了喙肱韧带限制肱骨内收位时的外旋而非内旋。根据Delorme[8]的研究，当肱骨外旋、内收和后伸时，喙肱韧带发挥最大限制功能。Turkel等[50]则认为，盂肱上韧带可能在上肢内收和外旋位时，有防止上肢前移的功能。大多学者认同喙肱韧带可对抗肱骨头的下移，而且可在上肢轻度外展（最大60°）时限制外旋，而对内旋无明显作用[36,77,78]。

图4.21　a～d. 右肩关节镜后路图：上方复合体。关节囊皱褶从前上方关节盂边缘到肱二头肌滑车

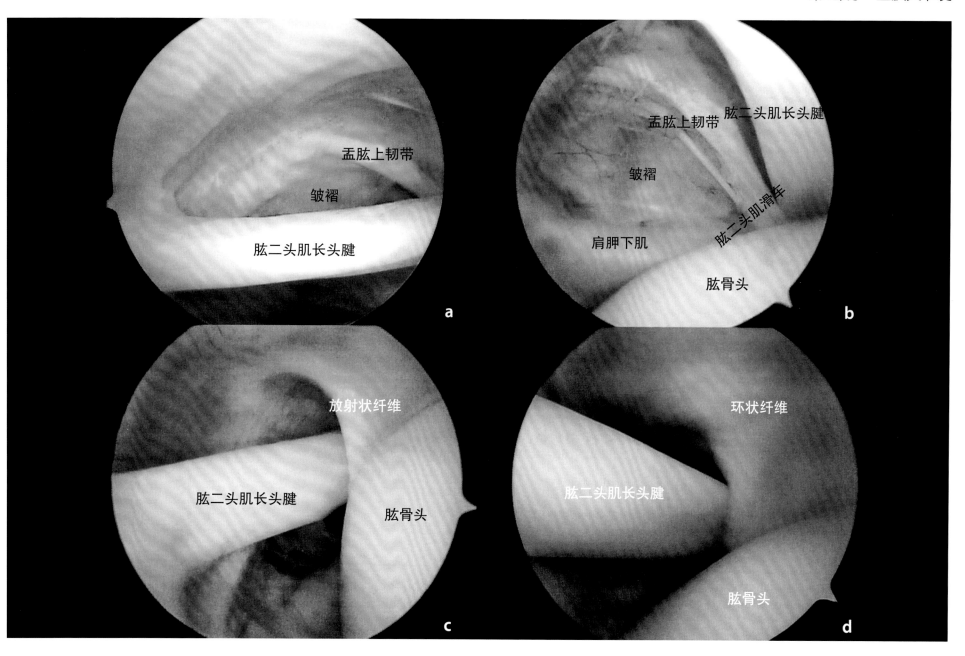

盂肱上韧带
皱褶
肱二头肌长头腱

a

盂肱上韧带　肱二头肌长头腱
皱褶
肩胛下肌　肱二头肌滑车
肱骨头

b

放射状纤维
肱二头肌长头腱　肱骨头

c

环状纤维
肱二头肌长头腱
肱骨头

d

另一项研究证实[77,78]，当肱骨处于旋转中立位时，喙肱韧带限制肱骨屈曲（矢状面）至平均75°。当进一步上举时，喙肱韧带的长度迫使肱骨离开矢状面。在整个屈曲过程中，喙肱韧带于外旋早期和内旋晚期产生张力。Castaing等[79]发现在切除肩峰或肩袖肌腱后，最大程度外展时并不会增加旋转，且在切除盂肱上韧带和喙肱韧带后，也只是轻微增加旋转。自由旋转只有在同时切断盂肱下韧带后才能看到。

Lee等[80]报道了喙肱韧带的前束在外旋过程中会更加紧张（图4.22），但后束随内旋增加而紧张。这些学者描述的后束可能就是Pouliart等[55,56]观察到的盂肱后上韧带。在Kuhn等[70]的研究中发现，切断喙肱韧带和切断整个盂肱下韧带对上肢外展位时外旋的效应相同，因此认为，喙肱韧带可能在上肢外展位时起限制外旋的作用。另外，喙肱韧带和盂肱上韧带也对抗肱骨头的下移[1,11,34,69,72,81,82]。

即使同时切断喙肱韧带、盂肱前上关节囊和肩胛下肌，盂肱后上韧带仍可阻止内旋位且外展至60°位时肱骨头下移[69]。重叠和紧缩喙盂肱韧带（如在粘连性关节囊炎中一样）对外旋的限制作用与封闭肩袖间隙相同[1,11,34,81,83-100]，但随着收缩的喙肱韧带的逐步松弛，外旋角度也会相应增加。

图4.22　右肩的上外侧视图：随（肩关节）外旋角度增加，盂肱上韧带复合体（前支）拉紧。

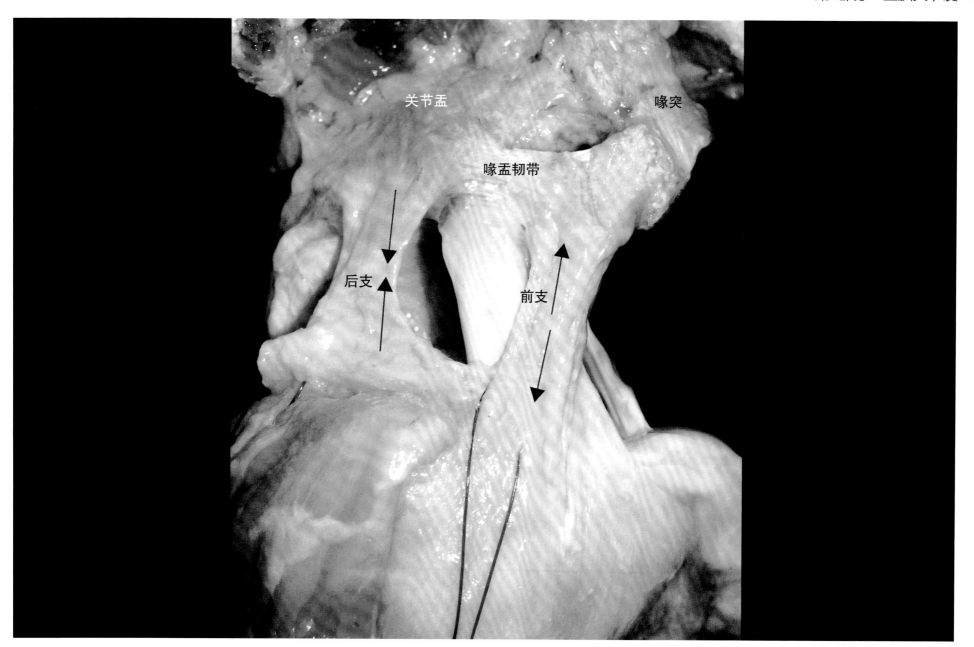

如前所述，肩袖索的工作原理与悬索桥的悬索系统相同，通过将张力从肩袖转移至肩袖索，为肩袖新月体内较薄的关节囊组织和肩袖肌腱提供应力遮挡。喙肱韧带与盂肱后上韧带通过与肩袖索融合，为肩袖索的功能提供内侧锚定作用。只要保留内侧以及外侧面的任一骨性止点，就可能使上复合体保持下压和居中效应[55,56]。

上复合体的四个止点及前后支在上肢旋转时存在相互束紧效应，因此上复合体对肱骨头起到了悬带作用。实际上它与下韧带复合体形成的"吊床"效应类似。尽管上复合体在外展时只起到次要限制作用，但其在内收时作用更明显，而下复合体则恰好相反[54,103]。

对这些观察进一步研究之后，我们发现，喙肱、喙盂和盂肱上韧带在大多数标本中，以各自独特的实体存在。然而，它们呈现为宽薄的片状结构而非绳状。考虑到这三条韧带合并、融合甚至汇聚的程度都显著不同，我们认为，可以将这些结构看作一个整体韧带结构的几部分更为合适。这从功能角度而言是有意义的。

上关节囊韧带结构与下复合体具有协同作用（图4.23）：前者对内收位肱骨头的过度移位和旋转起主要限制作用，而对外展位肱骨头起次要的限制作用。后者相反，对外展位肱骨头起主要限制作用，而对内收位肱骨头起次要限制作用。

图4.23 左肩关节后外视图：上关节囊韧带结构与下复合体协同作用

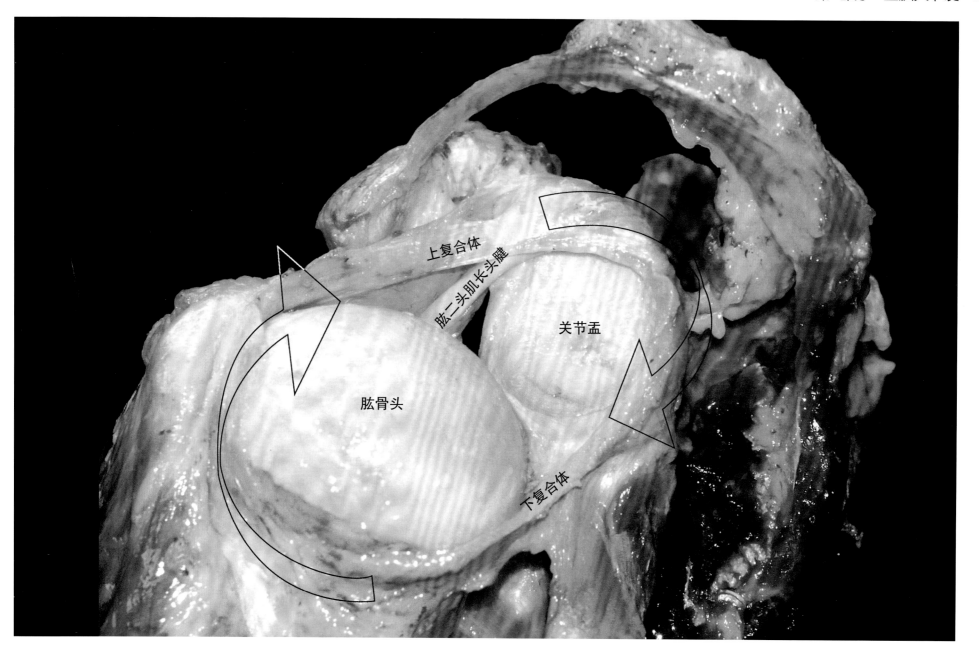

上复合体

肱二头肌长头腱

关节盂

肱骨头

下复合体

盂肱关节的上半部也包含几大韧带结构，我们可以认为，盂肱上和盂肱下复合体只是单一功能结构的其中一部分。上复合体包括喙肱韧带和放射状的盂肱上、中韧带以及喙盂韧带，还有肱骨横韧带和环状的横带（肱骨半环韧带或肩袖索）。盂肱中韧带和斜纤维束（螺旋形盂肱韧带）在两复合体间形成了一前方交叉连接。此外，我们认为，这两个复合体通过盂唇的环状纤维结构互相连接。

最后，肩袖肌群的肌腱——肩胛下肌、冈上肌、冈下肌和小圆肌——有助于锚定和加强肱骨侧的关节囊韧带结构。在关节囊韧带复合体的关节盂侧，肱二头肌和肱三头肌长头腱的止点可加强此锚定机制（图4.24）。

图4.24 右肩的前外侧视图：盂肱上韧带、盂肱下韧带复合体是相同功能结构的其中一部分（在连接、解剖、生物力学和本体感受方式等方面）

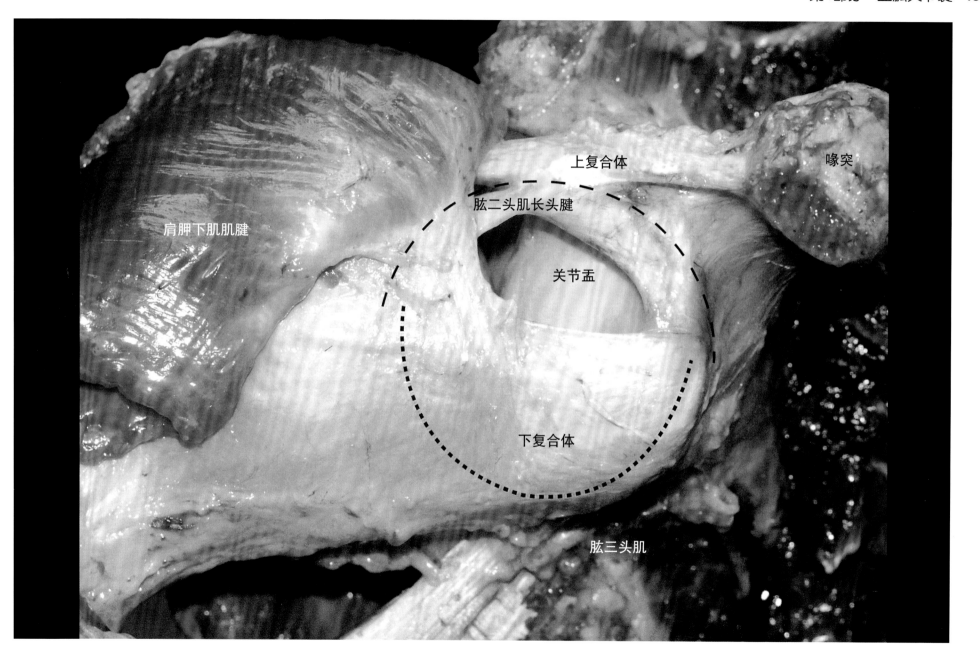

肩胛下肌肌腱

上复合体

喙突

肱二头肌长头腱

关节盂

下复合体

肱三头肌

4.2.10 盂肱上关节囊的临床意义

"盂肱上关节囊"有几种病理亚型：内部前上方和后上方撞击、肩胛下肌损伤（隐性损伤，图4.25a）[66]、肩袖间隙损伤、关节侧肩袖撕裂（图4.25b）和粘连性关节囊炎。有一种特殊类型的不稳，虽然没有明显的不稳症状，但存在关节控制障碍、轻度松弛或关节活动范围增加，加上可能存在的相对挛缩，从而引起关节内结构的撞击。通常这一功能性不稳与前上和（或）后上盂唇损伤有关[101-105]。

一些学者[65,106-108]最近对前上方撞击做了更多的研究。喙肱韧带和盂肱上韧带总止点处的损伤即所谓的滑车损伤，抑或肩袖间隙或二头肌长头腱自身的损伤，关节侧肩胛下肌部分撕裂，或以上联合性损伤都可能因屈曲和内旋位这些结构反复撞击前上盂唇或喙突所引起。前上方撞击和肩袖间隙损伤同样与喙突撞击有关[109-112]。Savoie等[113]描述了上盂唇和前肩袖联合损伤（SLAC损伤）中的前上方撞击的不同类型，其中，以肩胛下肌前侧部分撕裂最为明显。Walch[114]首次提出了后上方内部撞击，其与后方关节侧肩袖的部分撕裂及后上盂唇损伤有关[110,111,113,115-118]。但是后上方撞击并不一定与松弛和不稳的加剧必然相关[115,118]。浅表关节侧肩袖撕裂更应看作撞击或不稳造成的关节囊韧带损伤，而非肩袖肌腱自身的损伤。这一点在康复期尤为重要，此时应更注重稳定性和预防性功能锻炼。

尽管肩袖间隙损伤在伴有轻度不稳或前上方撞击的投掷运动员中最常见，但也很可能与其他的关节囊韧带损伤和更明显的关节不稳有关[31,40,83,87,119-122]。

图4.25 右肩的关节镜视图：**a.**肩胛下肌的隐性损伤。**b.**肩袖部分撕裂

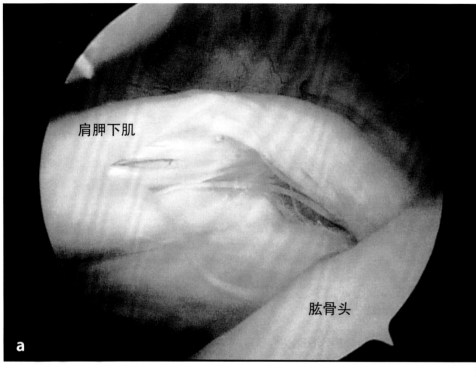

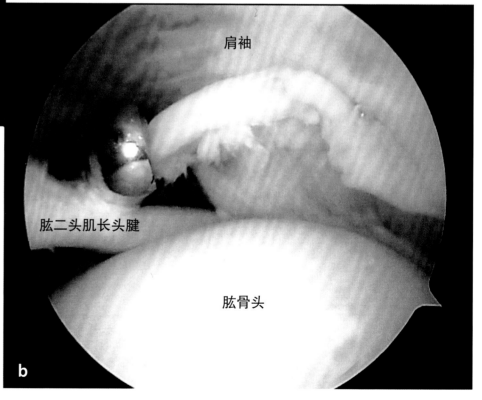

尽管受到必须慎重以免过度诊断的告诫，但上、盂肱中韧带间由小至大的间隙仍应让外科医生高度警惕肩袖间隙损伤的可能。实际上正常间隙的关闭可能会导致意料之外的外旋受限。当间隙关闭时，一定要检查外旋功能以防止此并发症。

在粘连性关节囊炎的患者中（图4.26a，b），可通过松解肩袖间隙和切断喙盂肱韧带改善外旋功能，该技术可通过开放手术[36,85,86,90,91,100]或关节镜手术[83,84,123,124,93–100]完成。

同样地，可通过将盂肱关节囊的后上部分进一步松解至9点钟位置并由此切断后上韧带从而改善内旋功能[90,96,98,99,123]。

我们认为，真正的浅表关节侧肩袖撕裂实际上反映了上复合体的损伤，而非肩袖肌腱本身损伤。此类损伤破坏了上复合体形成的肱骨头下压和居中效应。当上复合体保持完整或仅有部分损伤，仍可限制破裂的肩袖肌腱收缩。此效应在Burkhart等[62,63]的研究中已经得到证实。Burkhart证明了在巨大肩袖撕裂时，肩袖索仍可保持正常运动学这一关键作用。Burkhart[62,63]和Kolts[38]没有辨认出喙盂肱韧带和盂肱上韧带融入肩袖索或横带。此外，上、下复合体可能在内侧通过盂唇、外侧通过斜纤维束彼此相连。上复合体和两复合体之间的联系在盂肱关节稳定中潜在的意义有待进一步的研究。

图4.26 **a.**右肩的关节镜视图：关节囊炎症患者。**b.**右肩的关节镜视图：肩袖间隙和肱二头肌长头的激惹

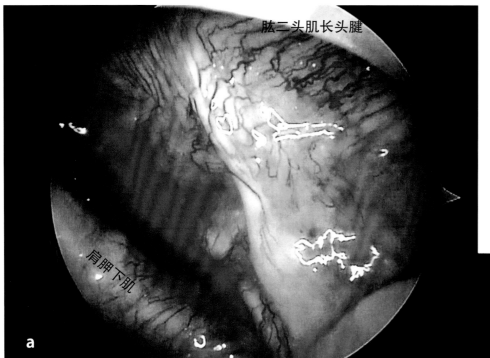

肱二头肌长头腱

肩胛下肌

a

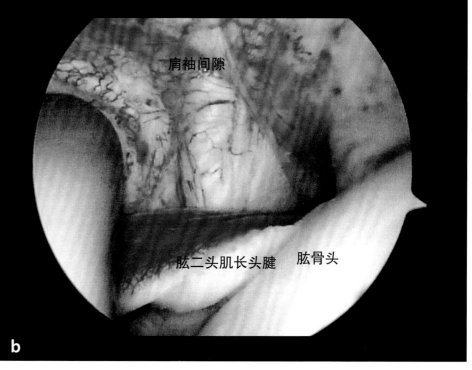

肩袖间隙

肱二头肌长头腱　肱骨头

b

4.3 盂肱前、下关节囊韧带复合体

Nicole Pouliart

4.3.1 盂肱中韧带

盂肱中韧带（middle glenohumeral ligament, ligamentum glenohumerale medium seu internum，ligament sus-gléno-préhuméral）[4,11,12,14,15,18,19,46,51,52–55,125–130]从关节盂腔的上缘及连同喙肱韧带一起从盂唇发出，向下对角走行至肱骨，并从喙肱韧带分叉，加入肩胛下肌腱下部和斜肌束，最终一起附着于小结节。其关节盂处起源有时可与盂上结节及喙突基底部

的水平的肩胛颈等高，在这种情况下，盂肱中韧带可能与盂肱上韧带在此处融合。盂肱中韧带通常为发育良好的独立结构，也可存在变异，比如，只从盂唇起源、与盂唇无任何附着关系、无盂唇附着的完全骨性起源或与盂肱上韧带共同起源。在极少的标本中，盂肱中韧带表现为与盂唇、关节囊或盂肱上韧带无任何附着连接关系的双层结构。

由于肩胛下隐窝（Weitbrecht孔）将盂肱中韧带与盂肱上韧带分离，且横跨肩胛下肌肌腱的关节内部分，因此，盂肱中韧带的上界通过关节镜很容易确认。而其下缘只有在肩胛下肌滑囊（Rouvière孔）存在时，才能通过关节镜清晰看到[11,55,127–129]。在一小部分标本中，盂肱中韧带可能只表现为细线状结构，有些标本中甚至缺失[11,55,127–129]（图 4.27）。

图4.27 右肩旋转中立位和轻度外展位，盂肱关节囊的关节外前方视图：喙突顶端已被切除，以便更好地显示关节囊韧带的关节盂内起点。肩胛下肌从下方关节囊分离，如图显示已尽可能将其向侧方翻转。没有纤维成分的关节囊组织已去除，以显露肱骨头前方的各个韧带。此尸体标本中，喙肱韧带相当细，并且在外侧较远处与盂肱上韧带融合。盂肱上韧带和盂肱中韧带在关节盂边缘和盂颈处有共同的起点，两者融合在一起的部分超过其总长度的一半。盂肱中韧带在外侧和肩胛下肌、斜肌束融合，斜方肌是从关节盂下缘和肱三头肌长头腱发出。在这个位置，斜肌束几乎垂直走行。它在盂肱下韧带前束的前方，并在外侧与其融合。此尸体标本中，融合出现在中外三分之一（4型，详见正文）

喙肱韧带

喙突

盂肱上韧带

盂肱中韧带

肩胛下肌

肱骨头

盂肱下韧带前束

斜肌束

肱三头肌长头腱

4.3.2　斜肌束

斜肌束（fasciculus obliquus）（纵-斜肌系统、上行纤维、螺旋形盂肱韧带）[47,51,53,126,128-130]最初由Delorme[8]描述，其从5点钟到7点钟方向附着于关节盂，在外侧超过三头肌长头起始处1～1.5cm，并从此处横跨关节前方，与肩胛下肌肌腱和盂肱中韧带融合。

Gohlke等[9]的组织学研究证实了Delorme[8]对斜肌束和盂肱下韧带的宏观描述。三层结构中最浅层的部分由从三头肌长头腱止点处向肩胛下肌肌腱翼状走行的环形纤维构成，因此，此层与斜肌束纤维走行方向一致。尽管O'Brien等[131]完美地描述了盂肱下韧带复合体的组织学特点，但遗憾的是，他们没有辨别出含有排列紊乱的纤维束及混有来自内层及中层的混合纤维的腋囊，实际上是由关节盂侧的斜肌束内侧部形成的。Gohlke等[9]发现腋囊是由混有放射状纤维和环形纤维的纤维层与来自三头肌止点的纤维共同形成的（图4.28a、b）。

图4.28　a～b. 右肩外旋位和轻度外展位，其盂肱关节囊的前下方关节外视图：喙突顶端已被切除，以更好地显示关节囊韧带的关节盂和关节盂颈内起点。肩胛下肌从关节囊下方尽可能分离，并在此处切断。此图中，喙肱韧带和盂肱上韧带没有分离，可看到其沿着肱二头肌长头腱平行走行，并高于肱骨头。盂肱中韧带在与斜肌束融合处附近变得相对宽阔。盂肱下韧带前束在关节盂唇有较高的起点，且非常宽，几乎横穿过斜肌束的全长（5型，详见正文）。**a.**在这个位置，盂肱下韧带前束（AB）和斜肌束处在最大张力中。**b.**同一尸体标本（右肩）在内旋和内收位的前下关节外视图。上方结构现处在肱骨头后方。斜肌束从肱三头肌长头腱附着点到其与盂肱中韧带、肩胛下肌相融合处呈斜形走向。在此位置，盂肱下韧带前束水平走行

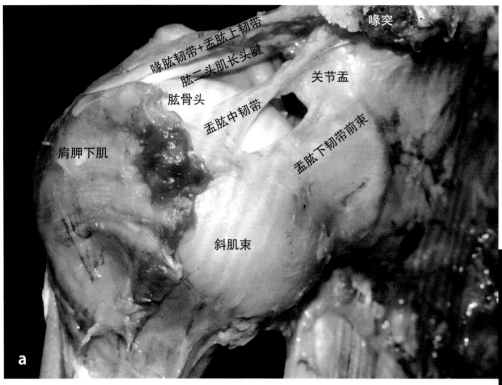

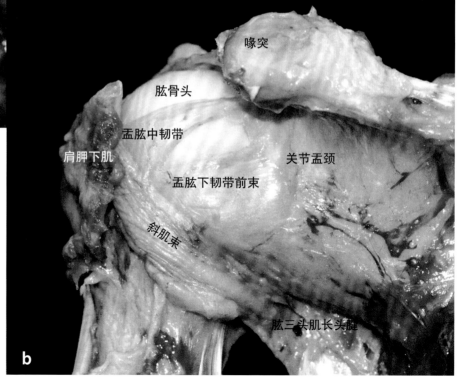

4.3.3 盂肱下韧带复合体

盂肱下韧带复合体（inferior glenohumeral ligament complex）由O'Brien等[131]首先定义，是表示由盂唇下韧带前、后束及其插入腋囊部分所组成的关节囊下部加强韧带。斜肌束也参与构成此复合体的内侧部分[10,55,127-129]。盂肱下韧带复合体形成悬带结构支撑肱骨头，并对肱骨头在外展位时的前向移动起着主要的静态限制作用[51,131]。

即使在孕14周的婴儿标本中，也可观察到明显的盂肱下韧带[41]。O'Brien等[131]和Gohlke等[9]分别描述了下方和前下方关节囊的组织学特征。两个团队都辨认出了纤维方向的三个层次。内层和外层纤维从关节盂向肱骨呈放射状走行，而中层纤维垂直于另外两层呈环形走行。内层的前后带由于有紧密包裹的纤维束，所以呈现出突然增厚的形态。在纤维的三层结构中，关节囊最厚部分的放射状纤维束呈螺旋形放射状进入盂唇和关节盂边缘。下关节囊的纤维与盂唇的环形纤维系统成锐角连接。深层的纤维束呈对角或呈放射方向走行，依其附着于盂唇上的高度而定。深层，即通常命名的盂肱下韧带的前部。在后方，外层和中层的纤维束互相融合以至于无法区分（图 4.29a、b）。

当考虑到组织学教材应与最近的研究进展相关时，便出现了盂肱下关节韧带结构的图像[4,8,19,14,15,51,52,55,126-129]。盂肱下韧带复合体的前部（anterior band，ligamentum glenohumerale inferius seu latum，ligament pré-gleno-sous-humerale）[4,8,14,15,19,47,51,52,55,126-129,131]可以很容易地辨别出来，即使在关节镜下，通过其上缘也可很容易辨认。其上缘通常呈厚带状，特别是在内旋伴轻度外展时更明显，在右肩呈2～4点钟方向附着于关节盂，并斜向下走行至肱骨。

图4.29 a～b. a. 左肩极度外旋和外展位，前关节囊的前下视图。在这个位置，盂肱中韧带位于肱骨头的上方，它和斜肌束、肩胛下肌外侧融合处清晰可见。斜肌束充分拉伸并包裹肱骨头，因此在肩关节处在危险位置时起稳定作用。盂肱下韧带前束在这个位置也被拉紧，并处在水平位。可清晰看见此韧带在外展位限制外旋。**b.** 右肩旋转中立、内收位前盂肱关节囊关节内后视图：可见翻折的冈上肌。在这个位置，肱二头肌长头腱和盂肱上韧带越过肱骨头上方平行走行。盂肱中韧带斜向穿过肩胛下肌肌腱的关节内部分。盂肱下韧带前束在关节盂唇处有一个相对较高的起点，向下从关节盂到肱骨颈附着处斜行走向。在它的后侧部分，行程与盂肱下韧带后束相平行

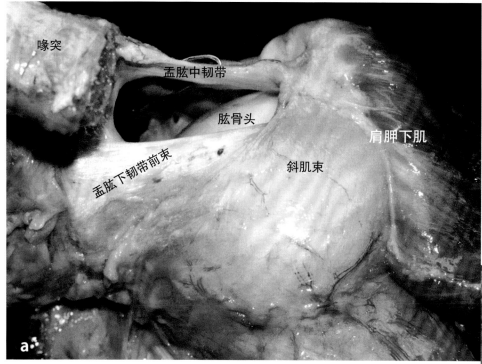

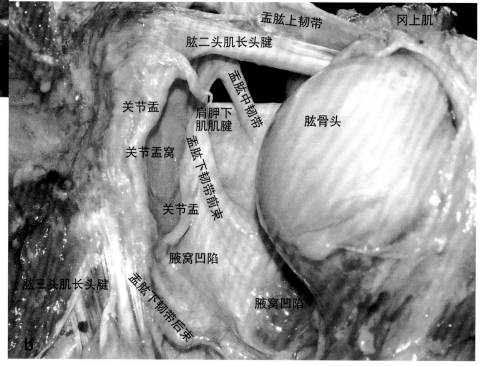

盂肱下韧带复合体的后带通常起源于关节盂上7～9点钟位置[127,128]。尽管轻微外旋外展肱骨有助于辨认其上界，但盂肱下韧带复合体的上界仍较前带难以辨认。后带呈向下对角走行，至形成肱骨止点的后下缘。

介于中间的腋囊实际上由位于内侧的斜肌束及位于外侧的附着于肱骨上的盂肱下韧带的前后束连接处所形成[55,127-129,132]（图4.30a、b）。

斜肌束呈对角跨过盂肱韧带前束的前上方。在其穿越的

区域内，两条韧带相互融合，不能被分离，这一结构与婴儿服相似。基于关节外前方的观察角度、斜肌束与盂肱下韧带相融合的状态，可分为6种类型[55,129]：

- 1型，前束并非明显呈纤维片状结构，这可能由于老年标本中关节囊退化所致，相对罕见。
- 2型，两韧带的上缘在内1/3处交叉，留下一小束从外面可见的前束。

图4.30 a.右肩牵引下轻度内旋和外展位盂肱下韧带复合体的前视图。盂肱下韧带复合体像吊床样结构悬吊在肱骨头上，它由盂肱下韧带后束、盂肱下韧带前束和腋窝凹陷组成。后者实际上由构成内侧缘、附着在关节盂唇和肱三头肌长头腱的斜肌束和附着在肱骨颈的盂肱下韧带前束形成。已切除盂肱中韧带和盂肱上韧带，以便能更好地观察吊床样结构。已离断肩胛下肌。**b.**左肩内旋和轻度外展位时盂肱关节囊后视图：冈上肌肌腱和肩胛下肌在关节下方已尽可能向侧方解剖游离，并向侧方翻折。在此位置，盂肱下韧带后带在后侧悬吊于肱骨头，尽管斜肌束外旋位悬吊在（肱骨头）前侧。在这个尸体标本中，盂肱下韧带后束尽可能远地附着在关节盂窝的中份。和腋窝凹陷（由斜肌束形成）的内侧部分一起，盂肱下韧带后束部分起源于肱三头肌长头腱。肱二头肌长头腱在此图中大部分被肩峰遮盖。由于在内旋肱骨头的位置，盂肱后上韧带相对出现在前方

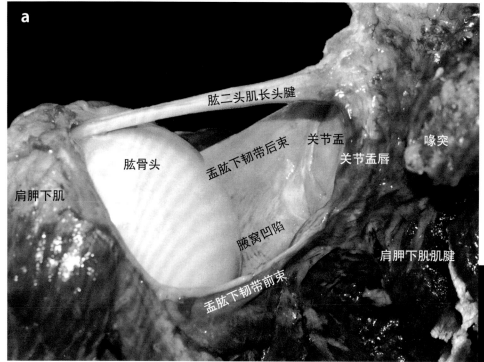

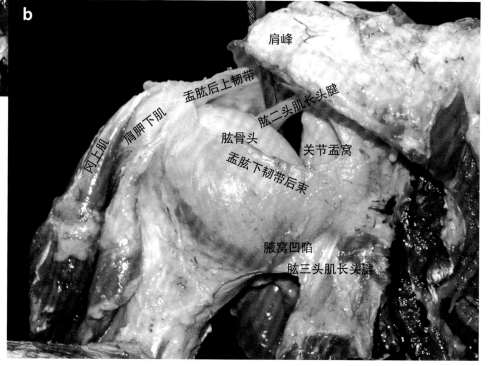

- 3型，前束的中部宽度可见，两韧带在中1/3处交叉。此型最为常见。
- 4型，前束较宽，两韧带于外侧1/3处交叉，此型为第二常见类型。
- 5型，前束非常宽，横跨斜肌束全长的上方，此型也很少见。
- 6型，两韧带在其外侧1/3处交叉，但在中部和（或）中1/3处有间隙。此间隙与Rouvière的标本一致，且很少见（图4.31a、b）。

4.3.4 滑膜隐窝

Ciccone等[133]认为，盂肱关节囊厚度通常在1.32～4.47mm、长度通常在25～45mm（关节盂至肱骨）。从内侧（关节盂侧平均3.03mm）至外侧（肱骨侧平均2.17mm）和从下方到上方通常有一薄弱处。中后区似乎是关节囊最薄的部分。在关节囊厚度相对一致的分布区内可以观察到几个薄弱区，出现在关节囊除韧带增强部的间隔。

图4.31 **a.**左肩轻度外旋位和牵引位，其盂肱下韧带复合体的上方视图：盂肱上韧带已切除。肱二头肌长头腱已从关节盂唇切断，并向侧方翻折。肩胛下肌和冈上肌已向侧方翻折。盂肱下韧带前带的上缘已清晰显露，并处充分牵张状态。盂肱下韧带前带外旋位时在肱骨头的前方。在此尸体标本中，盂肱下韧带前带起于关节盂唇，延伸到8点钟方位。盂肱下韧带后带只延伸到5点钟方位，在此位置几乎走行于肱骨头下方。**b.**左肩内旋、外展并充分牵引下，其盂肱下韧带复合体的前下方视图：盂肱下韧带前束和斜肌束悬吊在肱骨头上。两韧带在此位置均处在最大张力下。部分起于肱三头肌长头腱的肌纤维束在内侧缘形成腋窝凹陷，同时盂肱下韧带前束在外侧参与形成（腋窝凹陷）。肩胛下肌和肱二头肌长头腱已向侧方翻折

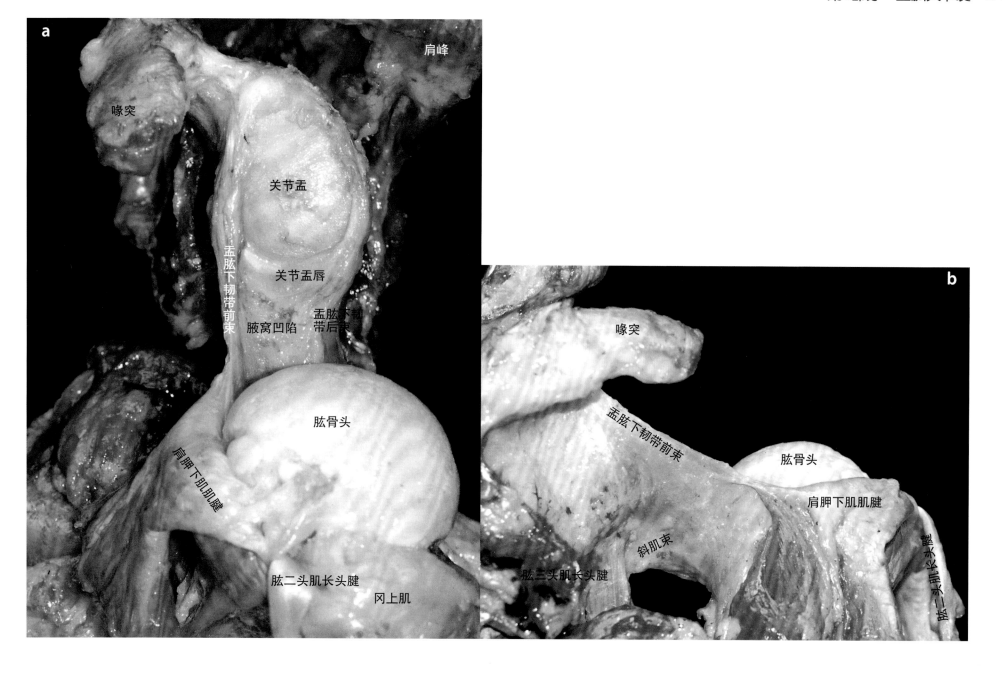

a
肩峰
喙突
关节盂
关节盂唇
盂肱下韧带前束
腋窝凹陷
盂肱下韧带后束
肱骨头
肩胛下肌肌腱
肱二头肌长头腱
冈上肌

b
喙突
盂肱下韧带前束
肱骨头
肩胛下肌肌腱
斜肌束
肱三头肌长头腱
肱二头肌长头腱

DePalma[4]通过盂肱韧带形态学的变异对滑膜隐窝进行了分类。盂肱中韧带上方的滑膜隐窝被命名为上肩胛下隐窝，而盂肱中韧带下方的滑膜隐窝被命名为下肩胛下隐窝。这两个隐窝的大小差异极大，并且随着年龄的增长隐窝有变小甚至消失的倾向。

包裹整个纤维囊的滑膜、盂肱韧带和肱二头肌长头腱在隐窝水平轻度增宽。在DePalma等[134]在后来发表的文献中对大滑膜隐窝的存在意味着盂肱中韧带缺失这一论点产生了疑问。根据DePalma等[4,134]的研究，将滑膜隐窝的分布分为6型（图4.32a、b）：

Ⅰ型：盂肱中韧带上方隐窝；

Ⅱ型：盂肱中韧带下方隐窝；

Ⅲ型：分布于盂肱中韧带上、下方的双隐窝；

Ⅳ型：位于盂肱下韧带上方的大隐窝，盂肱中韧带缺失

Ⅴ型：盂肱中韧带以双小滑膜皱襞的形式存在

Ⅵ：无隐窝

上肩胛下隐窝与肩胛下囊联系，实际上，有时还开口于肩胛下囊，其出现率为80%~89%，并沿肩胛下肌的上肌腱边缘延展。一般地，肩胛下囊位于肩胛下肌和喙突之间，并在肩胛骨上延伸4~8cm。肩胛下囊有助于肩胛下肌腱的顺畅滑行和肱骨运动时肌肉沿喙突的滑行[126,135]。

图4.32 **a.**一个左肩关节盂组织块的尸体标本：关节盂已在肩胛骨上被截除，盂肱关节囊已被切开，去除肱骨相连部分。盂肱中韧带很容易识别，因为它以对角线横穿过肩胛下肌肌腱。Weitbrecht孔（x）出现在高于这两个结构的位置。Weitbrecht孔（x）通向肩胛下滑囊（血管钳指示为中间的延续部分），该孔位于被肱二头肌长头腱遮盖的盂肱上韧带的下方。不要混淆了Weitbrecht孔（x）和肩袖间隙病变。在一些尸体标本中也可以观察到第二个隐窝（y），在盂肱中韧带下方，盂肱下韧带前带的上方。**b.**右肩关节外前视图，图片显示盂肱上韧带、喙肱韧带结合体和盂肱中韧带之间的滑膜隐窝，以及盂肱中韧带和盂肱下韧带前带之间的滑膜隐窝

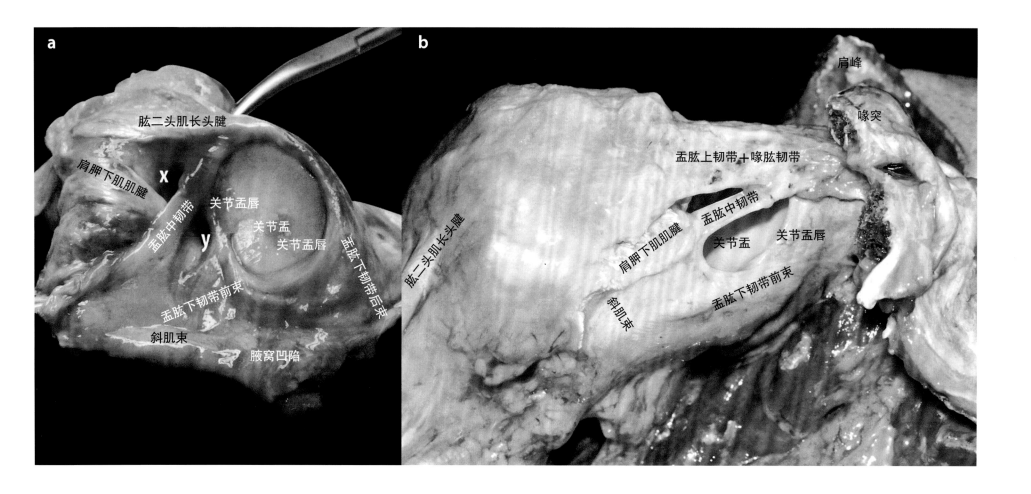

肱二头肌长头腱

肩胛下肌肌腱

x

盂肱中韧带

关节盂唇

y

关节盂

关节盂唇

盂肱下韧带后束

盂肱下韧带前束

斜肌束

腋窝凹陷

肩峰

喙突

盂肱上韧带＋喙肱韧带

肱二头肌长头腱

盂肱中韧带

肩胛下肌肌腱

关节盂

关节盂唇

斜肌束

盂肱下韧带前束

上肩胛下隐窝也称Weitbrecht卵圆孔[12,14,15,28]，而下隐窝即Rouvière[14,15]所称的喙突下孔。Landsmeer和Meyers[47]对这两个隐窝作了详细的解剖学描述，并清晰地说明它们被盂肱中韧带分开。根据Rouvière和Delmas[15]的研究，半数病例中观察到喙突下孔，其位于盂肱中、下韧带之间，或在盂肱中、下韧带水平的关节与及盂唇之间，在后者，喙突下孔即唇下孔。

此外，包含 Weitbrecht 孔的盂肱上、中关节之间的关节囊区也被称为肩袖间隙，在前面章节中已有描述。

通过关节镜在防腐处理的标本中可观察到位于关节囊前、下方的反折和隐窝。大多学者和外科医生把这些反折看作盂肱关节囊的韧带。而这些反折和隐窝有助于定位下方的韧带，正如在4.3.5部分中讨论的，它们实际上只是韧带的边缘。相比之下，当关节囊标本扁平或在解剖过程中检查前关节囊时，经常无法辨认反折或隐窝（图4.33a～c）。

图4.33 a～c. 福尔马林防腐处理过的左肩关节盂组织块。**a.**关节盂已在肩胛骨上被截除，盂肱关节囊已被切开，去除肱骨相连部分。褶皱和隐窝与实际各个关节囊韧带并不完全一致，因为在处理过的尸体标本上很难鉴别。**b.**分离的盂肱关节囊扁平展开。各个韧带不能辨别出，但可辨别出Weitbrecht孔（镊子指示）。邻近的增厚带可能是盂肱中韧带。**c.**左肩外旋、外展位并牵引下，其盂肱关节囊前侧的关节外后视图：肱骨头已被切除。各个韧带还没被解剖出来，褶皱和隐窝也就不能显露

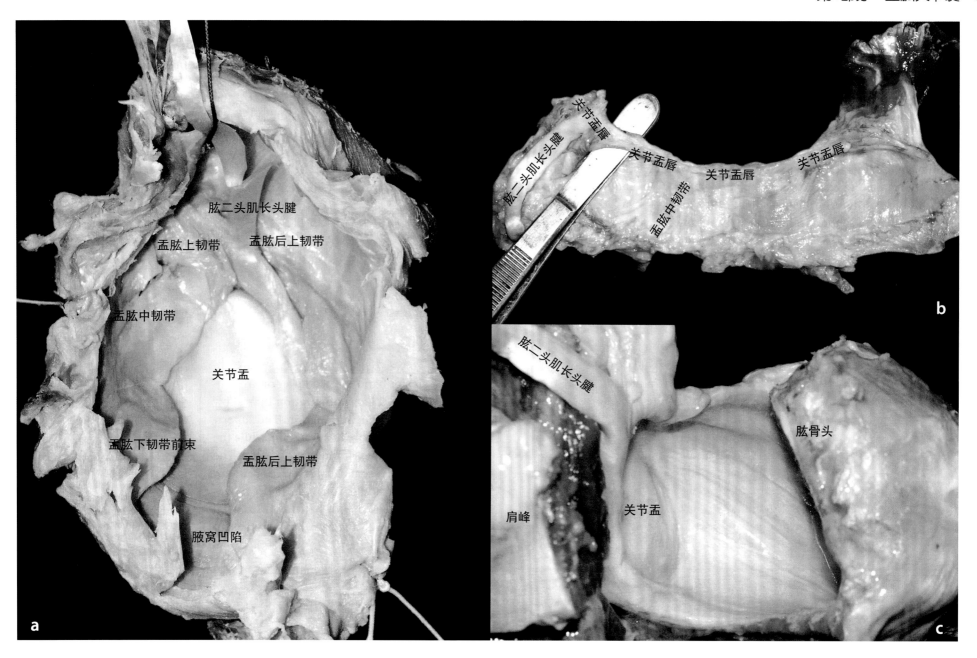

4.3.5 盂肱关节前下复合体的生物力学和功能解剖

当肱骨呈中立至轻微的外展伴外旋和轻微后屈时,盂肱中韧带起到限制活动的作用。已经观察到[8,11,51,126]盂肱中韧带在外展达90°时对抗外旋,而盂肱中韧带协同喙肱韧带在外展小于60°时对抗外旋和肱骨头的下移位。

斜肌束限制肱骨前屈时的外旋。斜肌束协同盂肱中韧带在内收位外旋和中立位外展时对抗肱骨头前移而稳定肱骨头,尤其是伴有后移时。斜肌束同样有助于盂肱下韧带的前束在中立或外旋位外展时支撑肱骨头[8,55,79,129]。

外展和外旋位时,盂肱下韧带的前束在张力下呈扇形分散,伸展进入一更松散的结构,并形成对抗前移的支撑。相比之下,内旋时前束变得松弛及褶曲,因此,呈增厚带状而极易识别。盂肱下韧带的后束看起来像形态易变的反折,在内收、外旋至中立旋转位时支撑肱骨头。外展或内旋前屈位时,后束受张力作用而反折消失,肱骨头被推向前方。腋囊

与前后束一起形成肱骨头的悬带。这一悬带在内收位时很长,但随外展增加逐渐收紧。前后束随旋转相互束紧。类似地,盂肱下、上韧带复合体在外展范围内也互相拉紧。当肱骨于外展伴轻微后屈时,盂肱下韧带可限制外旋活动,在轻度外展时,其上部纤维的限制作用更明显,而下部纤维在高度外展时起更大的作用,在中度外展(30°~60°)时上、下部分纤维共同作用[8,51,55,75,127-129,131,132](图4.34a~c)。

Turkel等[51]和Warner[138]等都标记了盂肱关节囊的各部分以评估这些结构活动时的方向和相对长度。盂肱下韧带的前后束在关节盂前后面方向处交叉,除外展90°时前、后束平行,其他位置两者均保持交叉位置。这可能是由于两者在肱骨止点和关节盂处起源不同所致,后束在关节盂处位置较低而在肱骨端相对较高。两者交叉的结构使前、后束在旋转过程中相互束紧。盂肱上韧带在内收位时更紧绷,而盂肱中韧带在外展时更紧绷。盂肱上韧带对内收位时外旋和中立至外旋位伴内收位时下移起主要限制作用,而在外展位时无作用。

图4.34 a~c. (左肩前视图)顺序显示盂肱下韧带复合体的功能解剖,其有一盂肱下韧带前束横穿斜肌束的中三分之一(3型,详见文中)。**a.**在完全内旋和内收位,盂肱下韧带前束和斜肌束是松弛、有皱褶的。两者均沿斜形走向,在肱骨头下方十字交叉而过。盂肱中韧带垂直走向,跨过肱骨头中段,在此位置盂肱中韧带是松弛的。**b.**在外旋和轻度外展位,盂肱下韧带前束和盂肱中韧带在张力下没有皱褶,两者几乎平行地垂直走向。**c.**在充分外旋和外展位,斜肌束充分拉伸跨过肱骨头。盂肱中韧带现位于肱骨头的上方

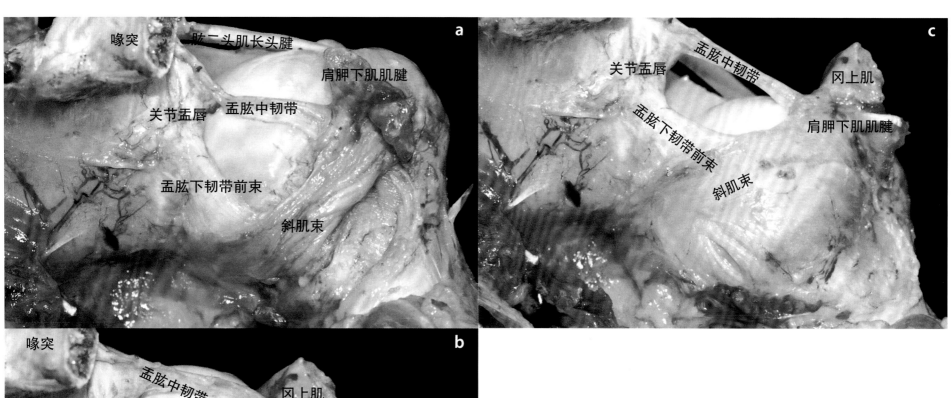

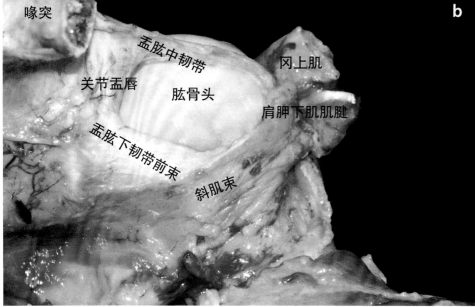

Malicky等[137,138]发现外展外旋位时的半脱位力量下，关节盂侧呈高应变，而肱骨侧则趋于失效。最大主要张力矢量通常不是沿盂肱下韧带前束方向，而是从关节盂下缘对角行至前下关节囊的上方肱骨止点，即沿斜肌束方向走行。

整个关节囊及其韧带之间的相互作用显然还不是生物力学研究的常见课题。Debski等[139]和Terry等[140]证实了在负载过程中，传递和分散张力时稳定盂肱关节所需的韧带抑制力。此外，尝试单平面上的简单运动最终会导致两平面共同活动。其他研究[71,141-143]测量了在给定扭力或平移力作用下，盂肱关节囊某一特定部位的应力。总结实验结果得到如下结论：当外旋扭力作用于肱骨时，负荷产生的最大应力逐步从0°外展位时的盂肱上、中韧带转移至外展30°~60°位时的盂肱中、下韧带前束，外展90°时前束应力最大（图4.35a，b）。

图4.35 a ~ b. a.左肩轻度外旋和轻度撑开牵引时，关节内的俯视图。盂肱上韧带复合体已被切除。盂肱下韧带前束和盂肱中韧带在肱骨头前方处在张力拉紧中。大部分盂肱下韧带的后束和腋窝凹陷一起在肱骨头下方。**b.**右肩旋转中立位和撑开牵引时的前视图。上方结构和盂肱中韧带已被切除。盂肱下韧带前束是绷紧的，腋窝凹陷位于肱骨头下方中央部分。盂肱下韧带复合体的功能是在肱骨头下方作为一个"吊床"

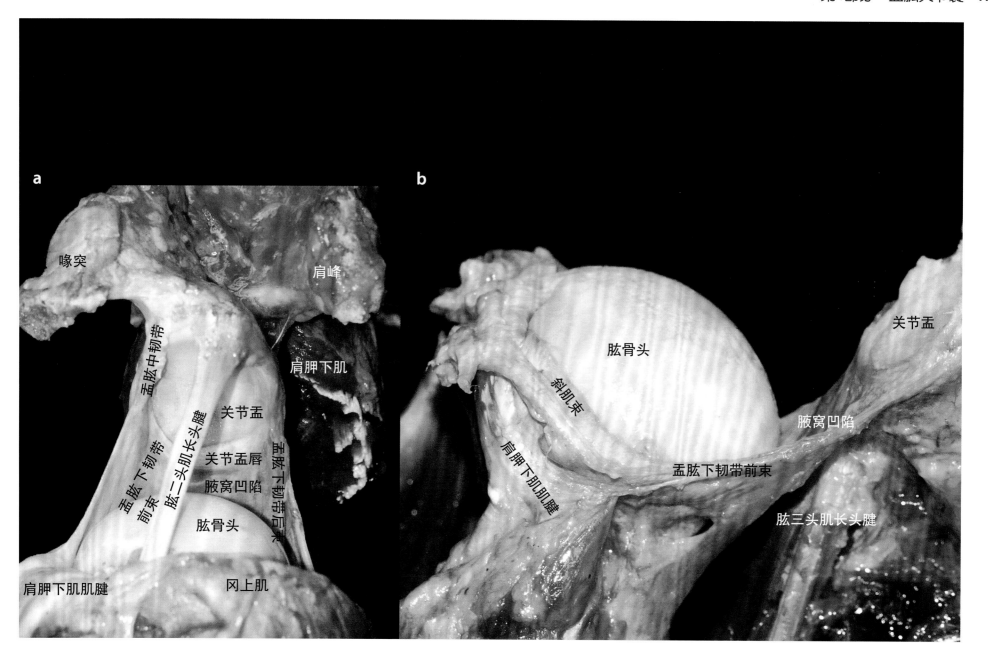

a

喙突
肩峰
盂肱中韧带
肩胛下肌
关节盂
盂肱下韧带前束
肱二头肌长头腱
关节盂唇
盂肱下韧带后束
腋窝凹陷
肱骨头
肩胛下肌肌腱
冈上肌

b

肱骨头
关节盂
斜肌束
腋窝凹陷
肩胛下肌肌腱
盂肱下韧带前束
肱三头肌长头腱

4.3.6 临床意义

临床上，关节反复脱位伴不稳最常发生在外展外旋位。因此，盂肱下韧带的前带及其在盂唇和肱骨（见后续章节）上的止点最常受累。在损伤存在情况下，需沿韧带加强的纤维方向进行修复。Bankart损伤——前带（伴/不伴盂唇）已从关节盂侧撕脱——通常向外、下方回缩。因此在手术修复时，不仅需要将其向内侧重新固定于关节盂边缘，还应连同其上界重新固定于关节盂中部。

当患肢处于除外展外旋位外其他位置或不伴有明显脱位的轻微不稳时，患者的关节不稳症状可能并不典型。在这些病例中，我们应考虑到其他结构的损伤，而不只是盂肱下韧带前带的损伤。正前方不稳的病例中，盂肱中韧带和斜肌束也可受累，主要特征表现为中立旋转位时前移增加，而非外展30°~90°位时外旋伴后移。由于极易被功能良好的肩胛下肌代偿，因此，此类不稳很容易漏诊。

另一方面，发生于极下方的"Bankart"损伤和关节囊前下部的HAGL损伤实际上会累及斜肌束。同样地，应根据正常纤维走行方向，即从下方的关节盂至前方的肱骨，对这些结构进行手术修复。

关节囊切开移位术用于处理盂肱下韧带的前带和斜肌束（图4.36）。

图4.36 左肩尸体标本的关节盂组织块：关节盂已在肩胛骨上被截除，盂肱关节囊已被切开，去除肱骨相连部分。血管钳对盂肱下韧带前束施加张力。图片清楚显示肩关节盂唇损伤分离，从关节盂唇8点钟到11点钟位置。这种损伤减少对盂肱下韧带前带的可能张力，从而危害盂肱关节的稳定性。在此标本中，盂肱中韧带为累及损伤，它附着在关节盂边缘的11点钟到12点钟之间位置。典型的Bankart损伤位置则是从7点钟到9点钟位置。此标本有一个滑膜隐窝（Weitbrecht孔）在盂肱上韧带和盂肱中韧带之间，还另有一个大的隐窝（Rouvière孔）在盂肱中韧带和盂肱下韧带前带之间。肱二头肌长头腱已退化变性、增宽和磨损

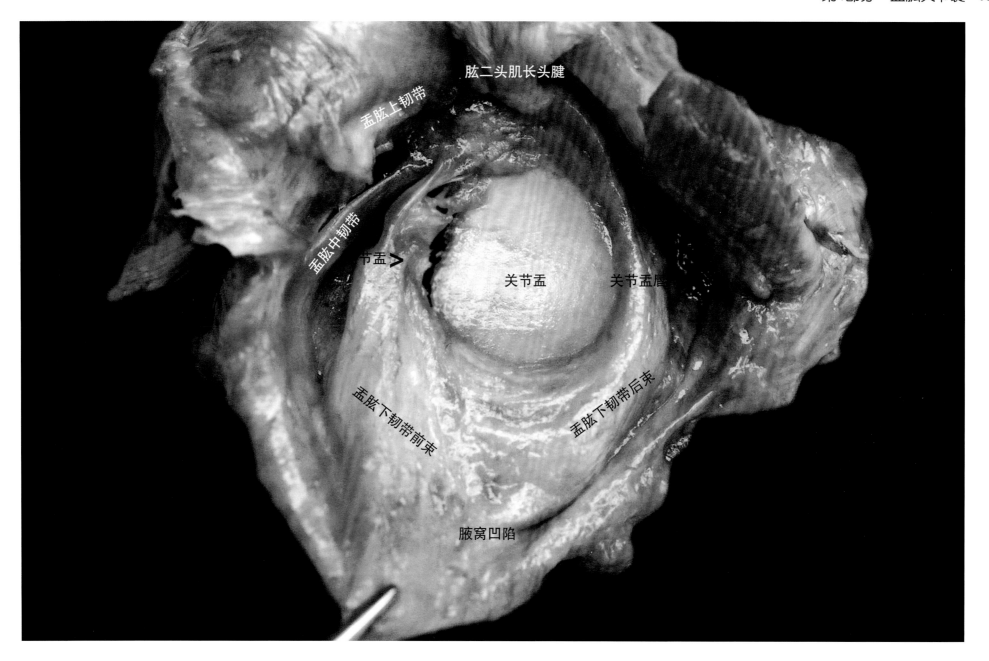

盂肱上韧带
肱二头肌长头腱
盂肱中韧带
节盂 >
关节盂
关节盂唇
盂肱下韧带前束
盂肱下韧带后束
腋窝凹陷

4.3.7 关节囊的关节盂和肱骨止点

上关节囊的肱骨止点在前面已与上复合体一起描述了。

盂肱下韧带的肱骨止点有两种：靠近关节软骨的衣领样止点[131,144]和基底部靠近软骨边缘且位于肱骨干骺端更下方的V形止点[14,15,131,144–147]。

O'Brien等[131]（11例尸体肩关节）和Ticker等[144]（8例尸体肩关节）均在半数标本中发现肱骨头软骨缘正下方衣领样止点，而另一半标本均为V形止点，他们的描述与经典解剖教科书基本一致，尽管这些书中只有三本[14,15,147]对盂肱关节囊的肱骨止点作了更详细的描述。除在关节囊下部，关节囊紧随肱骨解剖颈的关节边缘附着。在关节囊下部，关节囊从肱骨头下极下方约1cm处的关节边缘处下行。这与滑膜内层随关节囊附着于肱骨，然后覆盖解剖颈直至软骨边缘甚至下方形成对比。有些下关节囊再发的纤维——关节囊系带，附着于肱骨头的下软骨缘[14,15,148]并可上提滑膜。Duparc等[149]描述的供应肱骨头的动脉环沿这些关节囊系带行径。

近期对200例尸体肩关节的解剖和关节镜研究[55,127–129]以及100例活体关节镜检查都证实了盂肱关节囊的下止点从外面看恒定呈V形。但由于与滑膜带相连，在超过90%的标本中，该结构从内部看或多或少与"V"形有所差异。在所有从内部检查的肩关节中（关节镜或切开检查）只有8%通过关节内观察呈V形。当肱骨旋转至某一特定位置经关节镜观察肱骨止点，或经前上方切口检查下方关节囊时，可观察到滑膜内层呈浅V形，也并非真正V形。Sugalski等[150]最近报道了肱骨止点包括两叶，外部的前上叶可能就是由斜肌束形成的前止点的V形外支，而内部的前下叶可能就是由盂肱下韧带前带形成的下止点处的内部衣领样部分（图4.37a，b）。

图4.37　a.左肩衣领样肱骨（头）下方附着部分的关节内观：盂肱关节囊从关节盂处分离去除。Frenula囊遮盖了腋窝凹陷。**b.**左肩"V"形肱骨（头下方）附着部分的关节内观：可见盂肱下韧带前束和盂肱下韧带后束在附着肱骨颈处汇成"V"形

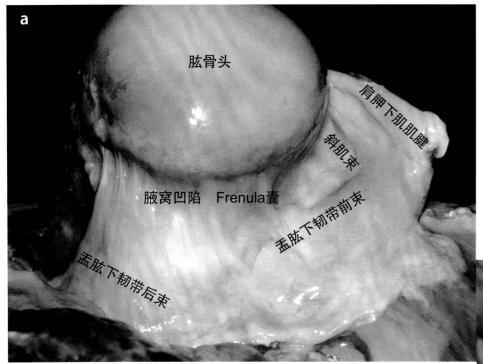

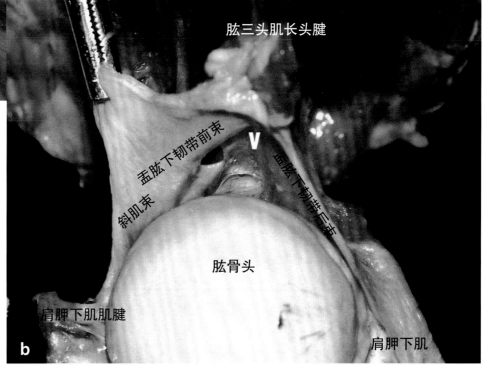

关节盂侧，盂肱下韧带恒定地附着于盂唇的下1/3。此外，三头肌经骨性起点处的纤维扩展部参与形成后下关节囊[55,127–129,151]。

盂肱关节囊与肩胛骨的附着有两种类型[152,153]。在80%的标本中可见Ⅰ型附着，前方关节囊附着于唇内，有时内旋位时可出现前方关节囊反折和外旋位时的后方反折。此型中，关节囊主要通过纤维软骨移行带附着于盂唇上。在23%的标本中可见Ⅱ型附着，关节囊附着于肩胛颈而未明显地附着于盂唇上。此处有一些胶原纤维直接附着于肩胛骨，另一些与骨膜融合。大多纤维在附着于骨或骨膜之前呈纵向走行并与

之成锐角。在下方区域内，纤维方向主要呈放射状，所以这些纤维融入盂唇的环形胶原束系统。这些研究提示我们应非常谨慎，勿将冗余的关节囊归于诱发肩关节不稳定的病理性改变，因为可能是发育的解剖变异。McMahon等[154]发现盂肱下韧带的前带双重附着于关节盂边缘。松散的胶原纤维附着于盂唇而致密的胶原纤维附着至盂颈前方。

盂肱中韧带通常附着于盂唇，但也可能直接附着至盂颈上。盂肱上韧带复合体起自盂颈，紧靠盂唇内侧。上盂唇续为肱二头肌长头腱（图4.38a、b）。

图4.38 两个左肩的关节盂组织块标本显示盂肱关节囊前侧的滑膜隐窝。**a.**关节盂已从肩胛骨上被切下，盂肱关节囊已被切开，去除肱骨相连部分。在盂肱上韧带（SG）和盂肱中韧带（MG）之间的滑膜隐窝是常出现的。这个Weitbrecht孔（x）是肩胛下滑囊的通道，内侧最远可到达肩胛骨体部（图中剪刀所指）。在这个标本中，关节囊前方从盂肱中韧带到盂肱下韧带前束是平滑的，没有额外的隐窝。**b.**Weitbrecht孔（x）通常位于盂肱上韧带、盂肱中韧带和肩胛下肌肌腱的关节内部分围成的三角区域内。紧贴该孔外侧的是肩袖间隙。这个尸体标本也显示了一个确切的隐窝，Rouvière（y）孔，它位于盂肱中韧带和盂肱下韧带前带之间，可能也是肩胛下滑囊的通道。

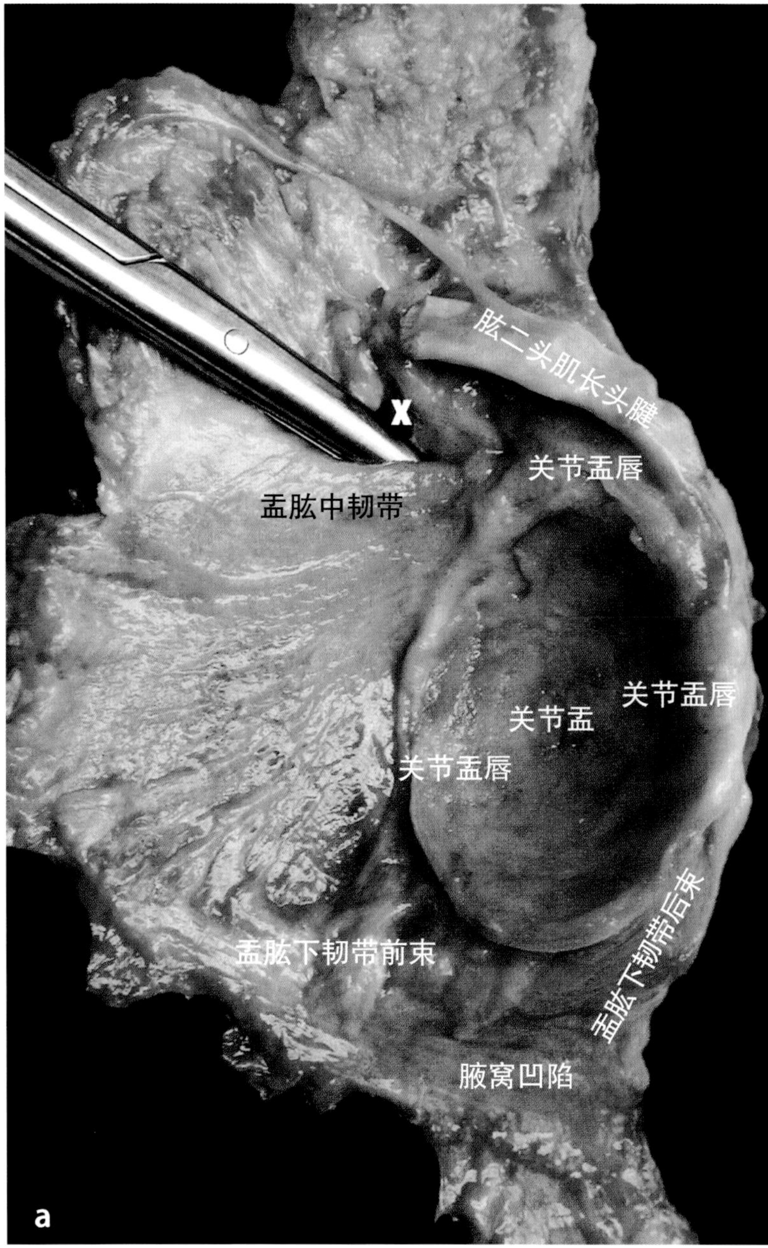

图 a 标注：
- 肱二头肌长头腱
- 关节盂唇
- 盂肱中韧带
- x
- 关节盂唇
- 关节盂
- 关节盂唇
- 盂肱下韧带前束
- 盂肱下韧带后束
- 腋窝凹陷

图 b 标注：
- 肱二头肌长头腱
- 盂肱上韧带
- 肩胛下肌肌腱
- x
- 盂肱中韧带
- y
- 关节盂唇
- 关节盂
- 关节盂唇
- 盂肱下韧带前束
- 关节盂唇
- 盂肱下韧带后束
- 腋窝凹陷

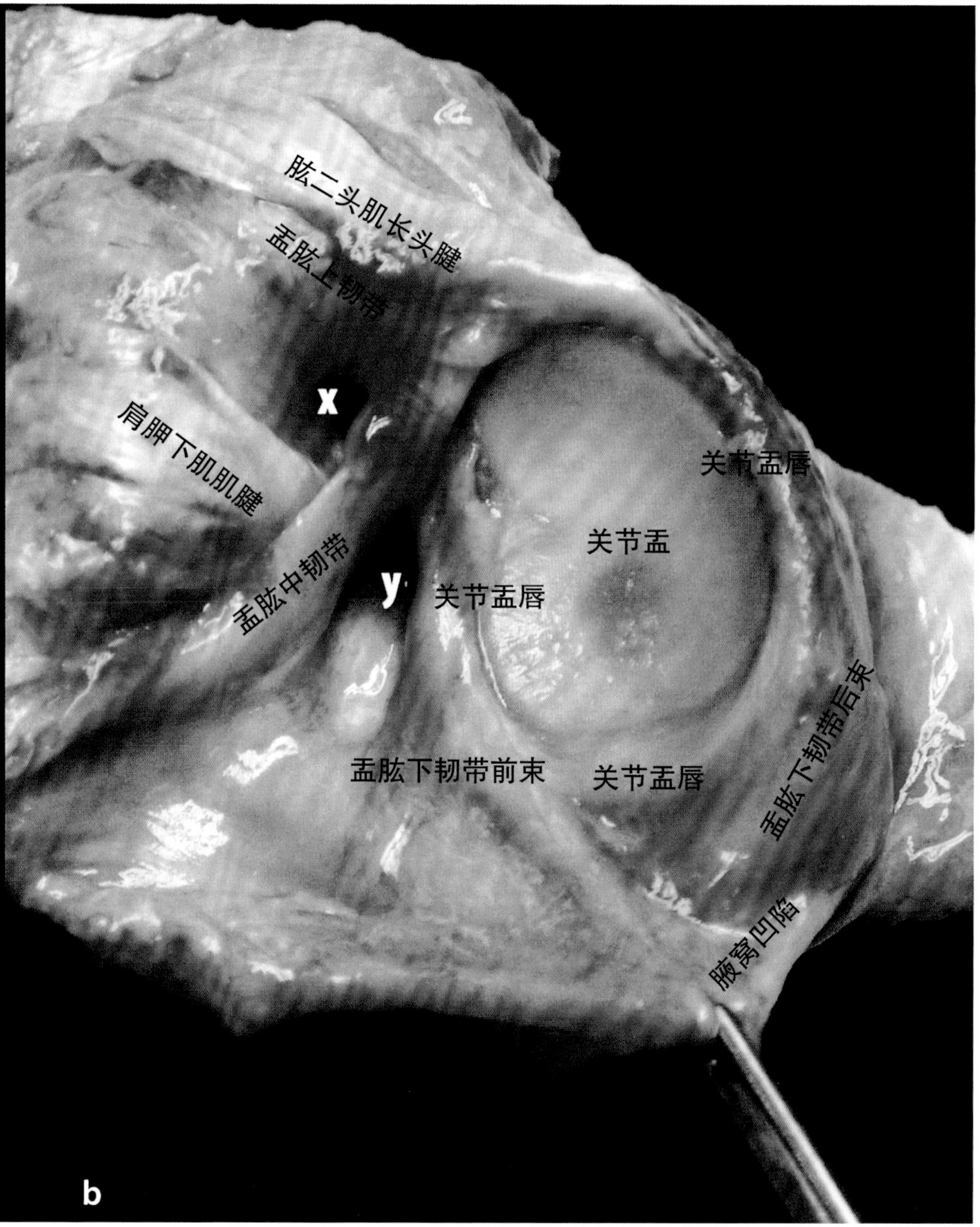

4.3.8 盂唇

Vesalius[155]在很久之前就对盂唇有过这样的表述："[L]imbus cartilagineus foveae glenoidalis luxandi promptitudinem corrigit"。根据大多数解剖学教材所述[12,28,131,156]，盂唇呈三角形，并有游离的关节缘。一般认为，盂唇的前上部分呈半月形，在盂唇和关节软骨之间有一变化深度的凹槽。盂唇通常形成一跨关节盂切迹的桥状结构，并在盂唇和盂缘之间有一尚明显的开口。相比之下，盂唇的下半部分更紧密地连接于盂缘，与关节软骨的连续性也更好。尽管最近大多学者[4,126,157,158]认同盂唇下部为圆形、纤维性的软骨固定延展，并有一个纤维软骨移行区，但对盂唇上部的描述还有很多争论。Moseley、Övergaard[126]和Townley[157]认为盂唇无论哪方面都不像膝关节半月板，而应视其为关节囊组织冗余的皱褶。相反地，

Cooper等[158]报道盂唇的上部有一含有相对较松弛且可活动止点附着于关节盂骨面的类半月形结构，但与肱二头肌长头腱紧密相连。Nishida等[159]和Tamai等[160]通过电子显微镜扫描分辨了盂唇的三层结构：浅表层，由随意排列呈网状的原纤维构成；第二层为构成盂唇的主要部分，由多向原纤维构成；深层由致密纤维束构成，包括附着于关节软骨内和盂缘的区域。

Hertz等[161]、Huber和Putz[162]采用多技术联合的方式研究了盂唇的纤维走向和附着点。盂唇主要由关节周围的纤维环形系统构成，该系统接受来自周围韧带和肌腱的纤维束。Huber和Putz[162]从这项研究中发现关节周围纤维系统包括肱二头肌长头腱、三头肌和盂肱韧带，应被视作为功能单位（图4.39）。

图4.39 左肩关节盂窝（gf）的关节内视图：肱二头肌长头腱从关节盂颈起点水平离断。图示肱二头肌附着部出现时关节盂唇上方的延续。通常在肱二头肌附着部下方可发现一个小的隐窝，不要和SLAP损伤混淆。另一种常见盂唇隐窝是位于前上方。这种关节盂唇下孔的发生通常和明确的关节盂切迹有关，不应和关节盂损伤混淆。在这个尸体标本中，关节盂唇（gl）围绕整个关节盂，很好地附着在关节盂边缘。关节盂切迹不能辨别

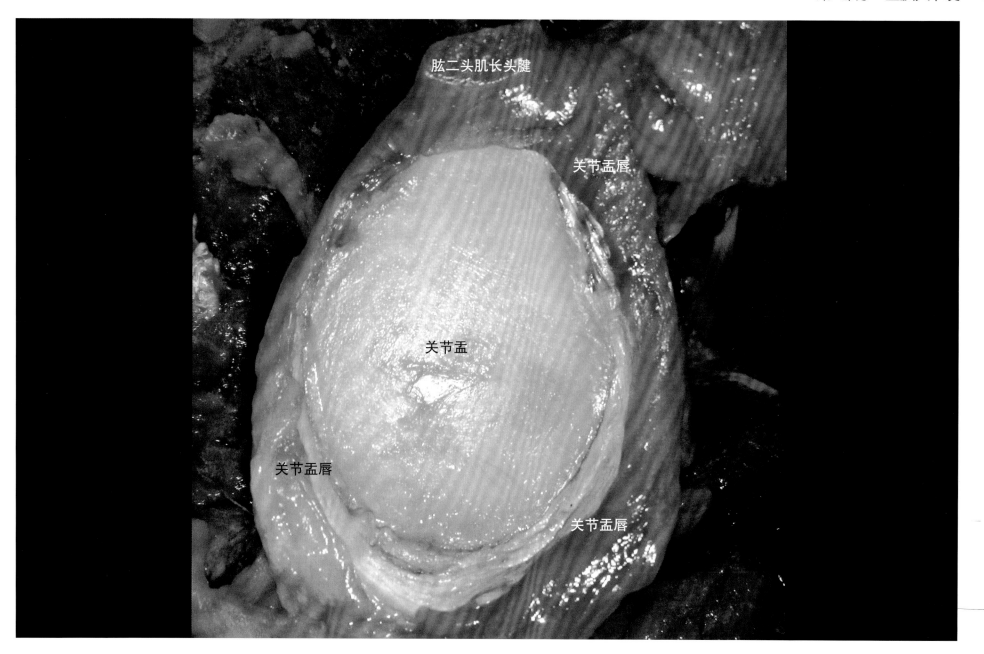

肱二头肌长头腱

关节盂唇

关节盂

关节盂唇

关节盂唇

4.3.9 盂唇的生物力学

尽管盂唇在文献中受到很大关注，但其对盂肱关节稳定性所起的作用仍存在很多争论。毫无疑问，盂唇有助于关节囊韧带结构附着于关节盂缘。在盂唇下半部分，关节囊和韧带与盂唇相延续且互相难以分离。关节囊和盂唇的延续在上半部分并不相同，喙突下囊和肩胛下囊的存在更加明确了这一观点[126,131,163-167]。通过增加盂腔的深度，盂唇提供了10%～40%的凹面压缩效应，并因此增加了盂肱联合的稳定性[168-172]。切除盂唇因减少了平移抵抗力而降低了20%～65%的凹面压缩效应[168,173,174]。

盂唇具有类似阀块的功能，有助于产生关节内负压，对抗大气压封闭盂肱关节[175]。

肱骨头的压缩通过主动肌肉功能和被动关节囊韧带限制对抗关节盂，此效应通过关节内负压所产生，其最主要的作用是防止上肢外展小于45°时的下移[176,180,181]。当发生关节囊-盂唇复合体或肩袖损伤时，关节内负压减少[176,180,181]。我们观察到，关节内负压消失后，外加力的作用使位移增加，并减少了形成特定移位所需的力量。但在临床测试中，其自身不会导致明显不稳[182]（图4.40）。

图4.40 福尔马林防腐处理过的左肩关节盂后内视图：肱骨头已被切除，关节囊后方从肱骨颈处分离。冈上肌在关节盂颈水平横断，其外侧部分向外上方翻折。肱二头肌长头腱完整保留。在这具尸体标本中，关节周围显微纤维系统正如Huber和Putz[162]所描述的：肱二头肌长头腱延续进入关节盂唇后方，并向后下方分叉成盂肱下韧带后带和肱三头肌长头腱。盂肱中韧带起源水平可见一个小的关节盂切迹。盂肱上韧带在关节盂唇、肱二头肌附着部内侧的关节盂颈上有它的起点。在这个防腐处理过的标本中，皱褶产生这种印象：盂肱中韧带和盂肱下韧带前束的上方部分也附着在关节盂颈部，而不是关节盂唇。在盂肱上韧带和盂肱中韧带之间可见一个滑膜隐窝（Weitbrecht孔）

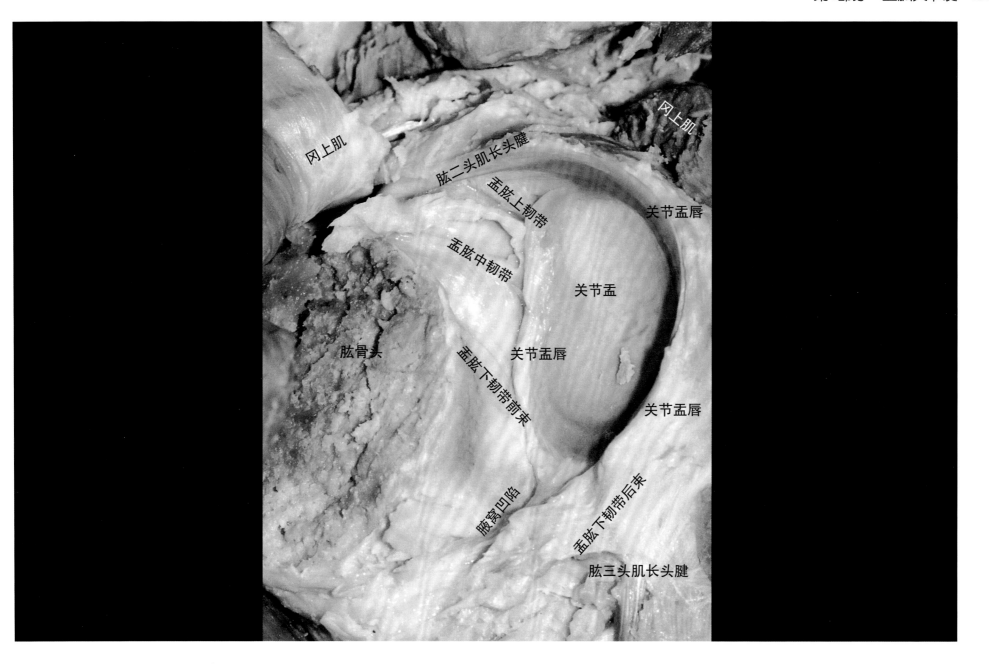

Howell和Galinat[183]认为盂唇呈楔形结构，形成了对抗肱骨头移位的被动限制作用，好比止动楔抵挡车轮滚动。但盂唇上部附着相对疏松[146,167,184]，而影响了该区域的止动楔效应。Cooper等[167]认为此区域的盂唇更像新月形。在此（前）上区，解剖变异或退行性变可能被误认为是盂唇撕裂，但也不会导致关节不稳[167,185]。在下方，盂唇更加纤维化，且牢固地附着于盂缘[127,167]。

我们很容易认为固定的盂唇自身可起到被动限制作用。此下方区域也是盂肱中、下韧带所在处。临床上，肩关节不稳患者的关节囊韧带和盂唇损伤主要发生于前下区，这也进一步支持了止动楔理论。切除带有完整关节囊韧带结构的盂唇并不一定会造成明显关节不稳等严重后果。我们

的研究[182]提示了盂唇的止动楔效应，也证实了其与凹面压缩效应的相关性并非外展伴外旋90°关节稳定的主要因素。我们认为在外展伴外旋90°时，关节囊韧带张力比静态稳定作用更重要。

一些有关上盂唇损伤的实验研究结果已陆续发表[182,185–189]。这些结果提示了盂唇损伤和Bankart损伤可能会轻度增加位移和改变接触压，但不会造成脱位。但从无症状的肩关节观察中发现，位移的增加和接触压的改变仍在下移和前移的正常变异范围内[190–192]。

随着Bankart损伤的加深，抗扭力作用逐渐减小[193]。合并以关节盂软骨损伤时[174]，前下方稳定性将会受到影响（图4.41a、b）。

图4.41 **a.**左肩旋转中立位和外展位，同时肱骨头向下远离关节盂时，关节内的俯视图。**b.**同一肩关节同一位置（除了少许外旋）的后视图。盂肱上韧带复合体由盂肱上韧带和盂肱后下韧带组成，已解剖出复合体，并从关节盂颈分离。在这个尸体标本中，两个韧带结构均部分附着在关节盂唇上，并保留着这种联系。肱二头肌长头腱和关节盂唇被仔细地从关节盂边缘剥离，剩下下方关节盂唇附着在关节盂边缘和肱三头肌长头腱上。这表明关节盂作为一个周缘的锚形结构连接在肱骨头上方，和肩袖新月体一起形成皇冠状结构的盂肱上韧带复合体和盂肱下韧带复合体，（关节盂）像吊床一样捧着肱骨头。

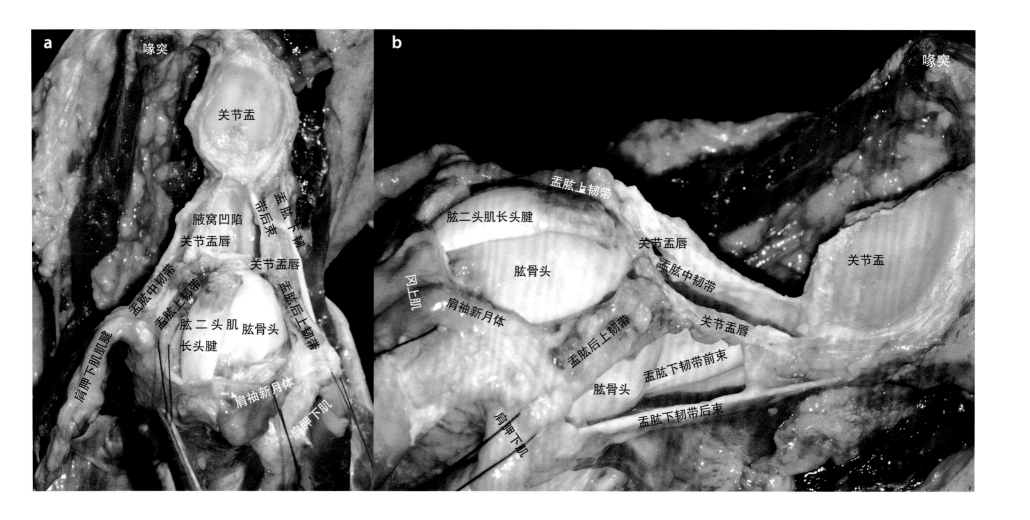

4.3.10 临床意义

临床医生应意识到盂唇形态及其与关节盂骨面的附着，以及关节囊及其韧带与盂唇的附着可能存在正常变异。这些变异会被误认为是关节囊-盂唇复合体撕裂，而被错误地修复，造成了活动范围缩小的风险。对患者详细地体格检查及病史询问，重点关注创伤造成的征象有助于区分正常的解剖变异和病理改变。

下肱骨止点处衣领样和V形的结合有两大意义。一方面，通过关节镜可发现下隐窝−关节囊系带撕裂，但并不表示（下）盂肱韧带的肱骨止点处撕脱（HAGL）。另一方面，当诊断为HAGL时，若想恢复关节囊结构，特别是盂肱下韧带各组分足够的长度和张力，下关节囊最好重新附着至原始V形结构处。前下止点两叶结构的组成部分——盂肱下韧带前带和斜肌束，需通过基于肱骨的关节囊移位手术来处理[55,127,129]。

上复合体外侧部的复杂交织结构和肩袖上肌腱可部分解释为什么肩袖索界限内的肩袖轻微撕裂对功能影响极其有限。在累及肩袖索止点的撕裂患者中，充分修复悬桥的柱状结构便足以恢复功能（图4.42a、b）[55,56]。

图4.42 a、b. 两个尸体左肩的关节盂组织块标本。在这两个尸体标本中，无法从盂唇上解剖出盂肱下韧带复合体的腋窝凹陷。同样，很难从盂唇到盂肱下韧带的后束之间区分移形部分。在这两具尸体标本中，盂唇沿肩胛盂一周附着在骨质上。两具尸体标本均有清晰的关节盂切迹。盂肱中韧带和盂肱下韧带前带直接附着在关节盂颈处，而不是在盂唇上。**a.**尽管两条韧带形成盂肱关节囊前部一层连续的鞘，盂肱下韧带前带水平似乎仍有一个滑膜隐窝。正如血管钳（y）指示的，当该隐窝到达关节盂颈的中点，可视为Rouvière孔。第二把血管钳指示相对较深的肩胛下滑囊，较远处为Rouvière孔（x）。在关节盂切迹水平关节盂唇滑膜增生可能隐藏一个关节盂唇下孔。**b.**盂肱下韧带前带和关节盂唇是连续的。在盂肱中韧带下方可见一滑膜隐窝，但它和韧带上方的隐窝相连续，并非真正的Rouvière孔。图片中索带状的盂肱中韧带和其他几个韧带分离开。由于盂肱中韧带和盂肱下韧带前带之间于关节盂起点水平有一间隙的原因，前上方关节盂唇形成一个锋利的边缘和楔形薄玻璃样外观

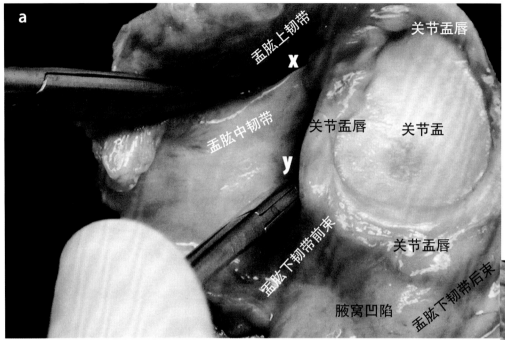

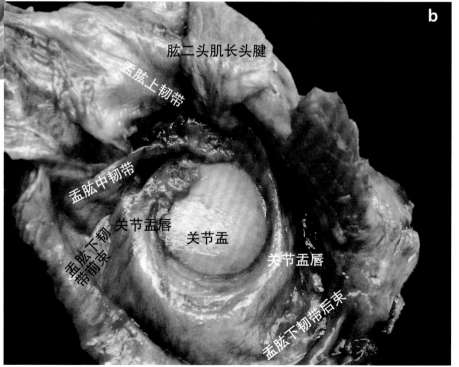

4.3.11 结论

盂肱关节囊包括上方关节囊韧带结构及其纤维加强：

- 盂肱上韧带
- 喙肱韧带
- 盂肱后上韧带
- 喙盂韧带
- 横带

盂肱关节囊不像盂肱韧带复合体那样复杂，并有以下纤维加强：

- 盂肱下韧带前带

- 盂肱下韧带后带
- 斜肌束

上复合体在内收位起主要限制作用，在外展位起次要限制作用。下复合体在外展位起主要限制作用。另外，两大系统都由以下结构相连：

- 内侧的环形系统（盂唇）
- 肱骨侧的半环形系统（肩袖肌腱、斜肌束、横带）
- 对角的交叉连接（斜肌束和盂肱中韧带）

最后，韧带加强通过复合体的相互作用形成二头肌滑车，对于肱二头肌长头腱稳定于肱二头肌肌沟内起重要作用（图4.43a、b）。

图4.43 a ~ b. 两个尸体标本显示盂肱关节囊的由韧带、关节盂、肱骨附着点和肩袖组成的内在联系的纤维框架系统。在肩胛骨中部横断冈下肌、冈上肌和肩胛下肌的肌腱，然后仔细从关节囊下方尽可能远地向侧方分离。解剖分离出韧带。盂唇和韧带一起从关节盂边缘分离下来。最后，韧带和肩袖一起在肱骨附着处分离。肱二头肌长头腱在肱二头肌滑车水平横断。a.此尸体标本以关节囊在肱骨附着部分形成的环状结构为中心。由盂肱下韧带前带（被关节囊和斜肌束遮盖）和盂肱下韧带后束共同组成的肱骨下方的附着点有向下方走行趋势。其顶点可在关节盂唇的肱二头肌长头腱的起点以及肱骨环状系统的冈上肌处得到定位。右上方缝线标记盂肱上韧带，左侧缝线标记盂肱后上韧带。b.此尸体标本以关节盂唇形成的环状结构为中心。肱骨环状系统在盂肱上韧带和盂肱中韧带之间的肩袖间隙处切断，使它完全放平整变得可能。肩胛下肌再次在标本的前侧发出起点。左侧缝线标记的是盂肱中韧带。右上方的缝线标记喙肱韧带和盂肱上韧带，右下方缝线标记的是盂肱下韧带。两个上方结构、冈上肌、冈下肌由肩袖新月体连接。

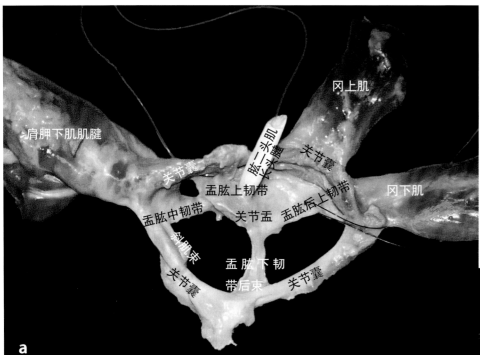

冈上肌

肩胛下肌肌腱

肱二头肌长头腱

关节囊

关节囊

盂肱上韧带

盂肱后上韧带

冈下肌

盂肱中韧带

关节盂

斜肌束

盂肱下韧带后束

关节囊

关节囊

a

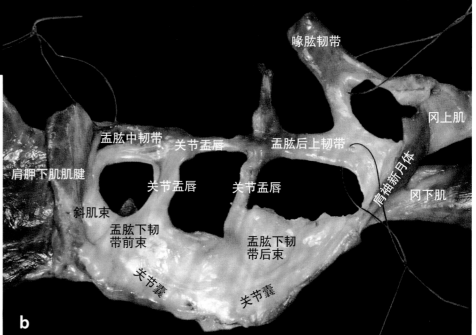

喙肱韧带

盂肱中韧带

关节盂唇

盂肱后上韧带

冈上肌

肩胛下肌肌腱

关节盂唇

关节盂唇

肩袖新月体

冈下肌

斜肌束

盂肱下韧带前束

盂肱下韧带后束

关节囊

关节囊

b

盂肱韧带对于肩关节的静态稳定最为重要，但其组织及结构特征明显弱于膝关节韧带[194-197]。一些研究结果提示，对于不同的盂肱韧带不应分别考虑，因为它们形成了分散和分担作用于关节上应力的复杂网络结构。盂肱韧带主要在活动的极限位置时发挥其限制作用，尽管它们也可在其他位置限制移位。总之，主要限制移位的是[6,51,70,72,73,142,143,198-204]：

1. 喙肱韧带和盂肱上韧带：

　　a）主要防止小范围外展时的下移位；

　　b）在小范围内，尤其是伴有一定程度外旋时对抗前移；

　　c）在前屈和外展合并外旋时防止后移。

2. 盂肱中韧带

　　a）主要防止中度范围外展时的前移；

　　b）在小范围内，尤其是伴有一定程度外旋时对抗下移；

　　c）在小范围外展时限制外旋。

3. 盂肱下韧带

　　a）前带限制内旋；

　　b）后带限制内旋和前屈；

　　c）在小范围内，尤其是中度外展时对抗下移；

　　d）限制外展和内旋。

4. 后关节囊

　　a）对抗后移位；

　　b）外展过程中限制内旋。

尽管盂唇自身可能无法阻止脱位移位，但其可通过各种机制对稳定起重要的作用，包括：

　　关节弧长度的增加；

　　增加凹面压缩效应；

　　保持关节内负压；

　　锚着关节囊韧带复合体。

盂肱关节的骨性结构基本无明显稳定，但关节盂腔和肱骨头的变异和缺陷可能导致关节不稳（图4.44）。

图4.44 右肩外旋、内收位，前下方关节外视图：横断喙突以显示关节盂颈的前上方结构。肩胛下肌从下方韧带处尽可能远地切断，并向侧方翻折。肱二头肌长头腱在此标本中无法见到。由于前下方视图的原因，盂肱上韧带和喙肱韧带（已从喙突上分离）似乎位于肱骨头的后方。盂肱上韧带和盂肱中韧带在关节盂颈处有单独的起点。此标本中盂肱中韧带在关节盂唇和关节盂颈处均有起点。盂肱中韧带在肱骨头的前上方走行，在肱骨附着之前与斜肌束、肩胛下肌偏外侧处融合在一起。斜肌束和盂肱下韧带前束在中三分之一处相交叉，并在外侧融合（3型）。在这个位置，所有三个前、下方韧带均处在张力中

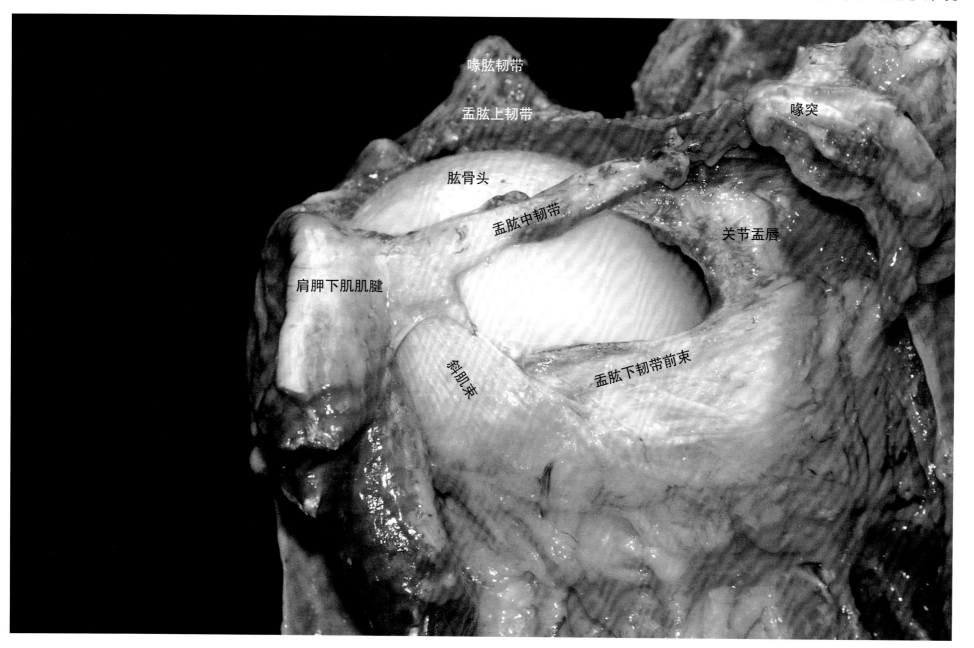

喙肱韧带

盂肱上韧带

喙突

肱骨头

盂肱中韧带

关节盂唇

肩胛下肌肌腱

斜肌束

盂肱下韧带前束

参考文献

1. Harryman DT,Sidles JA,Harris SL (1992) The role of the rotator interval capsule in passive motion and stability of the shoulder. J Bone Joint Surg Am 74:53-66

2. Grant JCB (1962) An atlas of anatomy, 6th edn.Williams & Wilkins, Baltimore, MD, p 26ff

3. Hawkins R, Bokor DJ (1990) Clinical evaluation of shoulder problems. In: Rockwood CA,Matsen FA (eds) The shoulder, vol III/4, pp 167-171

4. DePalma AF, Callery G,Bennett GA (1949) Variational anatomy and degenerative lesions of the shoulder joint. Instr Course Lect 6:255-281

5. Clark J, Sidles JA,Matsen FA (1990) The relationship of the glenohumeral joint capsule to the rotator cuff. Clin Orthop 254:29-34

6. Clark JM, Harryman DT II (1992) Tendons ligaments and capsule of the rotator cuff.Gross and microscopic anatomy. J Bone Joint Surg Am 74:713-725

7. Warner JJ,Deng XH,Warren RF (1992) Static capsuloligamentous restraints to superior-inferior translation of the glenohumeral joint.Am J Sports Med 20:675-685

8. Delorme DHD (1910) Die Hemmungsbänder des Schultergelenks und ihre Bedeutung füer die Schulterluxationen. Arch Klin Chir 92:72-101

9. Gohlke F, Essigkrug B, Schmitz F (1994) The pattern of collagen fiber bundles of the capsule of the glenohumeral joint. J Shoulder Elbow Surg 3:111-127

10. Gagey O, Arcache J,Welby F (1993) Fibrous frame of the rotator cuff. The concept of fibrous lock.Rev Chir Orthop Reparatrice Appar Mot 79:452-455

11. Ferrari DA (1990) Capsular ligaments of the shoulder.Anatomical and functional study of the anterior superior capsule. Am J Sports Med 18:20-24

12. Testut L, Latarjet A (1948) Traité d'anatomie humaine, vol I: Osteologie—arthrologie—myologie. Doin, Paris, pp 48, 564-581, 868-871, 1022-1027

13. Jost B,Koch PP,Gerber C (2000) Anatomy and functional aspects of the rotator interval. J Shoulder Elbow Surg 9:336-341

14. Paturet G (1951) Traité d'anatomie humaine, vol II: Membres Supérieur et inférieur.Masson, Paris

15. Rouvière H, Delmas A (1997) Traité d'anatomie humaine, vol III: Descriptive, topographique et fonctionelle.Masson, Paris

16. Boardman ND, Debski RE,Warner JJ et al (1996) Tensile properties of the superior glenohumeral and coracohumeral ligaments. J Shoulder Elbow Surg 5:249-254

17. Welcker H (1877) Nachweis eines Ligamentum interarticulare ("teres") humeri, sowie eines Lig. sessile femoris. Z Anat Entwicklungsgesch 2:98-107

18. Fick R (1904) Handbuch der Anatomie und Mechanik der Gelenke unter Berücksichtigung der bewegenden Muskeln.Part 1.Anatomie der Gelenke. Gustav Fischer, Jena, pp 163-187

19. Schlemm F (1853) Über die Verstärkungsbänder am Schultergelenk. Arch Anat 23:45-48

20. Langer C (1865) Lehrbuch der Anatomie des Menschen.Wilhelm Braumüller, Vienna

21. Hartmann R (1881) Handbuch der Anatomie des Menschen. Schultz, Strasbourg, pp 142-144; 210-229

22. von Luschka H (1865) Die Anatomie des Menschen in Rücksicht auf die Bedürfnisse der praktischen Heilkunde,vol 3:Die Anatomie der Glieder des Menschen.Verlag der H.Laupp'shen Buchandlung, Tübingen, pp 149-159, 122-127

23. Alvemalm A, Furness A,Wellington L (1996) Measurement of shoulder joint kinaesthesia.Man Ther 1:140-145

24. Brösicke (1910) Lehrbuch der Anatomie. Cited in: Delorme [8]

25. Stieda (1900) Grundriss der Anatomie des Menschen. Cited in: Delorme [8]

26. Harryman DT II (1993) Shoulders: frozen and stiff. Instr Course Lect 42:247-257

27. Kocher (1870) Eine neue Reductionsmethode der Schulterverrenkungen. Berl Klin Wochenschr 7:101-105

28. Debierre C (1890) Traité élémentaire d'anatomie de l'homme. Manuel de l'amphithéatre. Ancienne librairie Germer Baillière, Paris, pp 222-229; 330-334

29. Sappey PC (1866) Ostéologie, vol I: Traité d'anatomie descriptive. Adrien Delahaye, Paris, pp 600-611

30. Hoffman CEE (1877) Lehrbuch der Anatomie des Menschen,vol 1/I:Äussere Körperform, einfache Körperbestandtheile und Bewegungsorgane. Eduard Besold, Erlangen, pp 264-266

31. Meckel JF (1816) Besondere Anatomie. Knochenlehre. Bänderlehre. Muskellehre (Handbuch der menschlichen Anatomie, vol 2). Buchhandlungen des hallischen Waisenhauses, Halle Berlin

32. Cooper DE,O'Brien SJ, Arnoczky SP et al (1993) The structure and function of the coracohumeral ligament: a anatomic and microscopic study.J Shoulder Elbow Surg 2:70-77

33. Cooper DE O'Brien SJ, Warren RF (1993) Supporting layers of the glenohumeral joint. An anatomic study. Clin Orthop 289:144-155

34. Edelson JG, Taitz C, Grishkan A (1991) The coracohumeral ligament. Anatomy of a substantial but neglected structure. J Bone Joint Surg Br 73:150-153

35. Kolts I,Busch LC,Tomusk H et al (2000) Anatomy of the coracohumeral and the coracoglenoidal ligaments. Ann Anat 182:563-566

36. Neer CS II, Satterlee CC, Dalsey RM et al (1992) The anatomy and potential

effects of contracture of the coracohumeral ligament.Clin Orthop 280:182-185

37. Lane JG, Sachs RA,Riehl B (1993) Arthroscopic staple capsulorrhaphy: a longterm follow-up. Arthroscopy 9:190-194

38. Kolts I, Busch LC, Tomusk H et al (2002) Macroscopical anatomy of the socalled "rotator interval". A cadaver study on 19 shoulder joints. Ann Anat 184:9-14

39. Kolts I, Busch LC, Tomusk H et al (2001) Anatomy of the coracohumeral and coracoglenoidal ligaments. Ann Anat 2000; 182: 563-566

40. Bennett WF (2001) Subscapularis, medial, and lateral head coracohumeral ligament insertion anatomy. Arthroscopic appearance of "hidden" rotator interval lesions. Arthroscopy 17:173-180

41. Fealy S, Rodeo SA, Dicarlo EF et al (2000) The developmental anatomy of the neonatal glenohumeral joint. J Shoulder Elbow Surg 9:217-222

42. Beaunis H, Bouchard A (1868) Nouveaux éléments d'anatomie descriptive et d'embryologie. Baillière et Fils, Paris, pp 161-164;220-222

43. Blachut PA (1989) Arthroscopic anatomy of the shoulder.Arthroscopy 5:1-10

44. Coughlin L, Rubinovich M, Johansson J et al (1992) Arthroscopic staple capsulorrhaphy for anterior shoulder instability. Am J Sports Med 20:253-256

45. Romanes GJ (ed) (1964) Cunningham's Textbook of anatomy, 10th edn. Oxford University Press, London New York, pp 232-235

46. Browne AO, Hoffmeyer P, Thanaka S et al (1990) Glenohumeral elevation studied in three dimensions. J Bone Joint Surg Br 72:843-845

47. Landsmeer JMF (1959) The shoulder region exposed by anatomical dissection. Arch Chir Neerl 11:274-296

48. Flood V (1829) Discovery of a new ligament of the shoulder joint. Lancet I:672-673

49. Quain J (1828) Elements of descriptive and practical anatomy. Cited in: Delorme [8]

50. Langer-Toldt (1897) Lehrbuch der systematischen und topographischen Anatomie. Cited in: Delorme [8]

51. Turkel SJ, Panio MW, Marshall JL, Girgis FG (1981) Stabilizing mechanisms preventing anterior dislocation of the glenohumeral joint. J Bone Joint Surg Am 63:1208-1217

52. Steinbeck J, Lijenqvist U, Jerosch J (1998) The anatomy of the glenohumeral ligamentous complex and its contribution to anterior shoulder stability. J Shoulder Elbow Surg 7:122-126

53. Kolts I, Busch LC, Tomusk H et al (2001) Anatomical composition of the anterior shoulder joint capsule.A cadaver study on 12 glenohumeral joints. Ann Anat 183:53-59

54. Sutton JB (1884) On the nature of ligaments. J Anat Physiol [II] 19:27

55. Pouliart N (2005) Shoulder instability: Experimental model and related anatomy.Doctoral thesis, Brussels,Vrije Universiteit, Faculty of Medicine and Pharmacy

56. Pouliart N, Eid S, Somers K et al (2007) Variations in the superior capsuloligamentous complex and description of a new ligament. J Shoulder Elbow Surg (published Online First)

57. Werner A, Mueller T, Boehm D et al (2000) The stabilizing sling for the long head of the biceps tendon in the rotator cuff interval. A histoanatomic study. Am Sports Med 28:28-31

58. Macalister A (1867) Notes on an instance of irregularity in the muscles around the shoulder joint. J Anat Physiol 1:316 (cited in: Delorme [8])

59. LeDouble AF (1897) Traité des variations du sytème musculaire de l'homme et de leur signification au point de vue de l'anthropologie zoologique, 2nd edn, vol I. Schleicher Frères, Paris, pp 250-255

60. Testut (1884) Les anomalies musculaire chez l'homme. Masson, Paris, pp 110-125

61. Weinstabl R, Hertz H, Firbas W (1986) Zusammenhang des ligamentum coracoglenoidale mit dem musculus pectoralis minor.Acta Anat 125:126-131

62. Burkhart SS (1992) Fluoroscopic comparison of kinematic patterns in massive rotator cuff tears.A suspension bridge model.Clin Orthop 284:144-152

63. Burkhart SS, Esch JC, Jolson RS (1993) The rotator crescent and rotator cable: an anatomic description of the shoulder's "suspension bridge". Arthroscopy 9:611-616

64. Federative Committee on Anatomical Terminology (1998) International anatomical terminology (Terminologia Anatomica) Thieme, Stuttgart

65. Habermeyer P,Magosch P, Pritsch M et al (2004) Anterosuperior impingement of the shoulder as a result of pulley lesions: a prospective arthroscopic study. J Shoulder Elbow Surg 13:5-12

66. Walch G, Nove-Josserand L, Levigne C et al (1994) Tears of the supraspinatus tendon associated with "hidden" lesions of the rotator interval. J Shoulder Elbow Surg 3:353-360

67. Bennett WF (2001) Visualization of the anatomy of the rotator interval and bicipital sheath. Arthroscopy 17:107-111

68. Kolts I (1992) A note on the anatomy of the supraspinatus muscle.Arch Orthop Trauma Surg 111:247-249

69. Helmig P, Sojbjerg JO, Kjaersgaard-Andersen P et al (1990) Distal humeral migration as a component of multidirectional shoulder instability. An anatomical study in autopsy specimens. Clin Orthop 252:139-143

70. Kuhn JE, Bey MJ,Huston LJ,et al (2000) Ligamentous restraints to external rotation of the humerus in the late-cocking phase of throwing. A cadaveric biomechanical investigation. Am J Sports Med 8:200-205

71. O'Connell PW, Nuber GW, Mileski RA (1990) The contribution of the glenohumeral ligaments to anterior stability of the shoulder joint.Am J

Sports Med 18:579-584

72. Ovesen J, Nielsen S (1985) Experimental distal subluxation in the gleno-humeral joint. Arch Orthop Trauma Surg 104:78-81

73. Ovesen J, Nielsen S (1985) Stability of the shoulder joint. Cadaver study of stabilizing structures.Acta Orthop Scand 56:149-151

74. Slätis P, Aalto K (1979) Medial dislocation of the tendon of the long head of the biceps brachii.Acta Orthop Scand 50:73-77

75. Itoi E, Berglund LJ, Grabowski JJ et al (1998) Superior-inferior stability of the shoulder: role of the coracohumeral ligament and the rotator interval capsule. Mayo Clin Proc 73:508-515

76. Fick R (1911) Handbuch der Anatomie und Mechanik der Gelenke unter Berücksichtigung der bewegenden Muskeln. III. Spezielle Gelenk-und Muskelmechanik.Gustav Fischer, Jena, pp 247-283

77. Gagey O, Bonfait H, Gillot C et al (1987) Anatomic basis of ligamentous control of elevation of the shoulder. Surg Radiol Anat 9:19-26

78. Gagey O,Bonfait H, Gillot C et al (1988) Anatomie fonctionelle et mécanique de l'élévation du bras. Rev Chir Orthop Reparatrice Appar Mot 74:209-217

79. Castaing J, Gouazé A, Soutoul J-H et al (1963) Les éléments anatomiques du blocage de la rotation de l'humérus en abduction maximale de l'articu-lation scapulo-humérale. Bull Assoc Anat 117:426-435

80. Lee TQ, Black AD, Tibone JE et al (2001) Release of the coracoacromial ligament can lead to glenohumeral laxity: a biomechanical study. J Shoulder Elbow Surg 10:68-72

81. Harryman DT II, Sidles JA, Clark JM et al (1990) Translation of the humeral head on the glenoid with passive glenohumeral motion. J Bone Joint Surg Am 72:1334-1343

82. Warner JJP, Deng XH,Warren RF et al (1993) Superoinferior translation in the intact and vented glenohumeral joint. J Shoulder Elbow Surg 2:99-105

83. Field LD, Warren RF, O'Brien SJ et al (1995) Isolated closure of rotator interval defects for shoulder instability. Am J Sports Med 23:557-563

84. Jerosch J (2001) 360 degrees arthroscopic capsular release in patients with adhesive capsulitis of the glenohumeral joint—indication, surgical technique, results. Knee Surg Sports Traumatol Arthrosc 9:178-186

85. Neviaser RJ, Neviaser TJ (1987) The frozen shoulder. Diagnosis and management. Clin Orthop 223:59-64

86. Neviaser TJ (1987) Adhesive capsulitis. Orthop Clin North Am 18:439-443

87. Nobuhara K, Ikeda H (1987) Rotator interval lesion.Clin Orthop 223:44-50

88. Nobuhara K, Sugiyama D, Ikeda H et al (1990) Contracture of the shoulder. Clin Orthop 254:104-110

89. Ogilvie-Harris DJ,Myerthall S (1997) The diabetic frozen shoulder: arthroscopic release. Arthroscopy 13:1-8

90. Omari A, Bunker TD (2001) Open surgical release for frozen shoulder: surgical findings and results of the release. J Shoulder Elbow Surg 10:353-357

91. Ozaki J, Nakagawa Y, Sakurai G et al (1989) Recalcitrant chronic adhesive capsulitis of the shoulder. Role of contracture of the coracohumeral ligament and rotator interval in pathogenesis and treatment. J Bone Joint Surg Am 71:1511-1515

92. Pearsall AW IV, Holovacs TF, Speer KP (2000) The intra-articular component of the subscapularis tendon: anatomic and histological correlation in reference to surgical release in patients with frozen-shoulder syndrome. Arthroscopy 16:236-242

93. Pearsall AW IV, Osbahr DC, Speer KP (1999) An arthroscopic technique for treating patients with frozen shoulder. Arthroscopy 15:2-11

94. Pollock RG, Duralde XA, Flatow EL et al (1994) The use of arthroscopy in the treatment of resistant frozen shoulder. Clin Orthop 304:30-36

95. Segmuller HE, Taylor DE, Hogan CS (1995) Arthroscopic treatment of adhesive capsulitis. J Shoulder Elbow Surg 4:403-408

96. Warner JJ (1997) Frozen shoulder: diagnosis and management. J Am Acad Orthop Surg 5:130-140

97. Warner JJ, Allen A, Marks PH et al (1996) Arthroscopic release of chronic, refractory adhesive capsulitis of the shoulder. J Bone Joint Surg Am 78:1808-1816

98. Warner JJ, Allen AA, Marks PH et al (1997) Arthroscopic release of postoperative capsular contracture of the shoulder. J Bone Joint Surg Am 79:1151-1158

99. Yamaguchi K, Sethi N, Bauer GS (2002) Postoperative pain control following arthroscopic release of adhesive capsulitis: a short-term retrospective review study of the use of an intra-articular pain catheter.Arthroscopy 18:359-365

100. Leffert RD (1985) The frozen shoulder. Instr Course Lect 34:199-203

101. Garth WP Jr, Allman FL Jr, Armstrong WS (1987) Occult anterior subluxations of the shoulder in noncontact sports. Am J Sports Med 15:579-585

102. Martin DR,Garth WP Jr (1995) Results of arthroscopic debridement of glenoid labral tears. Am J Sports Med 23:447-451

103. McGlynn FJ, Caspari RB (1984) Arthroscopic findings in the subluxating shoulder. Clin Orthop 183:173-178

104. Pappas AM, Goss TP, Kleinman PK (1983) Symptomatic shoulder instability due to lesions of the glenoid labrum.Am J Sports Med 11:279-288

105. Protzman RR (1980) Anterior instability of the shoulder. J Bone Joint Surg Am 62:909-918

106. Gerber C, Sebesta A (2000) Impingement of the deep surface of the subscapularis tendon and the reflection pulley on the anterosuperior glenoid rim: a preliminary report. J Shoulder Elbow Surg 9:483-490

107. Kim TK, McFarland EG (2004) Internal impingement of the shoulder in flexion. Clin Orthop 421:112-119

108. Struhl S (2002) Anterior internal impingement: an arthroscopic observation. Arthroscopy 18:2-7

109. Dumontier C, Sautet A, Gagey O et al (1999) Rotator interval lesions and their relation to coracoid impingement syndrome. J Shoulder Elbow Surg 8:130-135

110. Jobe CM (1996) Superior glenoid impingement. Clin Orthop 330:98-107

111. Jobe CM (1997) Superior glenoid impingement. Orthop Clin North Am 28:137-143

112. Radas CB, Pieper HG (2004) The coracoid impingement of the subscapularis tendon: a cadaver study. J Shoulder Elbow Surg 13:154-159

113. Savoie FH III, Field LD, Atchison S (2001) Anterior superior instability with rotator cuff tearing: SLAC lesion. Orthop Clin North Am 32:457-461

114. Walch G, Liotard JP, Boileau P et al (1991) Le conflit glénoidien postéro-supérieur: Un autre conflit de l'épaule. Rev Chir Orthop Reparatrice Appar Mot77:571-574

115. Davidson PA, Elattrache NS, Jobe CM et al (1995) Rotator cuff and posterior-superior glenoid labrum injury associated with increased glenohumeral motion: a new site of impingement. J Shoulder Elbow Surg 4:384-390

116. Jobe CM (1995) Posterior superior glenoid impingement: expanded spectrum. Arthroscopy 11:530-536

117. Liu SH, Boyton E (1993) Posterior superior impingement of the rotator cuff on the glenoid labral tears. Arthroscopy 9:697-699

118. McFarland EG, Hsu CY, Neira C et al (1999) Internal impingement of the shoulder: a clinical and arthroscopic analysis. J Shoulder Elbow Surg 8:458-460

119. Altchek DW, Hobbs WR (2001) Evaluation and management of shoulder instability in the elite overhead thrower. Orthop Clin North Am 32:423-430

120. Fitzpatrick MJ, Powell SE, Tibone JE et al (2003) The anatomy, pathology, and definitive treatment of rotator interval lesions (Current concepts [Suppl 19]. Arthroscopy 1:70-79

121. Rowe CR (1987) Recurrent transient anterior subluxation of the shoulder. The "dead arm" syndrome. Clin Orthop 223:11-19

122. Rowe CR, Zarins B (1981) Recurrent transient subluxation of the shoulder. J Bone Joint Surg Am 63:863-872

123. Berghs BM, Sole-Molins X, Bunker TD (2004) Arthroscopic release of adhesive capsulitis. J Shoulder Elbow Surg 13:180-185

124. Holloway GB, Schenk T, Williams GR et al (2001) Arthroscopic capsular release for the treatment of refractory postoperative or post-fracture shoulder stiffness. J Bone Joint Surg Am 83:1682-1687

125. Gerber C, Espinosa N, Perren TG (2001) Arthroscopic treatment of shoulder stiffness. Clin Orthop 390:119-128

126. Moseley H, Övergaard B (1962) The anterior capsular mechanism in recurrent anterior dislocation of the shoulder. Morphological and clinical studies with special reference to the glenoid labrum and the glenohumeral ligaments. J Bone Joint Surg Br 44:913-927

127. Pouliart N, Gagey OJ (2005) Reconciling arthroscopic and anatomic morphology of the humeral insertion of the inferior glenohumeral ligament. Arthroscopy 21:979-984

128. Pouliart N, Gagey OJ (2005) The arthroscopic view of the glenohumeral ligaments compared with anatomy: fold or fact? J Shoulder Elbow Surg 14:324-328

129. Pouliart N, Somers K, Gagey OJ (2006) Arthroscopic glenohumeral folds and microscopic glenohumeral ligament: the fasciculus obliquus is the missing link (abstract). Paper presented at the 20th Congress of the European Society for Surgery of the Shoulder and Elbow, Athens, September 2006

130. Merila M, Leibecke T, Gehl HB et al (2004) The anterior glenohumeral joint capsule: macroscopic and MRI anatomy of the fasciculus obliquus or socalled ligamentum glenohumeral spirale. Eur Radiol 14:1421-1426

131. O'Brien SJ, Neves MC, Arnoczky SP et al (1990) The anatomy and histology of the inferior glenohumeral ligament complex of the shoulder. Am J Sports Med 18:449-456

132. Caspari RB, Geissler WB (1993) Arthroscopy manifestatios of shoulder subluxation and dislocation. Clin Orthop 291:54-66

133. Ciccone WJ II, Hunt TJ, Lieber R et al (2000) Multiquadrant digital analysis of shoulder capsular tickness. Arthroscopy 16:457-461

134. DePalma AF, Cooke AJ, Prabhakal M (1967) The role of the subscapularis in recurrent anterior dislocation of the shoulder. Clin Orthop 54:35-49

135. Colas F, Nevoux J, Gagey OJ (2004) The scapular and subcoracoid bursae: descriptive and functional anatomy. J Shoulder Elbow Surg 13:454-458

136. Warner JJP, Caborn DNM, Berger R et al (1993) Dynamic capsuloligamentous anatomy of the glenohumeral joint. J Shoulder Elbow Surg 2:115-133

137. Malicky DM, Soslowsky LJ, Kuhn JE et al (2001) Total strain fields of the antero-inferior shoulder capsule under subluxation: a stereoradiogrammatic study (abstract). J Biomech Eng 123:425-431

138. Malicky DM, Kuhn JE, Frisancho JC et al (2002) Neer award 2001: Nonrecoverable strain fields of the anteroinferior glenohumeral capsule under subluxation. J Shoulder Elbow Surg 11:529-540

139. Debski RE, Wong EK, Woo SL et al (1999) An analytical approach to determine the in situ forces in the glenohumeral ligaments. J Biomech Eng 121:311-315

140. Terry GC, Hammon D, France P et al (1991) The stabilizing function of

passive shoulder restraints. Am J Sports Med 19:26-34

141. Jerosch J, Moersler M, Castro WH (1990) Über die Funktion der passiven Stabilisatoren des glenohumeralen Gelenkes—eine biomechanische Untersuchung. Z Orthop Ihre Grenzgeb 128:206-212

142. Urayama M, Itoi E,Hatakeyama Y et al (2001) Function of the 3 portions of the inferior glenohumeral ligament: a cadaveric study. J Shoulder Elbow Surg 10:589-594

143. Brenneke SL, Reid J, Ching RP et al (2000) Glenohumeral kinematics and capsuloligamentous strain resulting from laxity exams. Clin Biomech 15:735-742

144. Ticker JB, Bigliani LU, Soslowsky LJ et al (1996) Inferior glenohumeral ligament: geometric and strain-rate dependent properties. J Shoulder Elbow Surg 5:269-279

145. Jobe CM (1998) Gross anatomy of the shoulder. In: Rockwood CA Jr,Matsen FA III (eds) The shoulder, vol 1. Saunders, Philadelphia, PA, pp 34-97

146. Detrisac D, Johnson LL (1986) Arthroscopic shoulder anatomy. Pathological and surgical implications. Slack, Thorofare NJ

147. Williams PL,Warwick R (1980) Grey's anatomy, 36th edn.Churchill Livingstone, Edinburgh

148. Bigliani LU (1996) The unstable shoulder.American Academy of Orthopedic Surgeons, Rosemont, IL

149. Duparc F,Muller JM, Freger P (2001) Arterial blood supply of the proximal humeral epiphysis. Surg Radiol Anat 23:185-190

150. Sugalsky MT,Wiater GM,Levine WL (2005) An anatomic study of the humeral insertion of the inferior glenohumeral capsule. J Shoulder Elbow Surg 14:91-95

151. Eiserloh H, Drez D, Guanche CA (2000) The long head of the triceps: a detailed analysis of its capsular origin. J Shoulder Elbow Surg 9:332-335

152. Uhthoff HK, Piscopo M (1985) Anterior capsular redundancy of the shoulder: congenital or traumatic? An embryological study. J Bone Joint Surg Br 67:363-366

153. Eberly VC,McMahon PJ,Lee TQ (2002) Variation in the glenoid origin of the anteroinferior glenohumeral capsulolabrum. Clin Orthop 400:26-31

154. McMahon PJ, Dettling J, Sandusky MD,et al (1999) The anterior band of the inferior glenohumeral ligament.Assessment of its permanent deformation and the anatomy its glenoid attachment. J Bone Joint Surg Br 81:406-413

155. Vesalius A (1543) De humani corporis fabrica.Opporinus, Basel (Warnock Library book [CD-ROM].Octavo Coorporation—Digital Rare Books, Palo Alto, CA)

156. Henle FGJ (1855) Handbuch der systematischen Anatomie des Menschen, vol I: Handbuch der Knochenlehre des Menschen.Vieweg & Sohn, Braunschweig, pp 26-30, 66-72, 176-178

157. Townley C (1950) The capsular mechanism in recurrent dislocation of the shoulder. J Bone Joint Surg Am 32:370-380

158. Cooper DE, Arnoczky SP, O'Brien SJ et al (1992) Anatomy, histology, and vascularity of the glenoid labrum. An anatomical study. J Bone Joint Surg Am 74:46-52

159. Nishida K,Hashizume H,Toda K et al (1996) Histologic and scanning electron microscopic study of the glenoid labrum. J Shoulder Elbow Surg 5:132-138

160. Tamai K, Higashi A, Tanabe T (1999) Recurrences after the open Bankart repair: a potential risk with use of suture anchors. J Shoulder Elbow Surg 8:37-41

161. Hertz H, Weinstabl R, Grundschober F (1986) Zur makroskopischen und mikroscopichen Anatomie der Schultergelekspfanne und des Limbus glenoidalis. Acta Anat 125:96-100

162. Huber WP, Putz RV (1997) Periarticular fiber system of the shoulder joint. Arthroscopy 13:680-691

163. Ogilvie-Harris DJ, Wiley AM (1986) Arthroscopic sugery of the shoulder.A general appraisal. J Bone Joint Surg Br 68:201-207

164. Bankart ASB (1938) The pathology and treatment of recurrent dislocation of the shoulder joint. Br J Surg 26:23-29

165. Bankart ASB (1923) Recurrent or habitual dislocation of the shoulder joint. Br Med J II:1132-1133

166. Bankart ASB, Cantab MC (1993) Recurrent or habitual dislocation of the shoulder joint. Clin Orthop 291:3-6

167. Cooper RA,Brems JJ (1992) The inferior capsular-shift procedure for multidirectional instability of the shoulder. J Bone Joint Surg Am 74:1516-1521

168. Lippitt S, Matsen F (1993) Mechanisms of glenohumeral joint stability.Clin Orthop 291:20-28

169. Hata Y, Nakatsucki Y, Saitoh S et al (1992) Anatomic study of the glenoid labrum. J Shoulder Elbow Surg 1:207-214

170. Warner JP (1993) The gross anatomy of the joint surfaces, ligaments, labrum, and capsule. In:Matsen FA 3, Fu FH,Hawkins RJ (eds) The shoulder: a balance of mobility and stability, chap 1.AAOS, Rosemont, pp 7-28

171. Habermeyer P, Schuller U (1990) Significance of the glenoid labrum for stability of the glenohumeral joint.An experimental study.Unfallchirurg 93:19-26

172. Halder AM, Kuhl SG, Zobitz ME et al (2001) Effects of the glenoid labrum and glenohumeral abduction on stability of the shoulder joint through concavity-compression: an in vitro study. J Bone Joint Surg Am Am 83:1062-1069

173. Matsen FA, Harryman DT, Sidles JA (1991) Mechanics of glenohumeral

instability. Clin Sports Med 10:783-788

174. Lazarus MD,Sidles JA,Harryman DT et al (1996) Effect of a chondral-labral defect on glenoid concavity and glenohumeral stability. A cadaveric model. J Bone Joint Surg Am 78:94-102

175. Habermeyer P, Schuller U,Wiedemann E (1992) The intra-articular pressure of the shoulder: an experimental study on the role of the glenoid labrum in stabilizing the joint. Arthroscopy 8:166-172

176. Gibb TD, Sidles JA, Harryman DT et al (1991) The effect of capsular venting on glenohumeral laxity. Clin Orthop 268:120-127

177. Warner JP, Bowen MK, Deng XH et al (1999) Effect of joint compression on inferior stability of the glenohumeral joint. J Shoulder Elbow Surg 8:31-36

178. Wuelkerr N, Brewe F, Sperveslage C (1994) Passive glenohumeral joint stabilization: a biomechanical study. J Shoulder Elbow Surg 3:129-134

179. Itoi E,Motzkin NE,Morrey BF et al (1994) Stabilizing function of the long head of the biceps in the hanging arm position. J Shoulder Elbow Surg 3:135-142

180. Hashimoto T, Suzuky K,Nobuhara K (1995) Dynamic analysis of intraarticular pressure in the glenohumeral joint. J Shoulder Elbow Surg 4:209-218

181. Kumar VP, Balasubramaniam P (1985) The role of atmospheric pressure in stabilising the shoulder.An experimental study. J Bone Joint Surg 67:719-721

182. Pouliart N, Gagey OJ (2006) The effect of isolated labrum resection on shoulder stability.Knee Surg Sports Traumatol Arthrosc 14:301-308

183. Howell SM, Galinat BJ (1989) The glenoid-labral socket. A constrained articular surface. Clin Orthop 243:122-125

184. Andrews JR, Carson WG,McLeod WD (1985) Glenoid labrum tears related to the long head of the biceps. Am J Sports Med 13:337-341

185. Pegnami MJ, Deng XH,Warren RF et al (1995) Effect of lesions of the superior portion of the glenoid labrum on glenohumeral translation. J Bone Joint Surg Am 77:1003-1010

186. Speer KP, Deng XH,Borrero S et al (1994) Biomechanical evaluation of simulated Bankart lesion. J Bone Joint Surg Am 76:1819-1826

187. Fehringer EV, Schimdt GR, Boorman RS et al (2003) The anteroinferior labrum helps center the humeral head on the glenoid. J Shoulder Elbow Surg 12:53-58

188. Greis PE, Scuderi MG,Mohr A (2002) Glenohumeral articular contact areas and pressures following labral and osseous injury to the anteroinferior quadrant of the glenoid. J Shoulder Elbow Surg 11:442-451

189. Hawkins RJ, Schutte JP, Janda DH (1996) Translation of the glenohumeral joint with the patient under anesthesia. J Shoulder Elbow Surg 5:286-292

190. Sauers EL,Borsa PA,Herling DE et al (2001) Instrumented measurement of glenohumeral joint laxity and its relationship to passive range of motion and generalized joint laxity. Am J Sports Med 29:143-150

191. Sauers EL,Borsa PA,Herling DE et al (2001) Instrumented measurement of glenohumeral joint laxity: reliability and normative data.Knee Surg Sports Traumatol Arthrosc 9:34-41

192. Lippitt SB, Harris SL, Harryman DT et al (1994) In vivo quantification of the laxity of normal and unstable glenohumeral joints. J Shoulder Elbow Surg 1:215-223

193. Klein AH, Harner CD, Fu FH (1995) The Bankart lesion of the shoulder a biomechanical analysis following repair.Knee Surg Sports Arthosc 3:117-120

194. Woo Sl, Orlando CA, Gomez MA et al (1986) Tensile properties of the medial collateral ligament as a function of age. J Orthop Res 4:133-141

195. Woo SL,Newton PO,McKenna DA et al (1992) A comparative evaluation of the mechanical properties of the rabbit medial colateral and anterior cruciate ligaments. J Biomech 25:277-386

196. Woo SL,Hollis JM,Adams DJ (1991) Tensile properties of the human femuranterior cruciate ligament-tibia complex. The effects of specimen age and orientation. Am J Sports Med 19:217-225

197. Woo SL,Gomez MA, Inoue M et al (1977) New experimental procedures to evaluate the biomechanical properties of healing canine medial lateral ligaments. J Orthop Res 5:425-432

198. Balvanyossy P (1990) Static stabilizers of the shoulder joint. Unfallchirurg 93:27-31

199. Blasier RB, Gulberg RE, Rothman ED (1992) Anterior shoulder instability:Contributions of rotator cuff forces and the capsular ligaments in a cadaver model. J Shoulder Elbow Surg 1:140-150

200. Harryman DT,Sidles JA,Harris SL (1992) Laxity of the normal glenohumer-al joint: a quantitative in vivo assessment. J Shoulder Elbow Surg 1:66-76

201. Lee SB, Kim KJ, O'Driscoll SW et al (2000) Dynamic glenohumeral stability provided by the rotator cuff muscles in the mid-range and end-range of motion. A study in cadavera. J Bone Joint Surg Am 82:849-857

202. Weiser WM,Lee TQ,McMaster WC et al (1999) Effects of simulated scapular protraction on anterior glenohumeral stability.Am J Sports Med 27:801-805

203. Gagey OJ, Gagey N (2001) The hyperadduction test. J Bone Joint Surg Br 83:69-74

204. Ovesen J, Sojbjerg JO (1986) Posterior shoulder dislocation. Muscle and capsular lesions in cadaver experiments.Acta Orthop Scand 57:535-536

第5部分 肩关节的神经肌肉控制和本体感觉

引 言

肩关节的稳定由多种机制共同维持，包括关节几何学、静态限制（关节囊韧带组织）、动态稳定（肌肉）和关节内力量。关节囊韧带结构不仅通过提供力学限制以防止关节半脱位，而且提供重要的感觉反馈信息，以调控肌肉的不自主活动，来维持关节稳定（神经肌肉控制）。

本体感觉是这种感觉反馈机制赖以实现的关键要素，它使肩关节的动力性稳定机制和静力性稳定机制协同作用，从而维持功能正常的肩关节所需的稳定性。

周围机械性刺激感受器传入阻滞所致的本体感觉缺乏在各种肩关节疾病的患者中均已有报道，也有报道缺失的本体感觉得以恢复，并且与肩关节功能的恢复有关。

尽管本体感觉、神经肌肉控制和肩关节稳定之间的关系尚不十分明确，但这一协同机制对肩关节稳定极为重要。

Scott M. Lephart, PhD

Chair and Associate Professor

Director, Neuromuscular Research Laboratory

Department of Sports Medicine and Nutrition

School of Health and Rehabilitation Sciences

Associate Professor of Orthopaedic Surgery

University of Pittsburgh

Pittsburgh, PA, USA

5.1 肩关节机械性刺激感受器：结构和功能

Zdenek Halata, Klaus L. Baumann

一般来说，控制关节活动的方式有三种：通过限制骨性结构、韧带和肌肉。肱尺关节是通过关节两骨块间的相互作用而限制活动的典型例子。相比之下，膝关节的活动通过韧带限制，而肩关节则通过肌肉限制。对于大部分关节而言，往往是这三种机制的不同程度的复合作用。解剖结构、活动度和运动的轨迹决定了一个关节受到怎样的神经支配。

根据运动控制方式，关节周围不同类型的机械性刺激感受器为中枢神经系统提供关节骨的位置信息（运动感觉）。肌肉中的感受器对于那些主要或只受肌肉控制的关节来说是至关重要的，而在那些由韧带控制的关节中，止于韧带的感觉神经（比如膝关节交叉韧带）则起着非常重要的作用[1,2]。由关节骨所控制的关节的位置觉主要依靠周围肌肉内的感觉感受器，而韧带和关节囊的感觉神经支配只起次要作用。

5.1.1 肩关节的神经支配

肩关节是通过肌肉组织稳定关节的典型例子。盂腔（有盂唇的盂关节腔）很小，只覆盖肱骨头表面的1/4～1/3。关节囊相对松弛，起自肩胛骨的盂腔边缘——使盂唇保持在关节腔内——沿关节软骨和骨的交界处止于解剖颈。腋隐窝为一大褶皱，确保了关节良好的活动。有几条相对薄弱的韧带加强关节囊，它们是盂肱上、中、下韧带和喙肱韧带。通过

关节镜从关节内可以清楚地观察到这些结构。

为了确保肱骨头与盂腔紧密接触，一些肌肉与关节囊融合形成肩袖，肩袖由以下四块肌肉构成：前方由肩胛下肌组成，起自肩胛骨前壁，止于小结节；上方由冈上肌构成，起自冈上窝并附着于大结节的近端；冈下肌构成了肩袖的背侧，起自肩胛骨的冈下窝，止于大结节中部；小圆肌也构成了肩袖的背侧部分，起自肩胛骨的外侧缘，止于大结节远端。所有这四块肌肉牢固附着于关节囊上。在肩胛下肌上缘和冈上肌前缘之间有一裂隙。该区域内的关节囊由盂肱上韧带和喙肱韧带加强。

肩胛上神经是支配关节囊背侧部分的主要感觉神经（图5.1a中1）。在腋隐窝区域内只有一小部分关节囊由腋神经的分支支配（图5.1b中2）。关节囊的腹侧部由多个神经分支支配。肱骨穹隆（包括肩峰、喙突和喙肩韧带）区的上部由胸腹脑神经支配（图5.1a中1）。肩胛上神经（图5.1a中2）和腋神经（图5.1a中3）有分支延伸至关节囊下部（比如腋神经关节腹尾支）。肩袖肌群中，肩胛上肌由肩袖上神经发出神经支配（C6和C7；图5.1a中2）；冈上肌和冈下肌由肩胛上神经支配（C4～C6；图5.2b中2）；小圆肌则由腋神经支配。参与肩关节活动的其他肌肉包括三角肌（腋神经）、背阔肌（胸背神经）、肱二头肌（肌皮神经）、肱三头肌长头（桡神经）、胸大肌（胸神经）和小圆肌（胸背神经）。所有支配关节囊或前面所提到的支配肌肉的神经都参与提供肩关节位置觉的信息。并且皮肤的机械性刺激感受器也提供了一定程度的位置觉信息。

图5.1 a～b. 人体肩关节和关节囊的感觉神经支配。**a.**腹侧面：1,胸外侧神经；2,肩胛下神经；3,腋神经；4,肌皮神经。**b.**背侧面：1,肩胛下神经，有以下几支：a.头端关节支；b.尾端关节支；c.冈下肌肌支；d.肩胛下肌肌支；2,腋神经

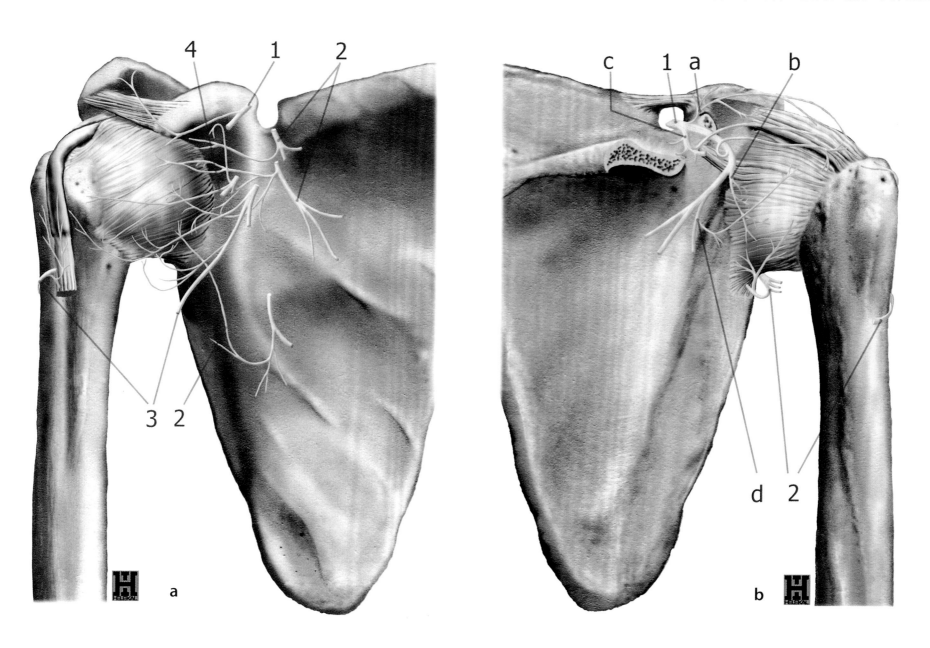

考虑到人类肩关节的尺寸，目前缺少感觉神经末梢定量和分布的研究并不令人惊讶。因此，非常有必要找到一个合适的动物模型。四足动物并不适合这样的研究，因为它们的肩关节承载的是完全不同类型的负荷。但是，小型试验用有袋动物，灰短尾负鼠的肩关节自由活动范围与人类相似；且其体型很小，从而可以进行完整的肩关节局部检查[3,4]。灰短尾负鼠肩关节囊布满各种类型的机械性刺激感受器——大多数为类似于人类Pacinian小体的小环层小体（图 5.2）[3]。研究发现，环层小体聚集在连接盂唇及肩胛骨关节囊的腹侧部及腋襞内。另外，腋隐窝内关节囊的松弛部分也包含少量的Ruffini小体。相比之下，关节囊的肩袖区只含有少量环层小体，而在此肩袖肌腱附着于关节囊的区域内发现了大量的Golgi腱器（图 5.2）[4]。肌梭遍布肩部肌肉，且大多与肩关节有一定的距离（图 5.2）。

图5.2 灰短尾负鼠的肩关节囊和肩袖的机械性感受器。（修改自参考文献[3]）

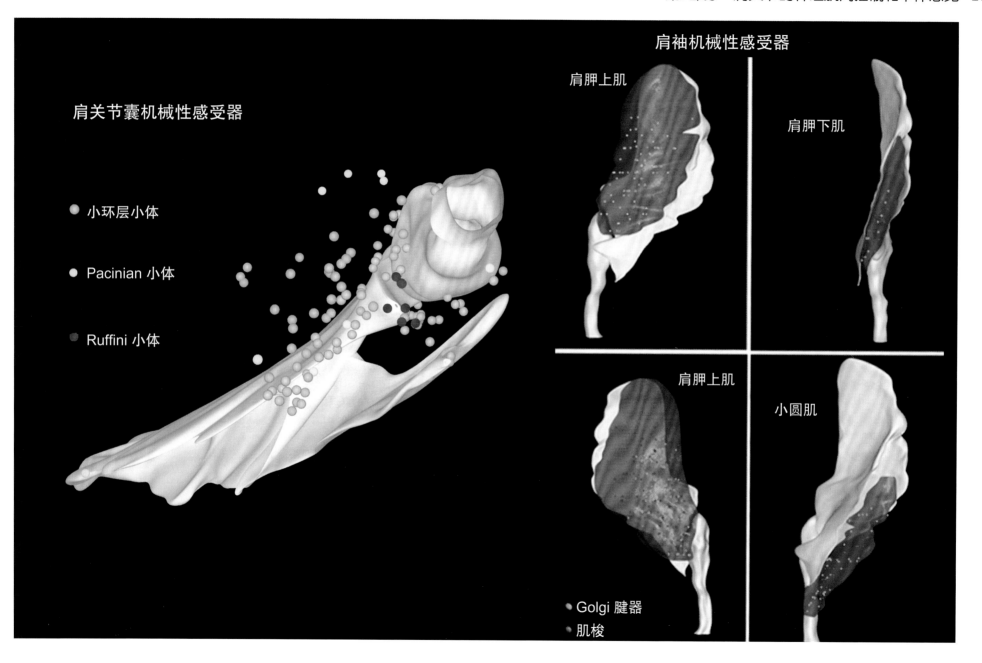

肩袖机械性感受器

肩胛上肌

肩胛下肌

肩胛上肌

小圆肌

肩关节囊机械性感受器

- 小环层小体

- Pacinian 小体

- Ruffini 小体

- Golgi 腱器
- 肌梭

5.1.2 肌肉中的感觉神经末梢

功能上，感受器主要分为两种类型：机械性刺激感受器，主要监控肌肉长度和肌腱张力；多模有害刺激感受器，主要监控潜在损伤组织的热、化学及其他各类刺激。

有害刺激感受器存在于肌肉组织内（肌内膜、肌束膜、肌外膜），它们其实是由大量细小的有髓及无髓神经纤维构成的游离神经末梢。这些感受器对肌肉的酸痛感比较敏感，并可能通过反射影响肌张力和肩关节运动。由于多模有害刺激感受器并不是机械性刺激感受器，本章不做重点描述。

肌肉中有两类机械性刺激感受器：肌梭和高尔基腱器。肌梭是人体上发现的最大的机械性刺激感受器，其长度可达数毫米，直径达0.2mm，其数量在不同肌肉中差异极大[7]。维持姿势为主的肌肉中肌梭的数量通常要多于快速活动为主的肌肉中的肌梭数量。肌梭的数量在人一生中相对较恒定[8]。

肌梭纵向解剖中（图5.3a），可将其分为两极区域以及中间的赤道区域。肌梭包含了梭内肌纤维与感觉、运动和自主神经纤维及相应的神经末梢，被由神经束膜延展形成的囊状结构包裹。梭内纤维和轴突被肌内膜细胞构成的肌梭鞘覆盖。在肌梭鞘和被膜之间是轴周裂隙（图5.3a、b中"S"）。

依据梭内肌细胞胞核排列，将梭内肌纤维分为核链纤维和核袋纤维[9,10]。每个肌梭含核袋纤维1~5个，核链纤维2~11个。

感觉神经纤维为有髓纤维，直径6~15μm（Ⅰa型纤维）或约6μm（Ⅱ型纤维）。每个肌梭通常都由一个Ⅰa型和一个Ⅱ型纤维组成。Ⅰa型纤维在赤道区失髓鞘并形成初级"环状"神经末梢。Ⅱ型纤维在赤道区外形成环状或花枝状次级神经末梢。Aγ型运动神经，有时是Aβ型运动神经，也会参与梭内肌纤维的构成。通过这种方式，感觉神经纤维的敏感性可以被调节，用于同时监控肌纤维的长度以及其他细小的变化。

几乎只有在肌-腱交界处才能发现高尔基腱器（Golgi tendon organs, GTO）（94%）（图5.3c），而且只有大约6%的高尔基腱器可在肌腱上[12]。它们的数量同样依肌肉类型而定："快反应"肌（如腓肠肌）中GTO的数量通常比"慢反应"肌（如比目鱼肌）中为少。GTO通常呈梭形，直径约0.16mm，最大长度1.6mm，向两端逐渐变细。肌肉末端通常要比面向肌腱的末端粗约25%。大多数GTO只由一个圆柱体构成，而在1/3的GTO中发现不止一个圆柱体。组织学发现，GTO被周围神经囊环绕，而其在尖端末梢缺如。直径5~15μm的感觉神经纤维（Ⅰb型）分支广泛，在穿过GTO囊的胶原纤维束（图5.3d）之间形成膨大的神经末梢。GTO的功能是监测肌张力[13–15]。

图5.3 a~d. 灰短尾负鼠肩部的肌肉肌梭和高尔基腱器。**a.** 冈上肌肌梭银染色的纵切面（i, 梭内肌纤维；s, 被膜空间；C, 周围神经囊；放大400倍）。**b.** 冈上肌肌梭的横断半薄切面。在肌梭附近是由星号标记的有髓鞘神经（放大1200倍）。**c.** 高尔基腱器（GTO）的横断半薄切面。GTO在胸小肌肌肉和肌腱之间（M, 横纹肌；T, 肌腱；G, 高尔基腱器）；（放大1200）。**d.** 高尔基腱器的细节图。胶原神经原纤维束（标记为+）走行在神经末梢（t）之间。神经末梢被终端的神经胶质细胞（g）覆盖（放大10000倍）

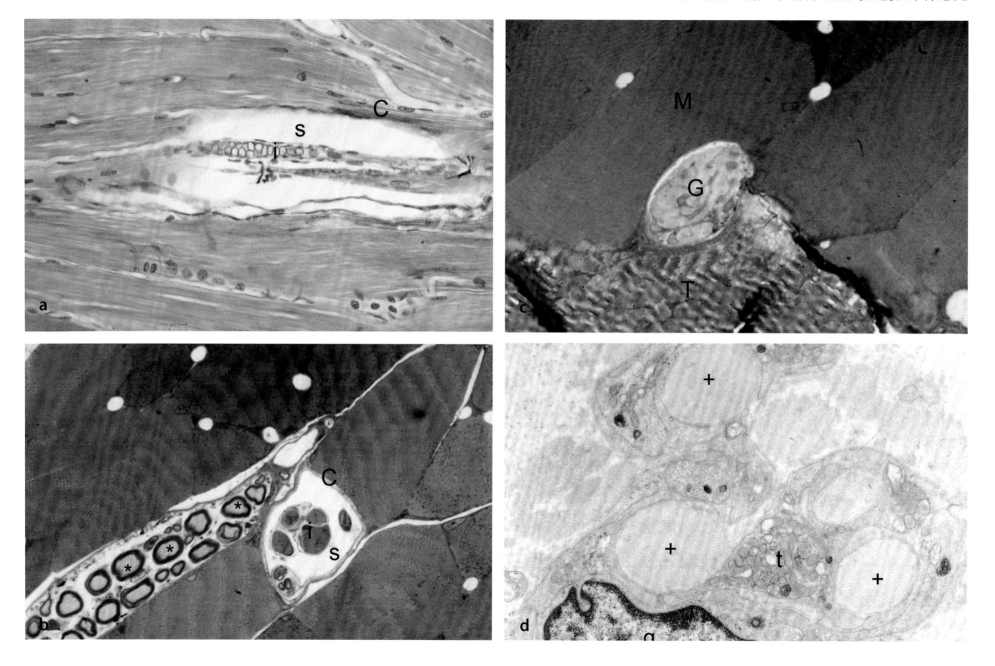

5.1.3 关节囊中的感觉神经末梢

在肩关节的关节囊中发现大量游离神经末梢或伤害感受器[16]。它们主要是细小的有髓纤维（约2μm）的终末分支，这些分支在广泛形成胶原纤维之间的神经末梢网络之前，于神经囊的纤维层失髓鞘。这些神经末梢部分被胶原细胞覆盖，并有线粒体在其中堆积。像在肌肉中一样，它们基本不涉及机械性刺激感受作用。

在肩关节囊中只发现一小部分Ruffini小体（参阅图5.2），这些小体主要存在于无肌肉区内，比如腋襞[3]。

Ruffini小体从形态学角度主要分为三类：无囊小体，由结缔组织和周围神经细胞形成单囊小体；和类似于高尔基腱器小体[17,18]；最后一类只有在关节囊的纤维层中才能发现。神经周围细胞形成两端开放的圆柱体，并由胶原纤维束进入并穿过圆柱体（图5.4a）。直径4～6μm的有髓神经纤维进入圆柱体长边侧。它们的周围神经鞘与圆柱体的周围神经鞘融合移行。在形成锚着于胶原纤维束的终末膨大端之前，神经纤维在圆柱体内失髓鞘，并分支数次（图5.4b）。神经末梢只有一部分被神经胶质细胞覆盖。牵拉胶原纤维导致神经末梢发生形变，从而激活末梢的机械刺激感觉通道而产生感觉器电位，并最终引起慢适应的动作电位释放[19]。通过这种方式，Ruffini小体可监控组织的牵伸[20-22]。

图5.4 a～b. 猫膝关节关节囊的Ruffini小体。**a.**银染色纵切面（N, 有髓鞘神经纤维；t, 神经纤维终端；C, 周围神经被膜；放大600倍）。**b.**狗膝关节外侧副韧带的横断半薄切片（N, 有髓鞘神经纤维；*, 神经末梢；C, 周围神经被膜；g, 终端的神经胶质细胞；放大1200倍）

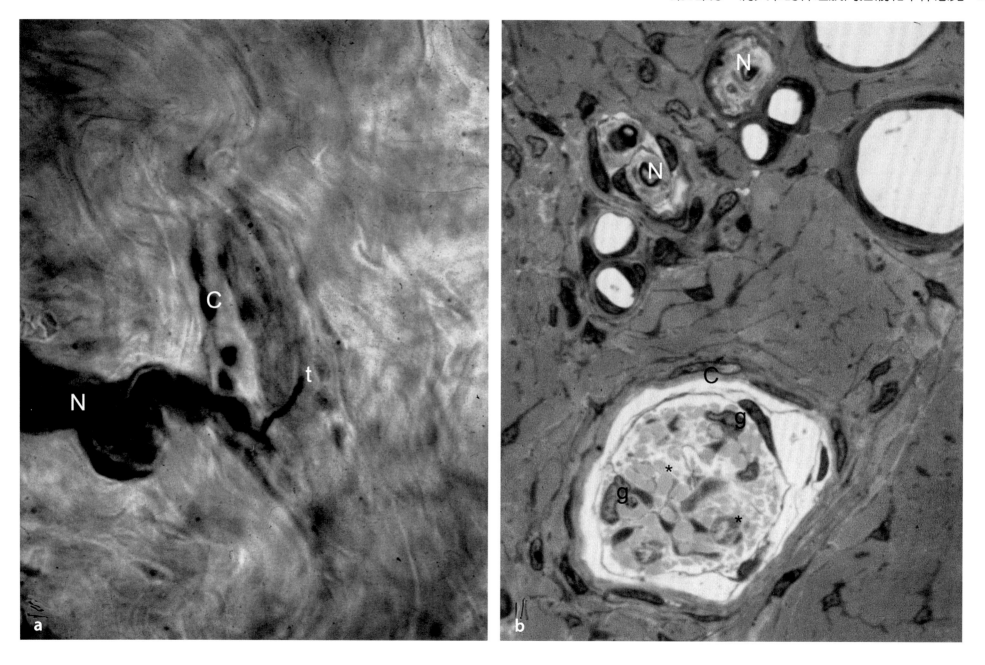

环层小体（也称Vater-Pacini小体）呈长轴为0.2~1.0 mm的长椭圆形（图 5.5a）。环层小体中心的传入轴突由双层结构包绕，包括外层的神经周围囊和内层的板状内核（图5.5b）。有髓传入神经轴突直径6~10μm。典型的环层小体中只有一个轴突。有2个或2个以上的轴突和相应内核的小体通常被称为Golgi-Mazzoni小体。传入神经损伤后再生也可导致多个轴突长入其中。

在内核内部，轴突失去髓鞘，神经末梢以空泡和线粒体堆积为特征（图 5.5c）。指状突起从轴突延伸到内核细胞之间。从这些来自神经末梢的突触起源处，可以发现清亮小泡。内核内，终末胶质细胞以对称的半月形板层状形式围绕神经末梢排列。其层数随环层小体的大小而异，在大的环层小体中可多达70层。神经胶质细胞在内核周围部有胞核。基膜覆盖胞质层，有时在邻接的基膜之间还有小裂隙。轴突类似于"热狗"一样存在于两边半层系统之间，并在两边均存在裂隙状结构，使之前提到的指状突起延伸至其中。

周围神经囊由扁平的周围神经细胞层（图 5.5c）构成，周围神经细胞层又由传入神经轴突的束膜延伸而来[25]。它们在结构上与神经束膜细胞相似，两侧都有基膜覆盖。细小的原胶原纤维穿过邻近基膜之间的裂口。在内核和周围神经囊之间的囊下裂可以发现毛细血管[26]。环层小体对频率为200~300Hz的震动刺激最佳，且震动范围极小，可至1μm[27,28]。

致谢

感谢来自汉堡的Brigitte Asmus女士出色的技术支持和来自布拉格的Ivan Helekal先生绘制图5.1。

图5.5 a~c. 环层小体。**a.**猫膝关节的环层小体银染色纵切面。中间黑色的圆柱体是被由多层构成的周围神经被膜（c）覆盖的内核（1）（放大400倍）。**b.**灰短尾负鼠小腿骨间膜的环状体的电镜（EM）下的横断面。在中间和轴突终末在一起的内核（1）均能看到。周围神经被膜？（C）包含约25层细周围神经细胞（放大1200倍）。**c.**电镜下环层小体的细节。和轴突终末（t）在一起的内核由线粒体包裹，处在在薄层内核细胞之间。在图片下半部分，显示被膜下空间（s）和周围神经被膜细胞（C）的细节（放大6000倍）

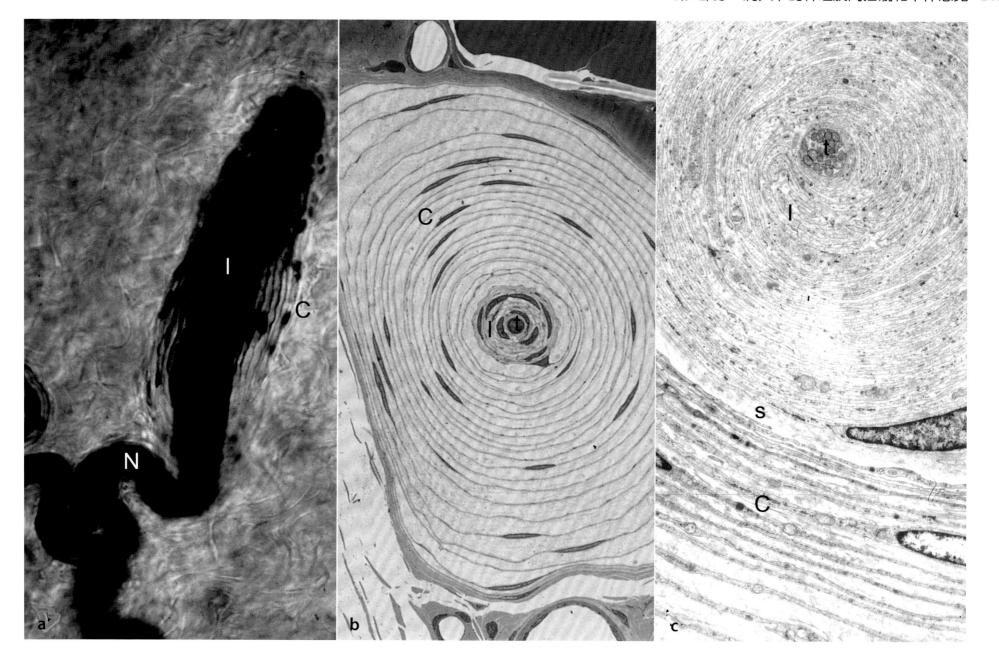

5.2 本体感受器在肩部疾病中的作用

Giovanni Di Giacomo, Todd S. Ellenbecker

肩关节有两方面作用：一方面像漏斗一样，高效地传递近端产生的力；另一方面作为一个球窝关节，使上肢能够快速旋转。这类旋转，即"长轴旋转"，指的是偶合的肩关节内旋伴前臂旋前，且围绕稳定的球窝关节偶合[29]。肩袖的生物力学功能是使球窝关节运动的凹面或压缩运动最大化而不是提供旋转活动及力量。目前也已证实，肩袖在上肢前举活动中只占18%的作用[30]。

基本的上肢活动和击打运动的生理模型称为"运动程序"[31]。运动程序以简化和允许上肢随意活动的协调序列激发肌肉。这些运动程序包括在上肢活动前和活动过程中，下肢肌肉和躯干肌的活动。除产生和向远端传递的力量外，这些程序为上肢随意活动创造了稳定的近端基底。这个运动程序的整合与激动依靠特殊感觉和本体感受的反馈[32]。关节镜可以提供给骨科医生详尽研究肩关节内解剖的机会，同时一系列新的解剖学观察和思考，让医生不仅可以从生物力学角度、也可以从关节本体感受控制传入和传出神经肌肉通路的角度，来探究一些结构及其之间联系的作用。过去几年里，国际上的文献把注意力集中在肩胛骨运动障碍和关节囊病变上，并认为这些病变是级联病变的"始作俑者"，潜在地引起更多复杂的和已知的关节囊-盂唇复合体损伤，如盂肱关节不稳和肩袖撞击综合征。

由于肩关节非限制性的特性以及其在上肢运动链中的作用，盂肱关节肯定有调控其空间位置的相关机制。

直至1970年，人类主动活动感觉反馈的观点主要是一旦大脑皮质激发随意运动，在肌肉和肌腱中感受器只产生低级控制。来自肌和肌腱的感觉信息传递至脊髓和大脑皮质下椎体外系的某些部分，比如小脑，但对保持关节感受器区的意识感觉无作用[33]。在20世纪70年代早期，Goodwin等[34]和Eklund[35]的研究分别定性地证实了肌肉感受器对主动运动感觉的重要作用。现在的观点认为，人体的关节结构具有感觉器官的功能，在周围神经系统（PNS）和中枢神经系统（CNS）内的特定神经通路之间，传递本体感觉信息。这些神经通路传递重要的感觉运动信息，调节肌肉功能。这些关节结构包括关节内部和周围的韧带组织、在关节周围交叉并附着的邻近肌肉-韧带组织。因此，无论主动还是被动，关节囊周围组织都对关节的稳定和协调起着重要的作用[36]。此平衡由肌肉产生的力量获得，并部分地由神经肌肉反馈控制[36-38]。这一反应需要来自肌、肌腱和其他关节囊周围结构神经元的传入信息[38-40]。这一反应的基本组成是关节发出信号控制某一给定的活动。这一传入反馈由关节囊软组织内的神经感受器完成[36,40,41]。实际上，传入反馈对神经系统起协调作用。

感觉运动系统控制着运动关节的稳定性和协调性的动态限制的程度[32]。"感觉运动系统"是指在身体活动过程中保持关节平衡的感觉、运动和中枢整合及处理神经，包括保持运动关节稳定和运动链协调的所有传入、传出和中枢整合及处理神经。尽管视觉和前庭输入也起了极其重要的作用，但从临床骨科学角度而言，周围机械性刺激感受器最为重要。保持功能性关节稳定的过程是通过动态和静态组分的互补来实现的。关节结构中的韧带、关节囊、软骨和骨性结构构成静态组分[42,43]。而动态组分来自遍及跨关节的骨骼肌的前馈和反馈运动神经控制。"本体感觉"指的是定位于"本体感受区"，由"本体感受器"产生的传入信息。本体感觉区特指的是通过体表细胞"与周围环境屏蔽"的区域，这些体表细胞包含的感受器特别适应独立于"内感受区"之外的器官内的变化[32]。与本体感觉相比，"躯体感觉"含义更宽泛，且包含所有来自末梢的机械刺激性感受、温度觉和痛觉感受信息。对躯体感觉信息意识性鉴别可产生痛觉、温度觉、触压觉等，以及意识性本体感觉亚型。本体感觉是躯体感觉的组成部分，因此这些术语不应被换用。

神经肌肉控制，尤其从关节稳定的方面来考虑，指的是关节活动准备和关节运动反应中动态限制的非意识性激发，以及保持与恢复功能性关节稳定的负荷。感觉探测之后相关系统纠正性反应的刺激通常即是"反馈控制"。与之相反，"前馈控制"指的是感觉探测到平衡破坏之前提前发生的动作。反馈控制的特点是持续地处理传入信息，并作出即刻的反应控制。相反，前馈控制是间断地处理传入信息，直到反馈控制被激发。神经肌肉前馈控制即为以既往经验的感觉信息为基础上的计划行为[44]。反馈过程通过反射通路持续地调控运动控制。反馈机制负责肌肉准备活动：反馈过程与肌肉反应活动相关。

由于躯干肌的走行和激动特点，诸如同心、偏心和等长收缩等多种活动能力可以协调，而多余的关节活动则受限制。因此，动态限制是通过预备性和反射性的神经肌肉控制来实现的。肌肉的激动水平，无论是预备性抑或反射性，都极大地改善了肌肉的硬度。从力学角度而言，肌肉的硬度是力量变化与长度变化的比值。总的来说，肌肉越硬，越能有效地抵抗外力的牵拉，就越具有张力，能够更有效地预防关节脱位。

机械性刺激感受器是位于关节囊组织、韧带、肌腱、肌肉和皮肤内的感觉神经元或周围传入神经元[45,46]。有机械性刺激感受器分布的组织发生变形或受刺激导致钠离子门控通道开放，产生动作电位[47]。总之，机械性刺激感受器是负责将其组织内机械事件定量转换为通过传入和传出通路传递的神经信号的特化感觉接收器[45]。随着大量感受器及其功能逐渐被认识，现在看来，肌肉和关节的软组织结构内均含有神经组分，它们对关节运动、位置、疼痛和触觉的意识至关重要。肌肉和关节的感受器相互配合，形成一个完整的感觉运动复合体。它属于反馈-前馈系统的范畴，受机械性刺激感受器激发，是本体感受器的一部分。研究证实[48]，盂肱关节囊含有丰富的神经支配。此外，在盂肱关节囊的不同区域内有特定的神经分支以相同的方式支配。此区域性支配完成了任一给定关节被动和主动组分之间的回路。从机械性刺激感受器传入的信息自周围神经系统（PNS）传递至中枢神经系统（CNS）。CNS发出通过控制肌肉活动和（或）位置来调控效应肌肉的运动（传出）信号来回应传入刺激。这一区域分布提示感受器的集中因给定位置的不同而不同。然而，感受器分布形式因个体差异而不同，还是更重要的，因为不同病理类型而异，尚不明确。这些集中程度和神经组成类型上的变异可能对盂肱关节的病理改变有特殊意义。几项研究[49,50]间接提示存在一个基于关节内机械性刺激感受器，并能辅助肩关节动态控制的反射弧。一些学者[46,51]还对肩关节盂唇和肩峰下囊感受器进行了研究（见5.1）。

Vangsness等[52]研究了人类肩关节的神经组织学，包括盂肱韧带、盂唇和肩峰下囊，并在盂肱上、中和下韧带中明确了两类慢适应Ruffini终器和快适应环层小体。最常见的机械性刺激感受器是盂肱关节囊韧带中的经典Ruffini终器。环层小体总体数量较少。但Shimoda[54,55]报道了Ⅱ型环层小体在人类盂肱关节囊韧带中比膝关节囊韧带中更常见。对喙锁韧带和肩锁韧带的研究分析表明，Ⅰ型和Ⅱ型机械性刺激感受器分布相等。Morisawa等[56]证实了人类喙肩韧带中存在Ⅰ、Ⅱ、Ⅲ和Ⅳ型机械性刺激感受器。他们的综述阐述了盂肱关节囊韧带如何通过Ⅰ型Ruffini机械性刺激感受器和快适应的环层小体的内在分布来辅助传入本体感觉的传入准备。快适应感受器，如环层小体，可以识别关节囊韧带张力的变化，但一旦张力变得恒定，便很快减少传入[52]。通过这种方式，Ⅱ型感受器便可监测韧带张力的速度变化。

Vangsness等[52]并没有在盂唇上发现存在机械性刺激感受器的证据，但发现在盂唇周围一半纤维软骨组织中存在游离神经末梢。肩峰下囊内发现有弥散的、丰富的神经末梢，但尚无更大、更复杂的机械性刺激感受器存在的证据。Ide等[48]也对肩峰下囊进行了研究，在3例尸体标本中发现了大量游离神经末梢，这些神经末梢大部分分布于肩峰下弓的顶端，直接暴露于撞击应力下。不同于Vangsness等[52]的研究结果，Ide等[48]报道了肩峰下囊中存在Ruffini小体和环层小体机械性刺激感受器。他们的研究结果提示，肩峰下囊能接受疼痛刺激和本体感觉，并对调控肩关节运动起重要作用。对人类肩关节中这些重要结构精确分布的深入研究，可以为临床医生提供更多的信息，并加强我们对肩关节本体感受功能的理解。肩关节自近端向远端激动，并以运动链的形式进行活动，展示了由本体感受活动精细调控的盂肱-肩胛-胸关节节律。理论上，任何一个或多个结构对本体感觉控制或信息传递的干扰都可能通过改变关节运动而引起肩峰下软组织和盂肱关节的损伤和障碍。

除了在人类肩关节非收缩组织（关节、关节囊、肩峰下囊和内、外侧韧带）中发现传入结构外，位于收缩结构内的感受器也对人类本体感受反馈的调节起重要作用。来自肌肉-肌腱单位的传入反馈的两大主要机制是肌梭机制和高尔基腱器[47,57]。肌梭的主要组成部分是梭内肌纤维、传入感觉纤维末梢和传出运动纤维末梢。梭内肌纤维是一类有不收缩的中心区的特殊肌纤维。感觉纤维末梢螺旋环绕梭内肌纤维的中心区，并对拉伸产生反应。γ运动神经支配梭内肌纤维的两极收缩区。梭内肌纤维的收缩自两端牵拉中心区，并通过改变感觉纤维末梢的敏感性来拉伸。根据传入投射的类型，可以将肌梭分为传统意义上的两类[57,59]。这两类均由核袋纤维和核链纤维构成。核链纤维自大的传入神经轴突发出[57,59]。核袋纤维受γ-1（动态）运动神经元支配，并对诸如发生于偏心收缩或被动拉伸时肌肉快速拉伸过程中的肌长度变化率更敏感[57]。梭内肌核链纤维受γ-2（静态）运动神经元支配，对静态肌长度更敏感。在反射和随意运动中，核链纤维和核袋纤维的结合使来自肌肉-肌腱单位的传入信息在很大的运动范围内仍保持敏感性[58]。

在肌长度和关节位置方面，肌梭提供了大量运动研究所必需的原始信息。高位的中枢神经系统能够选择肌梭传入和取样的敏感性[57]。肌梭在人体肌肉中的密度并不相似，其密度主要与肌肉功能相关。在启动和控制精细活动以及维持姿势的肌肉中，肌梭密度更高。在跨肩部前方的肌肉中，如胸大肌和肱二头肌，每单位重量的肌肉含有大量的肌梭[60]。附着于喙突的肌肉，如肱二头肌、胸小肌和喙肱肌，肌梭密度也很高。肩袖肌腱单位的肌梭密度较低，而肩胛下肌和冈下肌比冈上肌和小圆肌的肌梭密度更高[60]。肩袖肌较低的肌梭密度很可能意味着在盂肱关节运动过程中，它是与肩胛胸肌群协同激动的。这一偶联的或共享的机械性刺激感受器激动是运动链或近端至远端排序的特例，在人体中与可预测的或程序化的运动方式一同发生[62]。这一运动链激动概念通过三角肌/肩袖肌力偶以及本书讨论过的人类盂肱关节其他重要的生物力学特征中得到了进一步的证实[61]。

目前也已明确，来自关节传入神经的反射可能通过通路传递，而并非直接投射于躯干运动神经元[63]。因此，通过γ-运动神经元自关节传入至肌梭的通路引起了更多关注，尤其

是当 γ-运动神经元在较低刺激阈值时似乎更有效且更易起作用。由于主要肌梭传入神经对肌肉硬度的控制和位置运动觉有重要的作用，从周围传入神经到 γ-肌梭系统的反射对这些功能的重要性也显而易见。由肌梭传入神经（muscle spindle afferents, MSA）传递的信息不仅通过肌长度的变化来调控，而且在很大程度上，也由来自下行通路和同侧及对侧周围神经的信号来控制。换言之，下行信息和末梢感受器信息被整合至肌梭运动神经元，然后传递至肌梭，在这里这一整合信息根据肌肉长度和张力的变化做最终调整。因此，γ-肌梭系统被视为将多模式反馈转换至CNS的整合系统。由于其复杂的反射调控，γ-肌梭系统也可能适合处理不同肌肉之间复杂的协同运动。有研究表明，肌肉可能分区行使功能[64]，γ-肌梭系统也可能在各筋膜间室间行使功能[65]。

1900年，Payr[66]首先提出了韧带和肌肉的神经性协同概念，即它们相互协作来维持关节稳定和协同运动。研究者认为机械性刺激感受器存在于韧带中[51,67]，而反射弧存在于感受器和跨关节的肌肉之间[49,68]，同时肌肉可以在某一个活动范围内提高膝、肩关节的稳定或硬度[69,70-72]。当韧带结构缺如时，肌肉的作用对临床具有重要意义[49,73-75]。另外一些概念证实了在肩胛-胸关节和上肢远端之间节律方面，盂肱关节的动态和静态结构对于提供关节盂和肱骨头之间的最佳关系共同起重要作用。由于盂肱关节并非通过等长的关节韧带维持稳定[76]，因此，中度活动范围位置的稳定性必须靠力学机制而非关节囊-韧带系统维持[58,77]。

自盂肱关节囊内的机械性刺激感受器至跨关节肌肉之间的反射弧，证实并拓展了盂肱关节被动限制（韧带）和主动限制（肌肉）之间协同作用的概念。Solomonow等[49,50]在猫科动物肩关节的研究中证实了盂肱关节韧带-肌肉反射弧的存在，明确了韧带和肌肉之间的协同作用。Gardner和Wrete

[78,79]分别提示来自关节囊区的神经分支可追溯至交感神经系统。由于这些神经分支总是沿血管走行，因此Gardner[78]认为这些神经分支在关节囊区内并非控制血管的舒张与收缩，而是支配关节囊内感受器。机械性刺激感受器可能位于合适的位置以探测关节活动范围极限处的过量负荷。因此可以想象，它们的活动能激发神经反射来阻止半脱位或脱位的发生。此外，反射弧也存在于关节囊与跨肩关节肌肉之间。这一反射弧可通过止于关节囊的三条腋神经分支中的每一分支独立传递。关节囊至肌肉的直接反射弧的存在证实并拓展了关节稳定不是韧带和肌肉特有或独立的功能，而是韧带和协同肌之间的协同活动这一概念[77]。

有研究表明，在需要过头上举及外或内旋的盂肱关节活动中，下方关节囊会被拉伤。这种情况下，大量的机械性刺激感受器可产生相对敏感的反馈，通过反射弧来反应关节囊组织的拉伤，从而保持关节稳定性。

肱二头肌、冈下肌和冈上肌并不一定总是某特定运动的原动肌。然而，我们也很好理解，这些肌肉轻至中度的收缩能显著提高关节稳定性。通过反射弧，这些肌肉之间的动态关系可拉近盂肱韧带，从而产生保护盂肱关节不受损伤的重要附加机制。关节囊内机械性刺激感受器的存在，提示在关节内有这样的组织，它们能够产生神经反射的冲动。这一重要的反射可改良关节囊修复手术，特别是尽可能保留神经结构，为治疗肩关节功能失调的新术式提供基础[50]。

可以这样认为，在关节囊内发现的反射弧起自机械性刺激感受器并行至各肌肉，但一些作用仍不明了。研究者还未确定神经联系是在肩关节的日常活动中一直提供稳定，还是只在关节囊极限应力情况下激发反射。可以认为，盂肱反射是一种脊柱反射，它是基于关节囊结构内某一压力水平上的反射，不需要自发决定或来自个体更高等神经中枢的干预[50]。脊髓牵张反射是单突触反射，两条神经通路是"脊椎动物中最简单、定义最准确、最易获得、最快和最有效的刺激-应答的模型"[80,80a]。脊髓牵张反射被认为是先天的脊髓节段反射，并在正常神经肌肉发育过程中婴儿期超兴奋、活跃状态逐渐进化至成人期非活跃或静止状态[81]。这一进化通过正常神经肌肉发育过程中高等控制机制发生于脊髓牵张反射的改良、抑制或整合（或三者全部）进入程序化的运动活动过程中[82-88]，并在获得运动能力的过程中与脊髓或（和）脊髓上结构变化相关[84-96]。

当近期有肌肉运动量增高者，脊髓牵张反射经常表现为对相似控制刺激的低振幅反应[80,88,90,91,93,94,95,97]。脊髓牵张反射的反应特点因个体间肌肉活动水平和协同方式的不同而异[90,91,93,98]。在神经功能的成熟过程中，中枢下行运动控制机制更高级的发育将使机体不再有保留诸如神经肌肉活动中脊髓牵张反射等原始反射的需要，原始反射也不再重要[86,87,90,91,93,95,97]。反射诱导运动模式的存在会阻止神经发育所需要的灵活性，后者对运动技能的学习至关重要。正如临床观察到的，在运动员所展示出的肌肉控制能力时，脊髓牵张反射在各种深部肌肉反射中的作用在减轻，这表明脊髓牵张反射的影响较其他机制在减弱。比如，尽管脊髓牵张反射并不总对肢体位置起显著作用[80]，但改变的脊髓牵张反射显示了随意或反应性活动过程中不适当的肌肉活动[99,100]。脊髓牵张反射中兴奋性的异常发育变化可能反映一些诸如功能紊乱的节段脊髓旁路、不适当的下行信号或脊髓牵张反射自身变化等，可转变为运动功能障碍或病变的病理因素[80,81,84-86,90,99-101]。这是否代表了运动控制发育的减少或神经环路，或者更原始状态的保留目前尚不明确。另一方面，关节多向性不稳患者对于主要脊髓牵张反射的活跃反应可能仅仅反映了不同的肌肉活动史（训练效应）。关节多向性不稳患者可能在某个动作或位置上避免使用肩关节，而肩关节正常者则不会。实际上，运动员在训练过程中会练习这些动作或位置[103]。

在肩关节作为主要部分的运动链中，神经肌肉和本体感觉协同控制其复杂活动。这些系统的紊乱已出现在描述盂肱关节不稳定和肩峰下撞击文献的临床图片中。功能性稳定和肩关节活动既依靠肌肉结构的协同（核心肌群、肩胛-胸肌、肩袖肌），又依靠反应性神经肌肉特征。从生物力学角度而言，人体的活动是多个关节的协同结果，不仅是在体育运动中，在上肢大部分活动中都是这样。这些活动不是由个别关节的连接来完成的，而是通过连续的环节活动来获得预期的功能。

对投掷或发球动作来说，当下肢产生地面反作用力时，这一系列动作即已启动。这一激动和力量的产生通过膝和髋关节传递至躯干，然后通过肩关节到达上肢和手，最后至手上的物体。这一系列的动作即通常所说的运动链。投掷或发球运动链中，最大一部分运动能量和力量由地面反作用力和大的近端连接环节生产，包括下肢、髋关节和躯干。研究显示，在网球发球过程中，传递至球拍54%的力量和51%的运动能量是通过大腿和躯干产生的[103]。

盂肱关节的稳定性，可以定义为在全范围关节活动过程中，在给定轨道中旋转时，肱骨头能始终控制在瞬时的旋转中心。这一概念更具动态性。中度范围内的关节活动，可能有瞬时旋转中心的最小活动，也可能完全没有，这提示了肩关节是真正意义上的球窝关节。在关节活动末期，可发生前-后或上-下4～10mm的移位。这些移位与具体的内旋或外旋活动相偶联。中度活动范围内的盂肱关节稳定性是由几个生物力学行为产生的结果。第一个是关节盂压缩，结合肱骨和关节盂解剖学曲率、盂唇产生的额外关节腔深度、关节内负压和肌肉协同力偶而产生维持肱骨直接进入关节盂内的向量。第二，关节盂和活动的肱骨之间的角度在任一方向上都必须保持在30°的安全区内，以减少剪力和平移力。这就需要肩胛骨相对于活动的肱骨，主动维持于安全区内。同时，肩胛骨必须保持稳定，以作为肩袖、三角肌、肱二头肌和肱三头肌肌肉起点的稳定基础。肩关节正常的生物力学功能是远距离力量和能量通过运动链序列产生的结果，它使关节能够活动，并保持关节位置，控制关节稳定，以漏斗样方式向上肢和手传递力量。在某些生理模式中，肌肉活动是这一功能发挥作用的机制。盂肱关节主要的动态稳定肌是肩袖和肱二头肌长头。Blaiser等[104]研究并阐述了肩袖对关节稳定的重要影响。主要包括四个方面：

1）肩袖的被动增大；

2）产生压缩两关节面的肌张力；

3）肱骨相对关节盂的活动及由此导致的静态限制的紧张；

4）肌张力产生的盂肱关节活动弧的限制。

以上每一重要因素都直接影响着盂肱关节稳定性，并且都为收缩和非收缩的稳定组织提供了传入活动的刺激。Clarke等[105]证实了盂肱关节囊和韧带结构实际上与肩袖肌腱部分黏着并融合。因此，肩袖在肌肉活动过程中产生的张力直接影响关节囊的张力和方向，并可能影响传入机械性刺激感受器的激活（动态不稳控制）[58]。Lee等[76]提供了肩袖对盂肱关节稳定性重要作用更进一步的证据。他们在研究中检查了动态稳定肌对中度或终末活动范围盂肱关节位置所起的作用。在中度范围时，静态稳定肌对盂肱关节提供的稳定作用较小，冈上肌和肩胛下肌在肩袖肌群中的动态稳定性指数最高。在模拟终末活动范围位置上（外展60°并外旋达90°），肩胛下肌、小圆肌和冈下肌的稳定性指数比冈上肌更高[76]。这项研究显示了动态稳定肌群对提供中度范围和终末范围盂肱关节稳定性的重要作用。

人类肩关节动态肌肉关系的知识是临床医生必须掌握的，这可以提高他们对最佳肌力平衡和关节生物力学的理解，指导肩胛带功能异常患者的康复锻炼。控制正常肩关节运动的主要因素是肌力偶。力偶可以定义为作用于物体欲使其发生旋转的一对力量，即使这对力可能作用方向相反[61]。三角肌-肩袖力偶是人类肩关节力偶中的一个典型例子，最初由Inman[61]描述。这对力偶中向量的破坏包括三角肌向上牵拉。如果三角肌的牵拉没有肩袖肌群其他力偶的拮抗，这一向上的肌力可能导致向上移位[61]。冈上肌-肌腱单位在收缩时有压缩功能，使肱骨头位于关节盂窝内[61]。冈下肌或小圆肌和肩胛下肌产生尾部的压缩力对抗向上移位或三角肌的向上牵拉。肩胛骨在正常肩关节功能中起关键性作用。它的活动和位置建立了正常肩关节生理和生物力学的参数。肩胛骨的作用包括作为稳定盂肱关节的一部分，围绕胸壁收缩和前伸、上抬肩峰，肌肉起止点的基础，以及从大腿和躯干向手部传递力量和能量的运动链中的联系。肩胛骨位置和活动的异常很常见，在各种病理状况下（动态撞击）都可见到，一些病变本身存在于盂肱关节、肩胛骨中，而另一些离肩胛骨很远。这些异常改变了肩胛骨的作用，减少肩部活动或者引起肩关节病变。

撞击综合征或SIS（肩峰下撞击综合征）是最常见的肩部疾病诊断之一。它以肩峰下间隙中软组织的机械性压缩为特点，典型症状包括肩部疼痛、僵硬、压痛和无力。撞击综合征典型患者的诊断特点包括冈上肌于大结节止点处的疼痛和前屈时疼痛[106]。确切的SIS病因学机制尚不明确，因此提出了很多假说。结构和病因可能包括肩峰[107]尤其是肩峰形态[108]、肩峰副骨[107]、喙肩韧带[109]、关节盂窝上部[110,111]、盂肱关节的过度活动和不稳[112,113]、盂肱关节囊挛缩[114]、肩袖肌腱炎[107,115]和肩袖肌腱变性[116-118]。Fu等[119]提出，如果肩胛骨和肱骨的同步活动模式被扰乱，肩袖肌腱在喙肩弓下会产生撞击。也有人提出肩关节的退行性改变也会引起SIS[120]。我们认为很多因素都可能导致SIS，在很多情况下，这一损伤继发于其他临床表现。最常见的几大表现是肩胛骨-肱骨节律不同步、后方关节囊紧张和进行性盂肱关节不稳。认识每一诱发因素对治疗和预防继发性肩关节损伤都有重要意义。

肩关节的功能性活动通过三个过程实现。首先是盂肱关节的活动。其次是肩胛骨的前伸和回缩，增加了肱骨的接触面积。第三是肩峰的抬起，包括肩胛骨上旋、后倾和外旋，为冈上肌腱提供了更大的空间，并减小了压缩力，保证进行更大范围的过头上举活动。改变神经肌肉控制机制（传入神经阻滞）也可导致肩胛骨位置异常，包括上举时上旋减少、前屈及内旋增加。这些肩胛骨位置的改变被认为是肩袖撞击的诱发因素，也明确了肩胛-胸和盂肱关节最佳及协同肌肉控制的重要性[58]。由于不稳定的肩胛骨将从地面产生的巨大力量通过下肢和躯干异常传递至上肢和手，使运动链的功能受干扰。传递至上肢和手的最大力量减少，运动链的所有远端关节连接被迫增加肌肉收缩力，以有效弥补近端丢失的力量。Kibler等[121]计算发现，运动链到上肢的能量丢失20%需要增加80%的力量代偿，或者肩关节旋转速度增加34%才可获得同样大的力量。上身姿势不佳，比如前倾头姿势（forward head posture, FHP），已报道可能是SIS潜在的病因学发病机制[122,123]。这是因为FHP与脊柱后凸角度增加、前倾肩姿势（forward shoulder posture, FSP）以及肩胛骨进一步上举、前伸、下旋和前倾[122,124,125]有关。这些变化导致了盂肱关节屈曲和外展活动范围减小[121,122,124]、冈上肌腱上表面（滑囊）的压缩和激惹以及盂肱关节上举范围减少[121,123,124,126]。这也可能部分由于肩胛骨方向的改变影响了肩峰下间隙空间大小，正如MRI检查可见。Ludewig和Cook[127]发现，撞击综合

征患者后倾相对更少，因此认为这可能起到负面效应，因为肩峰下间隙变小以及空间大小细微变化都可能导致盂肱关节上举过程中肩峰下组织压缩。我们认为，肩关节活动模式，特别是肩胛骨的活动模式，在撞击综合征中起关键作用。如果可以判断肩胛骨运动和SIS之间的关系，就有可能研究出纠正运动模式的新方法，从而减轻患者的症状，并可能有助于延缓肩袖疾病的进展。

影响盂肱和肩胛-胸关节机械功能的另一因素是盂肱关节的不可屈曲性。就盂肱关节不可屈曲性而言，区别于运动员肩关节典型表现，以及发生于40岁以上、有典型肩峰下撞击于体征患者的后下和（或）前下关节囊挛缩非常重要。运动员中肩关节内旋功能障碍（GIRD）是以外展位内旋受限为特征，较优势上肢肩关节获得性外旋更明显。GIRD能产生肩关节和肩胛骨生物力学异常。由关节囊或肌紧张造成的肩关节后伸不能可影响盂肱和肩胛-胸关节的生物力学效应（大多在外展、外旋位），使肩胛骨在上臂活动时向前下方牵拉。前伸增加，由于肩胛骨下旋和旋前，通过肩关节位置的改变而足以造成肩峰下间隙减少及增加肩峰下撞击的风险，来影响上肢过头上举活动。此外，由于抑制效应，前锯肌和下斜方肌也有损伤的风险，且常在受伤的最初阶段就可能受累。Ludewig、Cook[127]及其他学者[58]发现盂肱关节不稳合并撞击的患者前锯肌受抑制。肩胛骨稳定肌的抑制减少了肌肉产生扭矩的能力而导致肩带肌结构更随意的放电模式。肩带内肌力的不平衡可能沿正常生物力学向量改变拮抗肌的力量，并改变盂肱和肩胛-胸关节的相对位置。这一位置变化可能表现为肩关节疼痛、关节面不对称磨损、关节囊-盂唇损伤和部分肩袖撕裂。

尽管40岁以上患者相关的内旋功能丢失已有所报道，但通常并不认为大范围关节活动丢失是撞击综合征的共同特

点，且认为粘连性关节囊炎是另一种完全不同的情况。最近的生物力学研究发现，后下或前下关节囊的挛缩能改变正常的盂肱关节运动学，导致上肢上举过程中的肱骨头前上方移位。当肱骨头被迫进入喙肩弓时，可导致非出口部撞击。因此，在撞击综合征的保守治疗中，强调对僵直或活动受限的肩关节进行舒张运动非常重要。有文献报道了肩关节囊和肌肉-肌腱结构的紧张对正常关节活动范围的影响。临床上也充分关注了紧张的后关节囊影响正常盂肱关节运动学的机制。后关节囊结构对控制肱骨头和关节盂之间正常关节运动起着关键作用。Harryman和 Clark[40]阐述了盂肱关节斜移位并非韧带功能不全或松弛的结果，而是关节囊不对称紧张所致。目前认为，不对称紧张在肩关节上举过程中引起肱骨头向前方和上方移位，可能引起或加剧撞击反应。后关节囊紧张、盂肱关节活动受限和肩关节功能异常三者之间存在一定的联系。但首先发生哪一种适应尚不明确。患者很可能会避免将上肢置于内旋位，从而避免肩峰下弓及结构处大结节机械性击而引起疼痛。这一内旋活动的限制可能导致后关节囊紧张。相反地，已经出现的后关节囊紧张可能将肱骨头压向前方，引起机械撞击及因避免疼痛活动所致的关节活动范围减小。所有这些都意味着对于继发性肩关节撞击还是后关节囊紧张，哪一者首先发生尚不明确。实际上，在我们的临床经验中，很多患者虽存在单侧后方关节囊紧张，但确实没有撞击症状。

关节结构的神经支配由位于围绕这些结构的组织内的外周感受器支配。这些感受器包括感受痛觉和触觉的痛觉游离神经末梢和感受软组织机械形变及深触觉的机械性刺激感受器。这一复杂结构的传入和传出通路在中枢神经系统内以三个独立的水平本体感受信息。在脊髓水平，本体感受信息无意识地与反射一起对来自更高级神经系统的运动模式发挥作用。运动控制的第二级水平在脑干（基底核与小脑），此处传递关节传入信息以保持身体的姿势和平衡。运动控制的最后一级包括中枢神经系统功能的最高水平、皮质运动区，通过身体位置和运动的感知觉调控。这一水平的本体感觉有意识地发挥功能，对运动、日常活动和工作中正常肌肉和关节功能都很重要。这些更高级的神经系统为随意运动启动和编制运动指令。自然重复的运动模式可作为中枢的命令存储在潜意识中，并能脱离对意识的持续参考而进行。物理创伤引起的肌肉和关节机械性刺激感受器破坏可导致关节和周围肌肉结构的"部分传入神经阻滞"，进而引起本体感觉减退。部分传入神经阻滞和感觉缺失易进一步损伤，并且因为感觉障碍的关节病理性磨损导致肌腱、关节囊-盂唇复合体和关节等退行性病变。本体感觉的缺乏是否是这些伴随疾病的病因，或是结果，目前仍不知晓。另外，科学家推测机械性刺激感受器功能含有基因成分（基因序列），在某些个体中可影响本体感觉敏锐度。最新研究分析了这些假想的模型，揭示了一些有趣的发现。

我们可以进行合理的假设，即改变不稳定肩关节和撞击综合征的本体感觉能影响关节限制的动态机制并改变盂肱关节（G/H）和肩胛-胸关节（S/T）节律。这进一步提示将肩关节运动感觉和关节位置感觉结合起来的功能锻炼是肩关节康复锻炼中必不可少的。我们有理由认为，改善肩关节病变患者本体感觉的治疗方法能改善肩关节功能，并减少再损伤的风险。使反馈机制发挥作用的本体，反过来也使肌群协同收缩，这可能对肩关节肌群的正常功能和保护肩关节免受潜在不稳和退行性病变的影响都起着至关重要的作用。多项研究发现，肩关节囊和韧带、盂唇或关节囊周围肌肉-肌腱单元受伤后，都存在关节本体感觉相关缺失[53,128,129]。发生在关节囊-韧带结构损伤后的功能性不稳一部分是传入神经部分阻滞的结果。传入神经阻滞可导致传入信号的破坏，而改变信号至中枢神经的传导。这些结构中任何一部分损伤都能引起这个神经肌肉机制的破坏，进而引起关节位置觉、运动觉减退和异常的肱骨-肩胛骨和肩胛-胸肌群激动模式[129,130]。

关节囊和（或）盂唇损伤后，机械性刺激感受器无论是机械性形变还是仅是"关闭"，在松弛或损伤的关节和（或）肌肉-肌腱单位中，都可能无法被充分刺激。手术或康复后，机械性形变是否逆转，或机械性刺激感受器的"打开"现象是否能在关节囊或韧带适当张力恢复后发生还存在争议，也尚不完全明了。Lephart等[32,131]提出，肩关节本体感觉在术后得到恢复，并认为这可能与关节囊和韧带中感受器的数量恢复有关[128]。将近80%的肌肉传入神经来自游离神经末梢，并向肌腹及其相连的组织鞘和肌腱发散。大约40%的游离神经末梢为非痛觉压力和收缩感受器，40%为机械、化学和（或）热痛觉感受器，20%为痛温觉感受器。

根据我们的经验，由直接创伤或微创伤（创伤性损伤）造成的本体感受区域破坏，传入神经阻滞可能是"直接"的；而由于受肌肉疲劳、疼痛、冰敷和年龄等因素影响所致关节机制破坏所表现的长时间慢性解剖性损伤，是"间接"

的。在炎症性、缺血性或疲劳的肌肉中，会产生包括乳酸、缓激肽、前列腺素和钾等化学物质，使游离神经末梢敏感。这种情况下，更大比例的肌肉游离神经末梢处于静息电位，同时，较大比例对关节生理运动反应。来自这些极度活跃游离神经末梢的小直径Ⅲ组和Ⅳ组传入神经可刺激γ传出神经元，反过来造成肌梭输出信号的异常传入。最终结果可能受关节位置、活动感觉和运动链改变的影响。最近研究发现了成年猫类咀嚼肌疼痛诱导注射（生理盐水）后异常的肌梭神经传入活动。其他一些人类临床研究也发现与肌肉疲劳相关的异常位置觉[32,131]。Lephart等[128]提出进一步的假设：适度的动态控制是由通过关节囊和韧带内产生的张力所形成的本体感觉反馈环路调控的。很多关节位置觉的研究对肩关节囊和韧带、盂唇或囊周肌肉的损伤前后进行测定，证实了关节本体感觉的相关缺失。

这些新的知识通过提高对肩关节功能的理解，提高了骨科学的认识与发展，从而为肩关节病变患者优化手术技术，设计新的康复治疗计划。这些肩关节和肩胛-胸关节神经生物学基本科学信息的应用，为加深对这些特殊结构如何行使上肢运动链中肩关节和肩胛骨功能的认识提供了框架。

参考文献

1. Grigg P (1975) Mechanical factors influencing response of joint afferent neurons from cat knee. J Neurophysiol 38:1473-1484

2. Halata Z,Wagner C, Baumann KI (1999) Sensory nerve endings in the anterior cruciate ligament (Lig. cruciatum anterius) of sheep.Anat Rec 254:13-21

3. Maass S, Baumann KI, Halata Z (2001) Topography of corpuscular mechanoreceptors in the shoulder joint region ofMonodelphis domestica. Anat Rec 263:35-40

4. Maass S, Baumann KI,Halata Z (2001) Topography of muscle spindles and Golgi tendon organs in shoulder muscles of Monodelphis domestica. Ann Anat 183:237-242

5. Mense S (1977) Muscular nociceptors. J Physiol (Paris) 73:233-240

6. Mense S (1990) Physiology of nociception in muscles.. In: Fricton JR, Awad E (eds) Advances in pain research and therapy, vol 17. Raven Press,New York, pp 67-85

7. Voss H (1971) Tabelle der absoluten und relativen Muskelspindelzahlen der menschlichen Skelettmuskulatur.Anat Anz 129:562-572

8. Hartung V,Asmussen G (1988) Age related changes of muscle spindles of rat soleus muscle. In: Hnik P, Soukup T, Vejsada R, Zelena J (eds) Mechanoreceptors: development, structure and function. Plenum Press, New York London, pp 89-90

9. Cheney PD, Preston JB (1976) Classification and response characteristics of muscle spindle afferents in the primate. J Neurophysiol 39:1-8

10. Hunt CC (1990) Mammalian muscle spindle—peripheral mechanisms. Physiol Rev 70:643--663

11. Proske U,Wise AK, Gregory JE (2000) The role of muscle receptors in the detection of movements. Prog Neurobiol 60:85-96

12. Barker D (1974) The morphology of muscle receptors. In:Hunt CC (ed) Muscle receptors (Handbook of sensory physiology,vol. 3, pt 2).Springer, Heidelberg New York, pp 2-190

13. Gregory JE (1990) Relations between identified tendon organs and motor units in the medial gastrocnemius muscle of the cat. Exp Brain Res 81:602-608

14. Moore JC (1984) The Golgi tendon organ—a review and update.Am J Occup Ther 38:227-236

15. Proske U (1981) The Golgi tendon organ: properties of the receptor and reflex action of impulses arising from tendon organs. Int Rev Physiol 25:127-171

16. Heppelmann B,Messlinger K,Neiss WF, Schmidt RF (1990) The sensory terminal tree of "free nerve endings" in the articular capsule of the knee. In: Zenker W, Neuhuber WL (eds) The primary afferent neuron. A survey of recent morpho-functional aspects. Plenum Press,New York London, pp 73-85

17. Halata Z (1993) Die Sinnesorgane der Haut und der Tiefensensibilität. In: Niethammer J, Schliemann H, Starck D, Wermuth H (eds) Handbook of zoology, vol. 8, part 57. De Gruyter, Berlin New York

18. Polacek P (1966) Receptors of the joints. Their structure, variability and classification.Acta Fac Med Univ Brunensis 23:1-107

19. Chambers MR,Andres KH, von Düring M, Iggo A (1972) The structure and function of the slowly adapting type II mechanoreceptor in hairy skin. Q J Exp Physiol 57:417-445

20. Eklund G, Skoglund S (1960) On the specificity of the Ruffini like joint receptors.Acta Physiol Scand 49:184-191

21. Ferrell WR (1987) The effect of acute joint distension on mechanoreceptor discharge in the knee of the cat. Q J Exp Physiol 72:493-499

22. Grigg P,Hoffman AH (1984) Ruffini mechanoreceptors in isolated joint capsule: response correlated with strain energy density. Somatosens Res 2:149-162

23. Jirmanova I (1987) Pacinian corpuscle in rats with carbon disulphide neuropathy. Acta Neuropathol (Berl) 72:341-348

24. Zelena J (1984) Multiple axon terminals in reinnervated Pacinian corpuscles of adult rat. J Neurocytol 13:665-684

25. Shanthaveerappa TR, Bourne GH (1964) The perineural epithelium of sympathetic nerves and ganglia and its relation to the pia arachnoid of the central nervous system and perineural epithelium of the peripheral nervous system. Z Zellforsch 61:742-753

26. Pallie W,Nishi K, Oura C (1970) The Pacinian corpuscle, its vascular supply and the inner core.Acta Anat 77:508-552

27. Bolanowski SJ Jr. (1988) Transduction mechanisms in Pacinian corpuscles. In: Hnik P, Soukup T,Vejsada R, Zelena J (eds) Mechanoreceptors: development, structure and function.Plenum Press,New York London, pp 201-207

28. Loewenstein WR (1971) Mechano-electric transduction in the Pacinian corpuscle. Initiation of sensory impulses in mechanoreceptors: In: Loewenstein WR (ed) Principles of sensory physiology.Springer,Berlin, pp 269-290

29. Marshall RN,Elliot BC (2000) Long axis rotation: the missing link in proximal to distal segmental sequencing. J Sports Sci 18:247-254

30. Happee R,Van der Helm FC (1995) Control of shoulder muscles during goal-directed movements, an inverse dynamic analysis. J Biomech 28:1179-1191

31. Shumway-Cook A,Woollacott MH (1995) Theories of motor control. MoNeuromuscular Control and Proprioception of the Shoulder 229 tor

control: theory and practical applications.Williams & Wilkins, Baltimore, MD, pp 3-18

32. Lephart SM,Pinciuro DM,Giraldo JL (1997) The role of proprioception in the management and rehabilitation of athletic injuries. Am J Sports Med 25:130-137

33. Roland PE, Ladegaard-Pedersen H (1977) A quantitative analysis of sensations of tension and of kinaesthesia in man: evidence for a peripherally originating muscular sense and for a sense of effort.Brain 100:671-692

34. Goodwin GM,McCloskey DI,Matthews PBC (1972) The contribution of muscle afferents to kinaesthesia shown by vibration induced illusions of movement and by the effects of paralysing joint afferents. Brain 95:705-748

35. Eklund G (1972) Position sense and state of contraction; the effects of vibration. J Neurol Neurosurg Psychiatry 35:606-611

36. Cerlstend CA,Nordin M (1989) Basic biomechanics of the musculoskeletal system, 2nd edn, chapter: Biomechanics of tendons and ligaments. Lea & Febiger, Philadelphia, pp 59-74

37. Basmajian JV, Bazant FJ (1959) Factors preventing downward dislocation of the adducted shoulder joint.An electromyographic and morphologic study. J Bone Joint Surg Am 41:1180-1186

38. Clark J, Sidles JA,Matsen FA (1990) The relationship of glenohumeral joint capsule to the rotator cuff. Clin Orthop 254:29-34

39. Bowen MK,Warren RF (1991) Ligament control of shoulder stability based on selective cutting and static translation experiments.Clin Sports Med 10:757-782

40. Clark JM, Harryman DT (1992) Tendons, ligament, and capsule of the rotator cuff. J Bone Joint Surg Am 74:713-725

41. Cooper DE, O' Brein SJ, Arnoczky SP et al (1993) The structure and function of the coracohumeral ligament: an anatomic and microscopic study. J Shoulder Elbow Surg 2:70-77

42. Diener H,Dichgans J,Guschlbauer B et al (1984) The significance of proprioception on postural stabilization as assessed by ischemia.Brain Res 296:103-109

43. Inglis JT,Horak FB,Shupert CL et al (1994) The importance of somatosensory information in triggering and scaling automatic postural responses in humans. Exp Brain Res 101:159-164

44. Lephart S (1999) Reestablishing neuromuscular control. In: Prentice WE (ed) Rehabilitation techniques in sports medicine, 3rd edn, vol 6. WCB McGraw-Hill, Boston MA, pp 89-90

45. Grigg P (1994) Peripheral neural mechanisms in proprioception. J Sports Rehabil 3:2-17

46. Wyke B (1972) Articular neurology—a review.Physiotherapy. 58:94-99

47. Myers JB,Lephart SM (2000) The role of the sensorimotor system in the athletic shoulder. J Athletic Training 35:351-363

48. Ide K, Shirai Y, Ito H et al (1996) Sensory nerve supply in the human subacromial bursa. J Shoulder Elbow Surg 5:371-382

49. Solomonow M, Baratta R, Zhou B et al (1987) The synergistic action of the ACL and thigh muscles in maintaining joint stability.Am J Sports Med 15:207-213

50. Solomonow M, Guanche C,Wink C et al (1996) Mechanoreceptors and reflex arc in the feline shoulder. J Shoulder Elbow Surg 5:139-146

51. Zimny M,Schutte M,Dabezies E (1986) Mechanoreceptors in the human cruciate ligaments.Anat Rec 214:204-209

52. Vangsness CT, Ennis M, Taylor JG et al (1995) Neural anatomy of the glenohumeral ligaments, labrum and subacromial bursa. Arthroscopy 11:180-184

53. Wyke BD(1967) The neurology of joints. Ann R Coll Surg Engl 41:25

54. Shimoda F (1955) Innervation, especially sensory innervation of the knee joint and motor organs around it in early stage of human embryo.Arch Hisol Jpn 9:91-108

55. Kikuchi T (1968) Histological studies on the sensory innervation of the shoulder joint. J Iwate Med Assoc 20:554-567

56. Morisawa Y,Kawakami T, Uermura H et al (1994) Mechanoreceptors in the coraco-acromial ligament. A study of the aging process. J Shoulder Elbow Surg 3:S45

57. Nyland JA, Caborn DNM, Johnson DL (1998) The human glenohumeral joint: a proprioceptive and stability alliance. Knee Surg Sports Traumatol Arthrosc 6:50-61

58. Ellenbecker TS (2001) Proprioception and neuromuscular control of the glenohumeral joint. In: Wilk KE (ed) Sports and physical therapy home study course (Basic science to clinical application). APTA, Alexandria,VA, pp 1-3459

59. Barker D, Banks RW,Harker DW et al (1976) Studies of the histochemistry, ultrastructure, motor innervation, and regeneration of mammalian intrafusal muscle fibers. Exp Brain Res 44:67-88

60. Voss H (1971) Tabelle der absoluten und relativen Muskel-Spindelzahlen der menschlichen Skelettmuskulatur.Anat Anz 129:562-572

61. Inman VT, Saunders JB,Abbot LC (1944) Observations on the function of the shoulder joint. J Bone Joint Surg 26:1-30

62. Marshall RN, Elliot BC (2000) Long-axis rotation: The missing link in proximal to distal segmental sequencing. J Sports Sci 18:247-254

63. Johasson H,Pederson J,Bergenheim M,Djupsjobacka M (2000) Peripheral afferents of the knee: their effects on central mechanisms regulat230 References ing muscle stiffness, joint stability, and proprioception and

coordination. In: Lephart SM, Fu FH (eds) Proprioception and neuromuscular control in joint stability, vol 1.Human Kinetics,Champaign IL, pp 5-22

64. Windhorst U,Hamm TM, Stuart DG (1989) On the function of muscle and reflex partitioning. Behav Brain Sci 12:629-681

65. Johansson H (1985) Reflex integration in the gamma motor system. Macmillan Press, London, pp 297-301

66. Payr E (1900) Der heutige Stand der Gelenkchirurgie. Arch Klin Chir 148:404-451

67. Schultz R. (1984) Mechanoreceptors in the human cruciate ligaments. J Bone Joint Surg Am 66:1072-1076

68. Palmer I (1958) Pathophysiology of the medial ligament of the knee joint. Acta Chir Scand 115:312-318

69. Hirokawa S, Solomonow M,Luo Z et al (1991) Muscular co-contraction and control of knee stability. J Electromyogr Kinesiol 1:199-208

70. Louis J,Mote C (1987) Contribution of the musculature to rotary laxity and torsional stiffness at the knee. J Biomech 20:281-300

71. Markhoff K,Mensh J,Amstutz H (1976) Stiffness and laxity of the knee: contribution of the supporting structures. J Bone Joint Surg Am 58:583-594

72. Rentsrom P,Arms S,Stanwyck T et al (1986) Am J Sports Med Strain within the ACL during hamstrings and quadriceps activity. Am J Sports Med 14:83-87

73. Giove TP,Miller SJ,Kent BE et al (1983) Non-operative treatment of the torn anterior cruciate ligament. J Bone Joint Surg Am 65184-192

74. McDaniels W, Dameron T (1983) Untreated ACL ruptures.Clin Orthop 172:158-163

75. Walla DJ,Albright JP,McAuley E et al (1985) Hamstring control and the unstable anterior cruciate ligament-deficient knee. Am J Sports Med 13:34-39

76. Lee SB,Kim KJ,O' Driscoll SW et al (2000) Dynamic glenohumeral stability provided by the rotator cuff muscles in the mid-range and endrange of motion. J Bone Joint Surg Am 82:849-857

77. Guanche C,Solomonow M (1995) The ynergistic ction of the apsule and the houlder uscles. Am J Sports Med 23:301-306

78. Gardner E (1948) The innervation of the shoulder joint.Anat Rec:102:1-18

79. Wrete M (1949) The innervation of the shoulder joint in man.Acta Anat 7:173-190

80. Wolpaw JR (1994) Acquisition and maintenance of the simplest motor skill: nvestigation of CNS mechanisms.Med Sci Sports Exerc 26:1475-1479

80a. Wolpaw JR (1985) Adaptive plasticity in the spinal stretch reflex: an accessible substrate of memory? Cell Mol Neurobiol 5:147-165

81. Myklebust BM,Gottlieb GL, Penn RD et al (1982) Reciprocal excitation of antagonistic muscles as a differentiating feature in spasticity.Ann Neurol 12:367-374

82. Barnes MR, Crutchfield CA,Heriza CB et al (1990) Reflex and vestibular aspects of motor control, motor development, and motor learning. Stokesville Publishing Co., Atlanta, GA

83. Beger W,Altenmueller E,Dietz V (1984) Normal and impaired development of children' s gait.Hum Neurobiol 3:163-170

84. Matthews PBC (1990) The knee jerk: still an enigma? Can J Physiol Pharmacol 68:347-354

85. Myklebust BM (1990) A review ofmyotatic reflexes and the development of motor control and gait in infants and children (special communication). Phys Ther 70:188-203

86. Myklebust BM,Gottlieb GL (1993) Development of the stretch reflex in the newborn: reciprocal excitation and reflex irradiation. Child Dev 64:1036-1045

87. Myklebust BM, Gottlieb GL, Agarwal GC (1986) Stretch reflexes of the normal infant. Dev Med Child Neurol 28:440-449

88. Wolpaw JR, Lee CL, Carp JS (1991) Operantly conditioned plasticity in spinal cord.Ann N Y Acad Sci 627:338-348

89. Bawa P(1981) A neurophysiological study.Electroencephalogr Clin Neurophysiol 52:249-256

90. Edgerton VR, Hutton RS (1990) Nervous system and sensory adaptation. In Bouchard C,Shephard RJ,Stephens T et al (eds) Exercise, fitness, and health: a consensus of current knowledge.Human Kinetics Books, Champaign, IL, pp 363-376

91. Evatt ML,Wolf SL,Segal RL (1989) Modification of human spinal stretch reflexes: preliminary studies.Neurosci Lett 105:350-355

92. Forssberg H,Nashner LM (1982) Ontogenetic development of postural control in man: adaptation to altered support and visual conditions during stance. J Neurosci 2:545-552

93. Goode DJ, van Hoven J (1982) Loss of patellar and Achilles tendon reflexes in classical ballet dancers. Arch Neurol 39:323

94. Hutton RS (1984) Acute plasticity in spinal segmental pathways with use: implications for training. In: Kimamoto M (ed) Neural and mechanical control of movement.Yamaguchi Shoten,Kyoto

95. Hutton RS, Doolittle TL (1987) Resting electromyographic triceps activity and tonic vibration reflexes in subjects with high and averagelow maximum oxygen uptake capacities. Res Q Exerc Sports 58:280-285 Neuromuscular Control and Proprioception of the Shoulder 231

96. Lynch SA, Eklund U, Gottlieb D et al (1996) Electromyographic latency changes in the ankle musculature during inversion moments. Am J Sports Med. 24:362-369

97. Sale DG (1987) Influence of exercise and training on motor unit activation. Exerc Sport Sci Rev 15:95-151 Neurobiol 5:147-165

98. Huston LJ,Wojtys EM (1996) Neurolomuscular performance characteristics in elite female athletes. Am J Sports Med 24:427-436

99. Pierrot-Deseilligny E (1983) Patholophysiology of spasticity. Triangle 22:165-174

100. Segal RL,Wolf SL (1994) Operant conditioning of spinal stretch reflexes in patients with spinal cord injuries. Exp Neurol 130:202-213

101. Corcos DM,Gottlieb GL,Penn RD et al (1986) Movement deficits caused by hyperexcitable stretch reflexes in spastic humans.Brain 109:1043-1058

102. Wayne K.Augè,David S.Morrison (2000) Assessment of the infraspinatus spinal stretch reflex in the normal, athletic, and multidirectionally unstable shoulder. Am J Sports Med 28:206-213

103. Ben Kibler W (1998) The role of the scapula in athletic shoulder function. Am J Sports Med 2:325-337

104. Blaiser RB,Guldberg RE,Rothman ED (1992) Anterior shoulder stability: contributions of rotator cuff forces and the capsular ligaments in a cadaver model. J Shoulder Elbow Surg 1:40-50

105. Clarke J, Sidles JA, Matsen FA (1990) The relationship of the glenohumeral joint capsule to the rotator cuff. Clin Orthop 254:29-34

106. Lewis JS, Green A, Wright C (2005) Subacromial impingement syndrome: the role of posture and muscle imbalance. J Shoulder Elbow Surg 14:385-392

107. Neer CS II (1972) Anterior acromioplasty for the chronic impingement syndrome in the shoulder. A preliminary report. J Bone Joint Surg Am 54:41-50

108. Biglini LU, Marrison DS, April EW (1986) The morphology of the acromion an dits relationship to ratator cuff tears.Orthop Trans 10:228

109. Soslowsky L, An C, Johnston S et al (1994) Geometric and mechanical properties of the coracohumeral ligament and their relationship to rotator cuff disease. Clin Orthop 304:10-17

110. Edelson J,Teitz C (2000) Internal impingement of the shoulder. J Shoulder Elbow Surg 9:308-315

111. Jobe CM (1997) Superior glenoid impingement.Orthop Clin North Am 28:137-143

112. Maister K,Andrews J (1993) Classification and treatment of rotator cuff injuries in the overhand athlete. J Orthop Sports Phys Ther 18:413-421

113. Warner JJP,Micheli LJ, Arslanian LE et al (1990) Patterns of flexibility, laxity and strength in normal shoulders and shoulders with instability and impingement. Am J Sports Med 18:366-375

114. Matsen FA,Arntz CT (1990) Subacromial impingement.Shoulder 2:623-646

115. Neer CS (1983) Impingement lesions. Clin Orthop 173:70-77

116. Budoff JE,Nirschl RP, Guidi J (1998) Debridement of partial-thickness tears of the rotator cuff without acromioplasty. J Bone Joint Surg Am 80:733-748

117. Ozaki J, Fujimoto S,Nakagawa Y et al. (1988) Tears of the rotator cuff of the shoulder associated with pathological changes in the acromion. J Bone Joint Surg Am 70:1224-1230

118. Uhthof HK, Sono H (1997)Pathology of failure of the rotator cuff tendon. Orthop Clin North Am 28:31-41

119. Fu FH,Harner CD,Klein AH (1991) Shoulder impingement syndrome: a critical review. Clin Orthop 269:162-173

120. Lewis J,Green A,Yizhat Z (2001) Subacromial impingement syndrome: has evolution failed us? Physiotherapy 87:191-198

121. Kibler WB (1998) The role of the scapula in athletic shoulder function. Am J Sports Med 26:325-337

122. Grisby O,Gray JC (1997) Clinics in physical therapy.

123. Sahrmann SA(2002) Diagnosis and treatment of movement impairment syndromes.Mosby, London

124. Calliet R (1991) Shoulder. FA Davis, Philadelphia, Pa

125. Kendall FP,McCrery EK,Provance PG (1993) Muscles testing and function. Williams & Wilkins. Baltimore,MD

126. Ayub E (1991) Posture and the upper quarter. Phys Ther Shoulder 2:81-90

127. Ludewig PM,Cook TM (2000) Alterations in shoulder kinematics and associated muscle activity in people with symptoms of shoulder impingement. Phys Ther 80:276-291

128. Lephart MS,Warner JP, Fu FH et al (1994) Proprioception of the shoulder joint in healthy,unstable and surgically repaired shoulders. J Shoulder Elbow Surg 3:371-380

129. Lephart MS,Henry TJ (1996) The physiological basis for open and closed kinetic chain rehabilitation for the upper extremity. J Sports Rehabil 5:71-78

130. Borsa PA,Lephart MS,Kocher MS (1994) Functional assessment and rehabilitation of shoulder proprioception for glenohumeral instability. J Sports Rehabil 3:84-104

131. Gholke F,Muller T, Janben E et al. (1996) Distribution and morphology of mechanoreceptors in the shoulder joint. J Shoulder Elbow Surg 5:104